Afin de vous informer de toutes ses publications, **marabout** édite des catalogues régulièrement mis à jour. Vous pouvez les obtenir gracieusement auprès de votre libraire habituel.

Du même auteur :

L'homéopathie et les oligo-éléments pour les enfants (2728).

Dr Gérard Pacaud

SE SOIGNER SEUL PAR L'HOMÉOPATHIE

MARABOUT

Au professeur Denis Demarque, maître incomparable,
qui m'a éveillé à l'homéopathie et m'a appris l'essentiel.

A Françoise,
qui a soutenu, de sa joie de vivre, mon désir d'écrire.

A Michel et Germaine, hôtes généreux,
chez qui j'ai trouvé beauté et sérénité
pour finir cet ouvrage.

INTRODUCTION

Notre époque est fertile en écrits de tout genre et les auteurs les plus prolixes sont souvent ceux qui ont le moins à dire. La médecine n'échappe pas à ce constat.

Aussi me suis-je souvent interrogé, en écrivant ces lignes, sur leur utilité d'abord et sur leur originalité ensuite. Nouveau bavard au firmament des pérorants, n'étais-je pas en train de me faire plaisir, n'étais-je pas en train de me raconter en empruntant des sentiers battus ?

J'ai, cependant, achevé cet ouvrage parce qu'une certitude sans cesse m'a remis à l'œuvre : celle de combler un vide. Car il n'existe pas, à mes yeux, de livre suffisamment accessible au grand public pour que l'homéopathie, technique thérapeutique médicale bicentenaire, soit enfin comprise totalement dans sa réalité et donc correctement utilisée par tout un chacun. Cette opinion s'est trouvée renforcée par une expérience tout à fait originale : celle de cours d'initiation à l'homéopathie donnés au grand public en 1984 et 1985. A cette occasion, j'avais rédigé un aide-mémoire qui est rapidement devenu un cours polycopié, puis, l'ossature de l'ouvrage présenté aujourd'hui.

Je pense donc avoir élaboré un livre de vulgarisation qui puisse être utile à tous ceux qui ne sont pas médecins, à tous ceux qui ne savent pas et qui voudraient bien savoir, à tous ceux qui ne comprennent pas et qui voudraient bien comprendre. Si d'aventure je réussis à intéresser également quelques confrères, j'en serais très heureux.

J'ai tenté d'être clair et concis sans jamais céder à la facilité des approximations, avec une grande certitude : l'homéopathie est efficace et a droit de cité aux toutes premières places de l'arsenal des thérapeutiques possibles. Car cette conviction, je l'ai acquise en dix-sept années de pratique quotidienne avec mes patients et elle se renforce chaque jour.

Ce manuel comporte deux parties :

La première partie est une information. *Elle explique d'où vient l'homéopathie, ce qu'elle est, essaye de la situer dans la médecine contemporaine, et donne quelques clés qui en permettent l'utilisation.*

La deuxième partie compose un véritable manuel pratique. *Non pas un cours de médecine mais un outil à l'usage des gens qui se sentent concernés par leur santé et la santé de leurs enfants, à l'usage de toute personne de bon sens qui sait bien reconnaître un symptôme et tirer une conclusion. Cet outil a évidemment ses limites. Il s'agit des limites de l'automédication qui sont, chaque fois, bien posées.*

Au total, cet ouvrage ne prétend pas être une encyclopédie technique. Il se propose plutôt d'être « la bible familiale de l'homéopathie » en essayant d'en faire approcher l'esprit et la lettre. Il servira donc de manuel d'initiation pour aider toute personne curieuse à découvrir l'homéopathie.

UTILISATION FAMILIALE DE L'HOMÉOPATHIE

LA VOIE DE SAMUEL HAHNEMANN

L'acte officiel de naissance de l'homéopathie paraît en 1796 dans la plus importante revue médicale de l'époque : le journal du professeur Hufeland. Un article intitulé : « Essai sur un nouveau principe pour découvrir les vertus curatives des substances médicinales, suivi de quelques aperçus sur les principes admis jusqu'à nos jours. »

Samuel Hahnemann est un modeste médecin saxon. Le 10 août 1779, jour de sa soutenance de thèse à l'université d'Erlangen en Allemagne, il est devenu docteur en médecine. Cette thèse, écrite en latin, montre déjà son orientation par rapport aux courants de pensée de son époque.

Son titre : *Aspect étiologique et thérapeutique des maladies spasmodiques* est évocateur. L'étiologie, en effet, est la science des causes, tandis que la thérapeutique, est la science des soins. On voit donc que, contrairement à l'immense majorité des médecins de son époque, Hahnemann s'intéresse aux causes des maladies et à leur traitement. Lorsqu'il s'installe comme médecin praticien à Hettstadt, en Saxe, il a 24 ans, mais déçu par l'inefficacité des thérapeutiques de son époque, il en arrivera très vite à refuser d'exercer la médecine qu'il considère non seulement comme inefficace, mais encore comme dangereuse, et se consacrera à la recherche.

Hahnemann est un médecin déçu. Il le dit et il l'écrit.

« Je n'admets pas que l'on empoisonne les gens en leur vendant du sublimé corrosif, en leur distribuant de l'arsenic, qu'on les tue en les saignant à outrance comme on le fait, que les médecins ne fassent pas leur devoir de médecin en n'allant pas eux-mêmes au chevet de leurs malades, en ne prenant pas contact avec eux, en les ignorant, en les laissant aux soins des barbiers et autres conseils intéressés des apothicaires. »

Dans une lettre écrite à son ami le professeur Hufeland, on

peut lire encore : « C'était un supplice pour moi de marcher toujours dans l'obscurité avec nos livres, lorsque j'avais à traiter des maladies et de prescrire d'après telle ou telle hypothèse sur les maladies, des choses qui ne devaient qu'à l'arbitraire leur place dans la matière médicale. Je me faisais un cas de conscience de traiter les états morbides inconnus de mes frères souffrants par ces médicaments inconnus qui, en leur qualité de substances très actives, peuvent faire passer de la vie à la mort, ou produire des affections nouvelles et des maux chroniques souvent plus difficiles à éloigner que ne l'était la maladie primitive. » Et enfin : « Huit années de pratique exercée avec la plus scrupuleuse attention m'avaient déjà fait connaître le néant des méthodes curatives ordinaires. Je ne savais que trop, par ma triste expérience, ce qu'on devait attendre des préceptes des plus célèbres médecins de l'époque. »

Ouvrons une parenthèse, ici, pour remarquer l'étonnante actualité d'Hahnemann. De toute évidence, la médecine a atteint, aujourd'hui, un niveau de connaissances sans comparaison avec celui de 1796. Mais n'est-il pas aussi évident que le médecin joue à l'apprenti sorcier avec des drogues qu'il croit connaître ?

N'est-il pas évident qu'on « empoisonne » *en prescrivant trop* certains médicaments comme les antibiotiques, les corticoïdes, les neuroleptiques, les antidépresseurs ? Ne devrions-nous pas avoir un véritable esprit critique concernant le bien-fondé de nos thérapeutiques ?

Il y a quelques années, certains livres « à scandale », quelques ouvrages courageux ont tenté de dévoiler le danger des médicaments, peut-être avec quelques excès. Mais, n'y a-t-il pas là matière à une réflexion approfondie sur les activités des thérapeutes ?

Que cherche Hahnemann ? Avant tout à faire sortir la médecine des grands systèmes théoriques dans lesquels elle est enfermée. Il cherche à rendre cohérentes les activités diagnostiques et thérapeutiques de la médecine. Il cherche comment soigner sans nuire. En fait, il cherche à faire entrer la médecine dans le champ expérimental, c'est-à-dire dans la réalité. Peu à peu, il délaisse la pratique médicale pour tenter d'apprendre à soigner réellement.

Il connaissait les livres du célèbre Albrecht von Haller et, notamment, sa « Pharmacopée helvétique » où l'on pouvait lire : « Il faut essayer d'abord sur le corps sain le médicament sans aucun mélange. Après s'être assuré de son odeur et de sa saveur, on donne une petite dose, puis on fait attention à tous les effets qui se sont produits : au pouls, à la chaleur, à la respiration, aux sécrétions. Ensuite, au moyen des symptômes recueillis sur le corps sain, vous passerez aux expériences sur les corps malades. »

Cette notion d'expérimentation était révolutionnaire pour l'époque, surtout lorsqu'elle s'appliquait à l'homme. Hahnemann médita longuement sur les propositions de von Haller, mais c'est un autre texte qui lui permettra de devenir le génial inventeur qu'il fut.

Connaissant admirablement plusieurs langues, Hahnemann est devenu traducteur pour nourrir sa nombreuse famille. En 1790, l'éditeur avec qui il collabore lui propose la traduction de *la Matière médicale de Cullen*, célèbre médecin écossais dont les travaux font autorité en Europe.

Dans ce livre, un chapitre traite du quinquina, médicament récemment importé d'Amérique du Sud, très en vogue à l'époque pour le traitement des « fièvres intermittentes » (du quinquina est extraite la quinine, actuellement utilisée pour prévenir et traiter les accès de paludisme).

Hahnemann considère, pour sa part, le quinquina comme un poison. Au cours de ce travail, il découvre cependant que Cullen explique l'action du quinquina sur la fièvre intermittente par son « action fortifiante sur l'estomac ».

Cette explication, pour le moins imprécise, ne satisfait pas Hahnemann. Influencé par les idées de von Haller, il décide d'expérimenter, sur lui-même, le quinquina. On trouve la relation de cette expérience, en annexe, dans la traduction :

« Je pris pendant plusieurs jours, deux fois par jour, quatre drachmes (unité de mesure de poids de l'époque) de bon quinquina. Au début, mes pieds et le bout de mes doigts se refroidirent. Je devins las et somnolent. Puis mon cœur fut pris de palpitations, mon pouls devint dur et rapide. J'éprouvais une anxiété intolérable et des tremblements, mais sans frissons, une lassitude des membres, puis des pulsations dans la tête, avec rougeur des joues et soif. En somme, tous les symptômes qui accompagnent habituellement la fièvre intermittente apparurent, l'un après l'autre, mais sans réel frisson. Tous les symptômes apparurent qui, pour moi, sont typiques de la fièvre intermittente : l'hébétude des sens, une sorte de raideur de toutes les articulations, mais surtout une vague et désagréable sensation qui semblait siéger dans le périoste de tous les os du corps. La crise durait chaque fois de deux à trois heures et se reproduisait seulement lorsque je répétais la dose. Je cessais de prendre le médicament, et retrouvais ma bonne santé. »

Et il note plus loin : « L'écorce péruvienne (c'est le quinquina), utilisée comme remède de la fièvre intermittente, agit parce qu'elle peut produire, sur des gens sains, des symptômes semblables à ceux de la fièvre intermittente. »

Et encore : « Pour guérir certaines formes de fièvre intermittente, l'écorce péruvienne doit produire une sorte de fièvre artificielle. »

Après avoir contrôlé les faits sur des amis, Hahnemann a la certitude que l'expérience avec le quinquina n'est pas une simple coïncidence. Il pense que l'étude des effets d'une substance sur un organisme en bonne santé permet d'en découvrir les possibilités curatives.

Pour arriver à cette conclusion, Hahnemann a bien évidemment en tête, comme tous les médecins de son époque, la fameuse loi de similitude énoncée par Hippocrate de façon lapidaire cinq siècles avant notre ère : « L'application des semblables fait passer de la maladie à la santé. »

Qu'exprime donc cette loi ?

Cette loi postule un parallélisme d'action entre le pouvoir toxicologique d'une substance et son pouvoir thérapeutique. Mais jusqu'à Hahnemann, elle avait seulement été vérifiée à l'occasion de certains traitements suivis de guérisons. Ainsi on peut lire dans l'œuvre de Stahl, médecin allemand du XVIIIe siècle : « Je suis persuadé que les maladies cèdent aux agents qui déterminent une affection semblable. C'est ainsi que j'ai réussi à faire disparaître la disposition aux aigreurs par de très petites doses d'acide sulfurique, dans des cas où l'on avait inutilement administré une multitude de poudres absorbantes. »

Hahnemann vient donc de trouver un fil conducteur pour son travail : il va expérimenter sur l'homme en reliant — et c'est là son génie — cette expérimentation humaine des drogues connues à la loi de similitude.

Dans ses expériences, il s'aperçoit que tous les sujets ne réagissent pas de la même façon. Il fait donc varier les conditions de l'expérimentation pour un même médicament : l'âge, le sexe, les doses, etc.

Il note les symptômes psychiques et corporels, subjectifs et objectifs, les modalités, c'est-à-dire les modifications des symptômes, dans le sens de l'amélioration ou de l'aggravation sous l'influence des circonstances extérieures ou physiologiques.

Il étudie ainsi :

— les modalités de rythme : horaire, saison, périodicité ;

— les modalités d'ambiance : climat, circonstances atmosphériques ;

— les modalités de position : assis, debout, couché, plié en deux ;

— les modalités en liaison avec les actes physiologiques : repos, sommeil, mouvement, cycles menstruels.

Il note les étiologies, c'est-à-dire les causes : causes microbiennes et biologiques, influences psychogènes, facteurs climatiques, influences alimentaires ou toxiques, traumatismes. Il arrive ainsi à définir, pour chaque drogue expérimentée, ce qu'il appelle *une pathogénésie* : l'ensemble des symptômes recueillis pour une substance donnée, par l'expérimentation sur l'homme sain, par la toxicologie et par l'expérience clinique.

Après six ans d'un tel labeur, Hahnemann publie l'article *Princeps* de l'homéopathie, qui présente les bases de cette nouvelle méthode thérapeutique. Il utilise désormais les drogues à sa disposition en fonction des pathogénésies que nous venons de définir.

Dans les premiers temps, il utilise des doses faibles, mais encore pondérables. Au début de ses traitements, il a l'occasion d'observer des aggravations transitoires, mais parfois violentes.

Ainsi, une seule goutte de teinture-mère de Belladonna dans 120 cm^3 d'eau prescrite à raison d'une cuillerée à dessert toutes les trois heures, dans le cas d'une angine rouge, est capable, avant de produire ses effets curatifs, de provoquer une dysphagie (trouble de la déglutition qui devient douloureuse) intense et une augmentation de la fièvre pendant quelques heures.

Pour éviter ce phénomène désagréable, Hahnemann a tout

naturellement l'idée de diminuer les doses par le procédé de dilution.

Il écrit à ce propos : « Ce n'est pas en vertu d'une option préconçue, ni par l'amour de la singularité, que je me suis décidé en faveur d'aussi faibles doses, tant pour le quinquina que pour toutes autres substances. J'y suis arrivé après des expériences et des observations souvent renouvelées et celles-ci m'ont démontré que de plus grandes quantités de médicaments, même dans le cas où elles font du bien, agissent avec plus d'intensité qu'il n'est nécessaire pour obtenir la guérison. Ainsi les ai-je diminuées et, comme j'observais toujours les mêmes effets négatifs, bien qu'à un degré moindre, je suis descendu jusqu'aux doses les plus minimes, qui me paraissent bien suffisantes pour exercer une action salutaire, sans agir avec une violence capable de retarder la guérison. »

Pour des substances très toxiques comme l'anhydride arsénieux, Hahnemann en vint progressivement à l'usage des dilutions infinitésimales jusqu'à la trentième centésimale. Puis il étendit le procédé à l'ensemble de sa pratique, soulevant de vives controverses qui ne sont pas encore apaisées de nos jours.

Les médicaments étaient ainsi dépourvus de toute toxicité. (Une caractéristique qui définit bien les produits homéopathiques comme des agents thérapeutiques irremplaçables.)

Deux cents ans après la découverte de Samuel Hahnemann, l'homéopathie connaît depuis quelques années un regain de faveur, aussi bien auprès des médecins que du grand public. Il est donc intéressant de comprendre le pourquoi de cette faveur et de s'interroger sur son éventuelle durée. Peut-elle contribuer de façon essentielle à la médecine d'aujourd'hui ou bien faut-il la considérer comme une mode « écologico-métaphysique » qui s'éteindra comme un feu de paille ?

LA DOCTRINE HOMÉOPATHIQUE

LES RÈGLES

L'homéopathie est à la fois une méthode thérapeutique et une conception médicale. Ce double aspect de la médecine homéopathique implique les règles que nous allons examiner : celles du principe de similitude et de la structure du médicament qui est employé en dilution à doses faibles ou infinitésimales.

Nous pouvons les résumer ainsi :

Toute substance, pharmacologiquement active, provoque chez un individu sain et sensible un ensemble de symptômes caractéristiques de cette substance.

Une substance pharmacologiquement active est une substance dont l'absorption modifie le fonctionnement du corps de façon sensible ou mesurable. Ainsi le café entraîne souvent une accélération du rythme cardiaque, une augmentation de l'élimination urinaire et une excitation nerveuse. Ces signes observés sont appelés symptômes.

Tout individu malade présente un ensemble de symptômes morbides qui est caractéristique de sa maladie.

Les symptômes morbides sont constitués par l'ensemble des changements dans la manière de sentir ou d'agir du malade, du fait de sa maladie.

La guérison démontrée par la disparition de l'ensemble des symptômes peut être obtenue par la prescription, à doses faibles ou infinitésimales, de la substance dont les symptômes expérimentaux chez l'individu sain sont semblables à ceux du malade.

On appelle dose infinitésimale, une dose extrêmement petite.

Ces doses sont obtenues par dilutions successives (cf. p. 21, « le médicament homéopathique »). A partir d'un certain niveau de dilutions, il est impossible de retrouver le produit initial par les méthodes scientifiques de mesures.

L'homéopathie est donc une méthode thérapeutique qui consiste à donner, à l'individu malade, à doses faibles ou infinitésimales la substance qui provoque chez une personne en bonne santé des symptômes semblables à ceux du malade.

La loi de similitude signifie : parallélisme d'action entre pouvoir toxicologique et pouvoir thérapeutique.

L'EXPÉRIMENTATION

L'utilisation d'un médicament homéopathique impose la connaissance des effets de ce médicament à doses toxiques. Et cette connaissance implique, soit l'expérimentation sur l'homme sain volontaire, soit l'observation des cas d'intoxications aiguës accidentelles.

Les livres de toxicologie nous renseignent sur les intoxications aiguës, tandis que les résultats des expérimentations humaines sont consignés dans les livres de matière médicale sous le vocable : pathogénésies.

Ces pathogénésies ont d'abord été élaborées par Hahnemann lui-même et ses élèves directs, puis par les médecins homéopathes qui ont poursuivi son œuvre.

Utiliser la méthode homéopathique implique la connaissance de cette matière médicale.

Les signes recueillis au cours de ces expérimentations sont nombreux, variés et d'une rare minutie d'observation. Le médecin homéopathe doit donc rechercher avec la même application les symptômes de son patient. Il doit en fouiller les détails et en préciser les aspects.

L'ÉCOUTE DU MALADE

« Toute personne bien portante est un malade qui s'ignore. »

Cette phrase cynique du célèbre docteur Knock n'a pas manqué de traverser notre tête. L'humain est sans cesse confronté avec les troubles du fonctionnement de son corps et de son esprit qui d'ailleurs forment une réalité inséparable.

Le médecin n'a pas, de toute évidence, le monopole de la santé d'autrui. C'est d'ailleurs heureux pour lui ! Chaque personne est totalement responsable de sa santé.

Que viennent-ils donc chercher chez le praticien homéopathe ces patients prêts à payer, non plus un acte médical, mais un temps de travail à eux seuls consacré ?

D'abord une écoute attentive. Le temps a peut-être valeur d'argent selon le système dans lequel on se place. Mais le temps consacré totalement, par un médecin, à une personne en difficulté, est surtout la durée de dire pour le patient et le temps d'entendre pour le médecin. Dire avec ses mots, les mots de la vie de tous les jours, des mots parfois maladroits mais chargés de sens, de « signifiés » comme on dit en termes savants. Entendre, faire l'effort d'entendre ce langage très « précis » d'une personne en dysharmonie, ce langage qu'il faut savoir prendre au sérieux, qu'il faut savoir décoder.

Ensuite une autre forme de thérapeutique. Une thérapeutique sans effets secondaires. Une thérapeutique parfois moins spectaculaire que d'autres, mais dont le patient reçoit peu à peu les bénéfices de façon durable. Un traitement qui agit plus par régulation que par intervention brutale. Un traitement qui implique la participation active de l'individu à la recherche d'une maîtrise de lui-même.

UNE MÉDECINE POUR DEMAIN

Quel haut fonctionnaire en charge de sa santé ou d'un de ses secteurs n'a pas rêvé d'une médecine peu coûteuse, capable à la fois de traiter en profondeur par le moyen de médicaments régulateurs et de renvoyer la personne malade à ses vraies responsabilités ?

N'a-t-il pas imaginé, cet homme responsable, une médecine de demain qui ne s'abrite plus derrière la science mais qui sache en faire son profit, qui accorde plus de valeur à l'expérience clinique qu'à l'élaboration théorique ?

Et si l'homéopathie était une des voies pour cette médecine-là ? Et si l'homéopathie était une de ces méthodes capables de proposer des solutions pour les mille maladies du quotidien, laissant aux techniques agressives les réparations urgentes, les graves maladies aiguës ou les affections diagnostiquées trop tardivement ?

Si l'homéopathie proposait cela, nul doute qu'elle serait bien essentielle pour la santé publique.

LE REMÈDE HOMÉOPATHIQUE

La définition officielle du remède homéopathique est donnée par le Codex de 1965 (livre de la Pharmacopée française). Elle est toujours valable : « Les préparations homéopathiques sont des médicaments obtenus par la méthode des dilutions successives, dite hahnemannienne. »

LES MATIÈRES PREMIÈRES

L'homéopathie puise ses matières premières dans les trois règnes : animal, végétal et minéral.

La législation actuelle reconnaît plus de huit cents produits comme matières premières pour l'homéopathie. Ce chiffre impressionnant comparé aux chiffres de l'industrie allopathique (il est rare qu'un laboratoire ait à s'occuper de plus de trente produits-base) pose de réels problèmes aux laboratoires homéopathiques. En effet, il leur faut, pour répondre aux besoins, préparer, contrôler, stocker, renouveler en permanence plus de huit cents produits différents !

Toutes ces matières premières serviront à établir les souches qui seront le point de départ des triturations et dilutions.

Pour les produits chimiques, minéraux ou organiques, la souche est constituée par la substance elle-même, obtenue aussi pure que possible.

Pour les matières d'origine végétale ou animale, c'est la teinture-mère qui le plus souvent servira de souche.

Les souches d'origine végétale

De très nombreuses plantes sont utilisées en homéopathie. Sans doute pour cette raison, appelle-t-on, à tort, l'homéopathie la médecine par les plantes.

Le plus souvent on utilise des plantes sauvages récoltées dans leur habitat naturel, là où elles présentent leur optimum de végétation et de fraîcheur.

Cette récolte, *parfaitement codifiée*, se fait dans des conditions déterminées de période, de terrain, de climat, d'altitude, etc.

On emploie généralement la plante entière et, quelquefois, une partie seulement : feuilles, fleurs, racines, écorces...

Les teintures-mères (Codex 1965)

« Les teintures-mères sont des préparations liquides résultant de l'action dissolvante d'un véhicule alcoolique sur les drogues d'origine végétale ou animale. Les teintures-mères de drogues végétales sont obtenues par macération dans de l'alcool à différents titres, de plantes fraîches, de plantes fraîches stabilisées, et plus rarement de plantes sèches. »

Cette définition technique appelle quelques explications. Faire une teinture-mère consiste simplement à immerger la plante, ou une de ses parties, dans un flacon contenant un mélange d'eau et d'alcool. Ce mélange a la propriété d'extraire de la plante les principes actifs qui, ainsi, passent en solution dans le liquide. Cette extraction dure plusieurs semaines et l'opération est appelée « macération ».

Après avoir été filtrées, les teintures-mères sont conservées dans des locaux frais (18°) et à l'abri de la lumière.

Les souches d'origine animale

Ces souches sont constituées d'animaux entiers, d'organes ou de sécrétions animales.

Les animaux entiers. Exemples : *Apis mellifica*, l'abeille ; *Formica rufa*, la fourmi rouge ; *Coccus cacti*, la cochenille ; *Cantharis*, la cantharide (mouche).

La teinture-mère est préparée à partir de macération dans l'alcool, comme pour les plantes.

Les venins. Ils sont très utilisés en homéopathie. Le venin de l'espèce utilisée est recueilli par des spécialistes, dans des instituts spécialisés, et adressé aux laboratoires homéopathiques sous forme de produit cristallisé, desséché sous vide à basse température.

Les substances opothérapiques et organothérapiques. Il

s'agit soit de poudres d'organes pour les produits opothérapiques (glandes endocriniennes), soit de lyophilisats (déshydratation sous vide et à basse température) d'organes frais pour les produits organothérapiques.

Les biothérapiques

Autrefois appelés nosodes, les biothérapiques sont définis ainsi à la Pharmacopée française de 1965 : « Les biothérapiques sont des médicaments préparés à l'avance et obtenus à partir de produits d'origine microbienne non chimiquement définis, de sécrétions ou d'excrétions pathologiques ou non, de tissus animaux ou végétaux et d'allergènes. Ces différentes substances portent alors le nom de souches pour biothérapiques. »

Cette définition semble, à la première lecture, un peu compliquée. Quelques exemples illustreront ce qu'est un biothérapique :

— **Staphylococcinum** est obtenu à partir de culture de staphylocoque, bactérie pathogène (qui provoque des maladies) bien connue ;

— **Psorinum** est obtenu à partir de ce que sécrète les lésions de gale (maladie de la peau due à un parasite). Le prélèvement est fait sur un malade non traité ;

— **Tuberculinum** est fabriqué à partir de la tuberculine qui sert à contrôler l'immunité tuberculeuse ;

— **Influenzinum** est obtenu à partir du vaccin antigrippal de l'Institut Pasteur.

Il existe vingt-six biothérapiques autorisés. Ils sont délivrés à partir de la troisième dilution centésimale.

La première dilution liquide doit être stérile, débarrassée de tous microbes vivants.

Les auto-isothérapiques

Ce sont des médicaments homéopathiques obtenus à partir d'un prélèvement biologique *fourni par le malade* auquel la préparation est destinée (et à lui seul !). Ce prélèvement peut être des urines, du pus, du sang, des squames (morceaux de peau pathologiques). A partir de ces produits, un médicament homéopathique est préparé par la méthode des dilutions hahnemanniennes.

Les hétéro-isothérapiques

Ils sont obtenus à partir de produits étrangers au malade, mais ayant un rapport particulier avec lui. Les plus fréquemment utilisés sont les allergènes (dans le but de traiter les manifestations allergiques) ou les spécialités de médicaments allopathiques (dans le but de pallier les effets secondaires du médicament ou de désintoxiquer le malade après le traitement).

Les souches d'origine chimique

Il s'agit :

— de corps simples ou composés : le soufre, le sel marin, le nitrate d'argent,

— de complexes chimiques d'origine naturelle : la coquille d'huître, le pétrole ;

— de produits chimiques définis seulement par leur mode de préparation : hépar sulfur et causticum.

LES TECHNIQUES DE FABRICATION

Les dilutions

Il existe deux méthodes de dilutions autorisées pour la fabrication des remèdes homéopathiques. A partir des teintures-mères végétales ou animales que nous avons précédemment définies, des dilutions successives sont pratiquées à l'aide d'eau distillée et d'alcool éthylique.

Dilutions hahnemaniennes

C'est la méthode dite par flacons séparés. Seule méthode autorisée en France jusqu'en janvier 1993, elle consiste à diluer successivement au centième jusqu'à obtention de la dilution désirée. Cela signifie, en pratique, que si l'on met 1 millilitre du produit dans 99 millilitres d'eau distillée pour obtenir la première dilution, il faut prendre 1 millilitre de cette première dilution et le mettre dans 99 millilitres d'eau distillée, contenus dans un autre flacon, pour obtenir la deuxième dilution. Et ainsi de suite.

Pour chacune de ces dilutions, on parle de **CH**, ce qui veut dire centième hahnemanienne.

Ainsi **5 CH** veut dire qu'à partir de la teinture-mère, on a dilué cinq fois la solution au 1/100, utilisant chaque fois un flacon différent.

On parle également de DH, ce qui veut dire dixième hahnemanienne.

Ainsi 3 DH (on écrit **3 D** ou **3 X**) veut dire qu'à partir de la teinture-mère on a dilué trois fois au dixième.

Dilutions korsakoviennes

La méthode korsakovienne (du nom de son inventeur, le Dr Korsakov) propose d'effectuer toutes les dilutions en utilisant le même flacon. C'est la méthode dite par flacon unique. Depuis janvier 1993, du fait de l'harmonisation des législations européennes, elle est autorisée en France.

Pour cela, à chaque dilution, le flacon est vidé et rempli par 100 millilitres de solvant, considérant que les traces de la dilution précédente, restées sur les parois, assurent la continuité de l'opération. Entre chaque opération, le flacon est vigoureusement agité.

Ces dilutions sont, évidemment, très imprécises. Mais, dans cette technique, l'accent est mis sur l'agitation appelée dynamisation. Ce qui importe ici, c'est moins de savoir quelle est la hauteur exacte de la déconcentration du produit initial, que de connaître le nombre de cycles de dynamisation. On parle alors d'un remède en **10 000 K**, ce qui veut dire qu'il a subi 10 000 cycles de dynamisation. Toutes ces opérations sont effectuées par une machine de façon complètement automatique.

Selon mon expérience, les remèdes en dilutions korsakoviennes ont des activités différentes de ceux qui sont en dilutions hahnemaniennes. Il est conseillé d'en laisser le choix aux médecins homéopathes.

Les triturations

Les souches de médicaments insolubles (notamment minérales) sont diluées par trituration en lactose pur (le lactose est le sucre du lait). Triturer veut dire réduire en parties très petites par écrasement. Cette opération s'effectue dans un mortier (sorte de gros bol massif en porcelaine) à l'aide d'un pilon.

On admet en homéopathie qu'à partir de la troisième dilution centésimale les substances insolubles peuvent être mises en solution. Ceci a été vérifié à l'aide de produits radioactifs.

Exemple de produit obtenu par trituration : AURUM fabriqué à partir de l'or métallique dont on utilise de très fines feuilles.

GRANULES ET GLOBULES

— Comment se présente le médicament homéopathique? Deux formes galéniques (galénique veut dire : qui a trait aux formes de présentation des médicaments) sont particulières à l'homéopathie : les *granules* et les *globules*.

Les granules sont de petites sphères de saccharose et de lactose de 50 milligrammes environ.

Ils sont fabriqués selon une technique très élaborée, dans des turbines rotatives, afin d'obtenir des granules faits de couches successives différentes, qui permettent une bonne imprégnation.

Ils sont délivrés en tubes de 75 granules environ. Cette présentation est utilisée surtout pour les dilutions basses et moyennes : **5 CH, 7 CH, 9 CH**.

Les globules sont des petites sphères de saccharose et de lactose de 3 à 5 milligrammes chacune.

Leur technique de fabrication est la même que pour les granules. Ils sont délivrés en petits tubes-dose contenant 1 gramme de globules.

Cette présentation est utilisée surtout pour les hautes dilutions : **12 CH, 15 CH, 30 CH**.

L'imprégnation

Les granules et globules sont imprégnés par les différentes dilutions obtenues selon les méthodes décrites pages 24 et 25, et ils accèdent alors au statut de médicament.

Les laboratoires homéopathiques attachent beaucoup d'importance à la qualité de l'imprégnation, qui est la condition de la bonne qualité du médicament. On peut dire qu'en cinquante ans, d'énormes progrès ont été faits et que, aujourd'hui, les médicaments homéopathiques sont d'une qualité tout à fait remarquable et n'ont rien à envier à leurs voisins allopathiques. Ainsi il est possible de démontrer scientifiquement que les granules et globules sont imprégnés jusqu'au centre par le principe actif, ce qui rend caduque l'interdiction de les toucher avec les doigts.

LA POSOLOGIE

Les règles de posologie, en homéopathie, sont simples et faciles à comprendre. Encore faut-il en expliquer les fondements.

Trois points sont à considérer :

— le choix de la dilution ;

— le rythme de répétition des prises ;

— la forme galénique et la quantité de médicaments à utiliser.

Les deux premiers points sont très importants. Le troisième est relativement mineur.

Le choix de la dilution

Ce problème semble extrêmement complexe au profane. En effet, il existe, de la première à la dernière autorisée en France, trente dilutions centésimales et il existe évidemment autant de dilutions décimales intermédiaires possibles.

On peut donc se demander comment faire pour choisir dans cet ensemble de soixante possibilités pour chaque médicament !

Cependant, le choix est simple si l'on applique des règles simples.

Première règle : oublier l'arithmétique.

Il faut, essentiellement, *ne pas raisonner en termes arithmétiques à propos des dilutions mais en termes de niveau de similitude (on dit aussi niveau d'analogie).* Ainsi, une **5 CH** n'est pas trois fois moins forte qu'une **15 CH** et remplacer 3 granules d'une **15 CH** par 9 granules d'une **5 CH** *ne correspond à rien !*

Deuxième règle : raisonner en termes de niveau de similitude.

Cela veut dire que lorsqu'il existe plus de ressemblance entre la liste des symptômes précis présentés par le malade et la liste des symptômes précis obtenus par l'expérimentation du remède, la dilution à employer est plus élevée.

Ainsi, si la ressemblance entre les deux listes ne concerne que les symptômes locaux (la gorge par exemple), on utilisera une dilution basse **(4 à 7 CH)**. Si la ressemblance est étendue à des symptômes régionaux (l'ensemble de la bouche et du cou par exemple), on utilisera une dilution moyenne **(9 CH)**. Si la ressemblance va jusqu'aux symptômes généraux (la fièvre et l'agitation par exemple), on utilisera une haute dilution **(15 à 30 CH)**.

La répétition des prises

Tout se passe, en thérapeutique homéopathique, comme si la durée d'efficacité du médicament était inversement proportionnelle au degré d'acuité du symptôme.

Sur un coup de soleil très important, par exemple, l'effet de 3 granules d'**APIS MELLIFICA 15 CH** s'épuise très vite, en quelques minutes, ce qui impose de reprendre 3 granules, et ainsi de suite, jusqu'à l'amélioration à partir de laquelle on espace les prises.

Il faut souligner qu'une forte prise de granules, d'un seul coup, par exemple 30 granules, ne donne pas de meilleurs résultats.

Sur des symptômes chroniques, qui existent depuis longtemps, et qui ne présentent pas de caractère de violence, une dose par semaine suffit.

Bien des recherches restent à faire pour expliquer ces phénomènes d'observation courante.

La règle sera donc de répéter fréquemment les prises dans les manifestations aiguës, mais sur une courte durée de temps. Ainsi pour traiter un trac violent de type **GELSEMIUM**, il faut prendre le remède toutes les dix minutes.

Au contraire, toutes les manifestations chroniques ou semichroniques seront traitées par des prises bihebdomadaires ou hebdomadaires, et de façon prolongée.

Choix de la forme et de la quantité du médicament

Granules et globules

Classiquement, on apprend au cours des études d'homéopathie que les doses ont une action plus globale, plus profonde que les granules. Il s'agit là d'une affirmation qui ne s'appuie pas sur un constat expérimental ou clinique. En fait, les doses sont généralement utilisées pour les hautes dilutions **(15 CH, 30 CH)** qui, du fait de la hauteur de la dilution, ont une action large et profonde sur le terrain.

Dans la pratique, l'usage a prévalu de donner les basses et moyennes dilutions sous forme de granules et les hautes dilutions, généralement de prescriptions plus espacées, sous forme de doses-globules. Il ne s'agit là que d'un moyen efficace pour aider les patients à se repérer dans l'organisation du calendrier de leur traitement.

En clair, cela signifie que la forme galénique (globules, granules, etc.) n'a vraisemblablement pas d'incidence sur l'action du produit. On peut donc prendre des hautes dilutions en granules et des basses dilutions en doses sans arrière-pensée !

Les autres formes galéniques

Les médicaments homéopathiques peuvent être délivrés sous formes de gouttes buvables, de solutions injectables, de suppositoires, de poudre, de pommade, etc. Toutes ces formes ne présentent aucun avantage sur le plan de l'activité. Elles sont utilisées en fonction des convenances personnelles.

Le nombre de granules

Comme pour le choix des dilutions, il ne faut pas raisonner en termes arithmétiques.

La prise de 3 granules n'est pas trois fois plus efficace que la prise d'1 granule.

Il est bien clair, en effet, que les médicaments homéopathiques n'agissent pas par effet pondéral. Ils agissent de façon « qualitative » vraisemblablement sur des récepteurs particuliers capables de repérer des molécules en très petite quantité. Cette très petite quantité a, par la suite, la possibilité de déclencher d'autres signaux de façon démultipliée.

L'usage, là aussi, a prévalu de prendre 3 granules, mais 2, 1 ou 5 donnent, à l'évidence, le même résultat.

Prise de doses en échelle

Une bonne pratique lorsqu'on doit prendre des hautes dilutions hahnemaniennes **(15 CH ou 30 CH)** ou korsakoviennes **(10 000 K ou 100 000 K)** consiste en la prise progressive de dose selon la technique dite « en échelle ». Ainsi pour utiliser la **15 CH**, il est parfois recommandé, pour habituer l'organisme à l'action profonde du remède, de prendre successivement : le premier jour une dose en **9 CH**, le deuxième jour une dose en **12 CH**, le troisième jour seulement, la dose en **15 CH**.

L'HOMÉOPATHIE EN QUARANTE-HUIT QUESTIONS

Nombreuses sont les questions posées par la clientèle, au cours des consultations. Pour le praticien, ces questions ne doivent jamais être éludées. Elles sont l'occasion d'établir un dialogue fructueux avec le patient, de corriger bien des erreurs, et, progressivement, de délivrer un véritable enseignement qui permettra une meilleure collaboration. Voici donc des réponses aux problèmes les plus souvent abordés.

L'HOMÉOPATHIE AU QUOTIDIEN

1
LA DURÉE DU TRAITEMENT HOMÉOPATHIQUE

Dans le cas des maladies aiguës, le médicament homéopathique bien indiqué, et pris de façon convenable, agit certainement aussi vite (voire plus vite) que le médicament allopathique. En sont certainement convaincus ceux qui ont pu comparer l'action d'APIS MELLIFICA et des corticoïdes dans les piqûres graves de guêpes avec manifestations allergiques importantes.

Dans le cas des maladies chroniques, la comparaison entre les deux types de médication semble difficile. En effet, alors que l'homéopathie prétend agir en profondeur sur le terrain, sur les grands systèmes de régulation pour restituer des équilibres perdus, l'allopathie, le plus souvent, n'agit que sur les conséquences du mal et se contente d'atténuer les effets désagréables.

Ainsi le traitement allopathique va diminuer les symptômes d'une poussée allergique, calmer les douleurs dues à la poussée inflammatoire d'une crise de rhumatismes, alors que le traitement homéopathique cherche à traiter la maladie en profondeur afin d'éviter le retour des poussées ou des crises. On comprend mieux, alors, qu'il faille du temps pour obtenir des résultats stables en homéopathie. Et, par ailleurs, on comprend pourquoi les crises se répètent, sans amélioration, après l'arrêt du traitement allopathique.

Plus l'affection sera ancienne, plus le traitement homéopathique devra être poursuivi longtemps. Mais les résultats seront visibles dès les trois permiers mois et l'espacement progressif des prises de médicaments rendra les choses tout à fait acceptables.

2
ARRÊT DU TRAITEMENT HOMÉOPATHIQUE

Si vous traitez une maladie aiguë (rhino-pharyngite, otite, hémorroïdes, etc.), l'arrêt du traitement se fera quelques jours après la disparition des symptômes.

Dans le cas d'un traitement au long cours, concernant une pathologie chronique, votre médecin vous expliquera selon quel rythme utiliser vos médicaments. Contrairement à une croyance trop répandue, les traitements homéopathiques ne sont pas institués à vie ! Mais leurs produits actifs sont plus des *régulateurs* que des médicaments au sens classique du terme. C'est pourquoi, lorsqu'ils ont démontré leur efficacité, chacun pourra les utiliser ou en cesser l'utilisation en fonction de son état de santé, de son état d'équilibre. Ainsi, telle personne, améliorée dans son état général et dans ses fonctions hépatiques par LYCOPODIUM, se servira de ce produit lorsque des symptômes manifesteront un état de déséquilibre.

Il faut toujours avoir présent à l'esprit, concernant l'homéopathie, que cette technique thérapeutique cherche fondamentalement à restituer un équilibre, une harmonie.

3
LES RISQUES DU TRAITEMENT HOMÉOPATHIQUE

Un médicament homéopathique n'est jamais toxique du fait de la substance utilisée.

Il faut cependant manier certains d'entre eux avec prudence. En effet, nos remèdes agissent en stimulant les processus de défenses de l'organisme. Si la stimulation est trop forte, la réponse de l'organisme peut être mal adaptée, voire impossible.

L'exemple le plus typique est celui de l'utilisation d'HEPAR SULFUR, en basses dilutions, qui accélère les processus suppuratifs. Si ce processus siège dans une cavité fermée du corps, l'oreille par exemple, il y a risque d'accumulation de pus.

Ainsi, il n'y a aucune contre-indication formelle à l'homéopathie. Par contre, il importe de bien poser les indications des bons médicaments aux bonnes dilutions.

Là encore, apparaissent les limites de l'automédication.

4
ABSORPTION ACCIDENTELLE D'UN REMÈDE HOMÉOPATHIQUE

Cette situation peut se rencontrer chez un jeune enfant. Mais il n'y a pas lieu de s'affoler et de téléphoner au centre anti-poison le plus proche.

En effet, du fait de leur faible dilution, les médicaments homéopathiques ne sont jamais toxiques.

Deux cas sont à considérer :

1 — L'enfant ne présente aucun trouble. Il est en parfaite santé et a avalé le tube de **BELLADONNA** par hasard. Ce médicament n'est donc pas actif, aujourd'hui, chez lui. Il ne se passera rien.

2 — L'enfant est sous traitement de **BELLADONNA** pour une angine. Le seul effet, éventuellement observable, de l'absorption massive du médicament, est l'accentuation temporaire des troubles. *Cette réaction de courte durée n'est jamais dangereuse*. Elle cessera en quelques heures.

5
EFFETS SECONDAIRES DES REMÈDES HOMÉOPATHIQUES

On appelle effet secondaire un effet indésirable qui survient au cours d'un traitement et qui n'a rien à voir avec l'effet initialement recherché. Ces effets s'observent très souvent durant les traitements classiques. Ainsi les médicaments anti-inflammatoires utilisés par exemple pour les poussées de rhumatismes, donnent très fréquemment des troubles douloureux au niveau de l'estomac.

Il n'en est pas de même en homéopathie. Nos remèdes ne donnent pas d'effets secondaires. Ceci est dû, vraisemblablement, à la fois au fait qu'ils ont une action extrêmement précise et ne peuvent en avoir d'autre, et au fait qu'ils sont extrêmement dilués.

Cependant, parfois, nos patients se plaignent d'être « plus mal » après 2 ou 3 semaines de traitement. Il ne s'agit pas là d'effets secondaires du remède mais d'une réactivation des défenses de l'organisme qui peut provoquer une recrudescence des symptômes. Il faut d'ailleurs remarquer que cette réactivation se manifeste au niveau de symptômes existant déjà (alors que dans le cas des médicaments allopathiques, il s'agit de signes totalement différents) et que cette « bouffée de symptômes » disparaît rapidement pour faire place à un mieux-être très rapidement sensible.

Il s'agit donc là d'un des grands avantages des remèdes homéopathiques.

6
Y A-T-IL UNE DATE DE PÉREMPTION POUR LES REMÈDES HOMÉOPATHIQUES ?

Des granules homéopathiques gardés dans un lieu propre et sec conservent leur activité durant des dizaines d'années. Cette protection est assurée par le lactose et le saccharose qui constituent le support du remède.

Cependant, la législation française rend obligatoire la mention d'une date de péremption, que l'on trouve sur l'étiquette des tubes.

En aucun cas la composition du médicament homéopathique ne peut s'altérer au point de rendre le produit toxique.

7
LA MENTHE DOIT-ELLE ÊTRE PROSCRITE ?

C'est la question la plus souvent posée. Depuis les origines de l'homéopathie, la menthe est proscrite durant les traitements homéopathiques. Cette interdiction remonte en effet à Hahnemann lui-même qui cite, dans son *Traité des maladies chroniques* de 1832, la menthe dans une longue liste de produits où l'on retrouve : les produits de parfumerie, les eaux de senteur, les infusions aromatiques, l'anis confit, les tablettes pectorales, les liqueurs, les chocolats aromatisés, les poudres et teintures dentifrices… Mais, curieusement, dans la sixième et dernière édition de son livre majeur, l'*Organon de l'art de guérir*, écrit en 1842, on trouve une liste analogue où la menthe n'est pas citée.

Il est difficile de savoir pourquoi la menthe a frappé l'imagination populaire au point d'être la seule à conserver son statut de substance interdite.

On sait maintenant, que la menthe a plutôt des vertus bénéfiques et les expériences récentes pratiquées sur le cobaye, au laboratoire du professeur P. Bastide à la faculté de pharmacie de Clermont-Ferrand, semblent bien montrer l'absence d'influence de la menthe sur les traitements homéopathiques… tout au moins sur l'animal !

En conclusion, nous dirons qu'il faut considérer cet interdit avec un certain humour. Que nos patients ne soient point terrorisés si d'aventure ils avalent une tasse d'infusion de menthe pendant leur traitement ! Et, par ailleurs, que les adeptes de l'homéopathie, forts des propos précédents, ne sombrent pas désormais dans la provocation en ingurgitant quotidiennement de grands verres de sirop à la menthe !

En toutes choses, il est bon de savoir garder mesure !

8
PEUT-ON TOUCHER LES GRANULES AVEC LES DOIGTS ?

Cette question renvoie à la nature du médicament homéopathique. En effet, de telles dilutions ne seraient-elles pas d'une grande fragilité ? Et la moindre manipulation ne serait-elle pas susceptible d'en altérer la structure et donc l'efficacité ?

Il faut sur ce point être très net. La consistance des granules homéopathiques est telle qu'ils sont imprégnés du principe actif jusqu'au centre. On peut donc, sans risques, les manipuler avec les doigts, et les ramasser si d'aventure ils venaient à tomber du tube.

Le petit bouchon creux est cependant bien pratique pour mettre les trois granules sous la langue !

9
CAFÉ, TABAC ET HOMÉOPATHIE

Tout traitement homéopathique ayant pour but de régulariser, d'harmoniser et de désintoxiquer, il est logique de se poser la question de l'interférence de ces toxiques avec les médicaments utilisés.

Tout médecin homéopathe, comme toute personne de bonne foi, peut observer que les personnes intoxiquées réagissent moins bien aux traitements homéopathiques. L'explication de cette observation est sans doute à chercher non pas au niveau d'une véritable interférence entre le toxique et le médicament, mais plutôt dans le fait que l'intoxication est, en elle-même, un état de profond déséquilibre qui rend plus difficile l'action du médicament. Peut-être est-ce pour cette raison que les enfants réagissent si bien aux traitements homéopathiques. Leur organisme jeune est encore très peu intoxiqué, très peu « encrassé » pourrait-on dire.

Au total un traitement homéopathique agira d'autant mieux que la personne est moins intoxiquée.

Pour ce qui concerne la prise du médicament, on conseillera au patient de ne pas prendre de café et de ne pas fumer dans l'heure qui précède et dans l'heure qui suit cette prise. Cette précaution correspond à la crainte que les produits toxiques, par leur action sur la muqueuse de la bouche, diminuent l'assimilation du produit.

10
POURQUOI LAISSER FONDRE LES GRANULES SOUS LA LANGUE ?

Cette recommandation correspond à la volonté de faire passer le principe actif du médicament homéopathique directement dans le sang, en lui évitant de séjourner dans le tube digestif et de passer directement par le foie. En effet, l'estomac qui sécrète physiologiquement un liquide très acide est redoutable pour tous les médicaments qui doivent être protégés contre cette acidité. Quant au foie, un de ses rôles est précisément de contribuer, très activement, à l'élimination des produits étrangers à l'organisme. L'absorption sublinguale (sous la langue) est donc le meilleur moyen pour protéger le médicament. Cependant, l'expérience clinique montre l'efficacité de la thérapeutique homéopathique même lorsque le médicament est avalé. Et dans le cas des jeunes enfants, la prise des granules dissous dans un fond de biberon donne d'excellents résultats.

Ajoutons qu'en médecine vétérinaire, le médicament est généralement mélangé à la nourriture sans que les résultats soient apparemment diminués. Il est heureux qu'il en soit ainsi car on imagine mal nos confrères vétérinaires faisant prendre sous la langue trois granules à chaque poulet d'un élevage !

11
DÉNOMINATION LATINE DES REMÈDES

Tous les noms des remèdes homéopathiques sont écrits en latin.

Cette habitude, liée à la tradition, présente un énorme avantage puisqu'elle permet de prescrire l'homéopathie dans un très grand nombre de pays sans en connaître la langue. Ainsi, un praticien français, anglais, argentin ou israélien prescrira le même médicament de la même façon. N'est-ce pas un bel exemple d'internationalisme d'avant-garde ?

De plus, cela facilite grandement les échanges entre confrères étrangers.

Remarquons enfin que tous ces noms latins, qui correspondent au nom de la souche du médicament, sont plutôt moins difficiles à mémoriser que les noms des médicaments allopathiques forgés de toute pièce pour des besoins publicitaires.

12
REMÈDES HOMÉOPATHIQUES ET NOTICES EXPLICATIVES

Les pages qui précèdent ont bien montré que le choix du médicament homéopathique est lié à une étude minutieuse et très personnalisée des symptômes. Les renseignements recueillis au cours de cette véritable enquête constituent une grille de référence qui doit coïncider avec une des grilles des médicaments homéopathiques contenue dans la matière médicale en fonction de la loi de similitude.

Une notice, pour un remède donné, devrait donc contenir tous les renseignements contenus dans la matière médicale ! Cela ne rendrait pas l'utilisation plus aisée pour le profane puisque chaque remède n'est souvent utilisé que pour une partie de ses propriétés et qu'il reste à savoir choisir parmi ses propriétés, en fonction d'un ensemble de symptômes et de modalités.

On voit donc que l'automédication, en homéopathie, est plus difficile qu'en allopathie car, si, en allopathie, un médicament présente une ou des indications très précises (antispasmodique, antalgique, somnifère, anti-inflammatoire, etc.), il en est rarement de même en homéopathie.

13
LE CHOIX D'UNE PHARMACIE

Le respect des règles morales de la profession interdit aux médecins d'adresser systématiquement leurs clients à tel ou tel pharmacien. Le patient a donc toute liberté de choisir lui-même son officine. Il est cependant fréquent que les gens nous demandent conseil à ce sujet. Quelle est donc la situation ?

En principe, les 22 000 pharmacies françaises sont approvisionnées très régulièrement par les laboratoires homéopathiques. Dans la région parisienne, les livraisons ont lieu 2 à 3 fois par jour ! Même dans le plus reculé des villages de province, il est rare qu'il faille attendre plus de 24 heures pour obtenir un remède homéopathique.

Tous ces renseignements doivent donc être donnés à nos

patients. Cependant, il nous arrive de recommander certaines officines. Cela tient au fait que, parmi les pharmaciens, nous préférons ceux qui s'intéressent à notre pratique, qui reçoivent aimablement nos clients et sauront éventuellement les conseiller.

L'expérience prouve d'ailleurs que ceux qui « ne croient pas » en l'homéopathie sont, le plus souvent, ceux qui ne connaissent pas l'homéopathie.

Ajoutons que les pharmaciens intéressés ont l'habitude d'avoir en stock une grande diversité de médicaments et peuvent donc servir très rapidement notre clientèle.

14 PEUT-ON DOPER DES SPORTIFS PAR L'HOMÉOPATHIE ?

Le doping est une pratique malheureusement habituelle en matière sportive. Elle a quelques morts à son actif (cf. le cycliste Tom Simpson décédé en gravissant les pentes du mont Ventoux !) et une législation sévère tente de protéger les sportifs contre leur propre inconscience. Toutes les drogues impliquées dans cette affaire sont évidemment des drogues classiques, allopathiques.

Comment l'homéopathie peut-elle intervenir chez les sportifs ?

De deux façons. D'abord, par l'utilisation de remèdes « de fond », qui sont, comme nous l'avons déjà dit, de véritables éléments régulateurs visant à instaurer la meilleure forme possible pour un organisme.

Ensuite, par l'utilisation de traitements opportunistes au moment des épreuves. Ainsi, GELSEMIUM est certainement un excellent moyen de diminuer le trac (les tireurs, notamment, connaissent bien ce médicament) et ARNICA est certainement un excellent moyen de diminuer la fatigue musculaire au cours des longues épreuves (courses de fond, marathons, rencontres de tennis…).

Dans tous les cas, il ne s'agit en rien de produit excitant ou calmant. Aucun effet secondaire n'est induit. Il ne s'agit donc en aucun cas de doping. Ces pratiques sont d'ailleurs familières d'un grand nombre de sportifs et, également, d'un certain nombre d'entraîneurs de chevaux.

15
EXISTE-T-IL DES ANTIBIOTIQUES PARMI LES REMÈDES HOMÉOPATHIQUES ?

Évidemment, non. Et pourtant, les médecins homéopathes prétendent soigner de nombreuses maladies infectieuses. Comment expliquer ce paradoxe apparent ? Une maladie infectieuse est une maladie due à un microbe qui peut être une bactérie (ex. : le streptocoque qui donne des angines, le staphylocoque qui donne des infections multiples), un virus (ex. : le virus de la poliomyélite qui donne la terrible maladie paralysante du même nom, le virus de l'herpès qui donne des manifestations récidivantes sur la peau et les muqueuses) ou un parasite (ex. : l'agent du paludisme).

Le but de la thérapeutique allopathique est de tuer le microbe. Et les antibiotiques agissent bien ainsi, avec cette restriction qu'ils ne tuent que les bactéries. Contre les parasites nous disposons d'autres médicaments comme la quinine dans le cas du paludisme. Quant aux virus nous n'avons pas (à une exception près) de produits actifs pour les détruire.

Aucun remède homéopathique n'a pour but de tuer les microbes. Ceci est dû à la fois à sa nature et à sa dilution.

Par contre, le remède homéopathique intervient pour renforcer les défenses naturelles de l'organisme contre les microbes. Cet aspect qui n'est pas du tout pris en compte par les antibiotiques est essentiel. En effet, il ne suffit pas de détruire un agent infectieux pour résoudre tous les problèmes. Car l'infection n'a pu se développer que grâce à une défaillance de l'organisme. C'est à cette défaillance que s'intéresse l'homéopathie.

En cas de maladies infectieuses, nous prescrivons donc des médicaments homéopathiques qui ont pour but d'aider l'organisme à lutter et à détruire, par lui-même, les microbes agresseurs. Ces médicaments ne sont pas, éventuellement, incompatibles avec un traitement antibiotique qui, comme nous l'avons vu, n'agit pas du tout au même niveau.

16
PEUT-ON PRENDRE LA PILULE QUAND ON SE SOIGNE PAR L'HOMÉOPATHIE ?

Précisons d'emblée qu'il n'existe pas d'équivalent de la pilule contraceptive en homéopathie.

Concernant la compatibilité d'un traitement homéopathique et de la prise de pilule contraceptive, nous sommes renvoyés au problème de la compatibilité générale allopathie-homéopathie (cf. question 40). Il est certain que la prise quotidienne d'hormones modifie le fonctionnement physiologique de l'organisme et peut, ainsi, modifier l'expression du terrain. Le praticien homéopathe devra donc en tenir compte pour instituer son traitement.

Par ailleurs, l'approche homéopathique, par la connaissance qu'elle donne des prédispositions morbides d'une personne, permet de déterminer des sujets à risques. Ainsi les femmes qui présentent facilement des troubles veineux de type Sepia ou Pulsatilla seront à surveiller de très près lorsqu'elles prendront la pilule.

17
HOMÉOPATHIE ET GROSSESSE

La grossesse est une étape particulière dans la vie d'une femme, un temps privilégié. C'est le temps de la véritable maturité, celui de l'accomplissement. Pendant ces neuf mois de vie intense durant lesquels un être humain fabrique, au sens profond du terme, un autre être humain, un extraordinaire circuit d'échanges biologiques s'instaure entre la mère et son enfant par l'intermédiaire d'un organe aux performances multiples : le placenta. Le placenta assume, entre autres fonctions, le contrôle de tous les produits allant, par le sang de la mère, vers l'enfant. Il joue en quelque sorte le rôle de barrière douanière. On sait maintenant que de très nombreux médicaments classiques (allopathiques) forcent ce contrôle et pénètrent dans les tissus de l'embryon ou du fœtus. D'une certaine manière, on peut dire qu'ils entrent en fraude. Et l'on connaît malheureusement de nombreux troubles induits, chez l'enfant en gestation, par certaines drogues administrées inconsidérément.

Durant la grossesse, la règle est donc de prescrire le moins de médicaments possible, quels qu'ils soient. Cependant, vu l'absence de toxicité des remèdes homéopathiques, il est clair qu'ils devront être préférés aux produits classiques lorsque ceux-ci ne seront pas obligatoirement indiqués. En effet, deux cents années de pratique homéopathique ont bien montré à la fois l'innocuité et l'activité de ces produits chez la femme enceinte.

TECHNIQUES HOMÉOPATHIQUES

18
QU'EST-CE QUE LA DYNAMISATION ?

La dynamisation est le terme un peu ésotérique utilisé pour qualifier une opération très simple pratiquée entre chaque dilution : l'homogénisation par agitation.

N'importe quel chimiste, n'importe quel technicien de laboratoire sait bien qu'il doit agiter son tube ou son récipient lorsqu'il veut mélanger deux produits ou lorsqu'il veut faire une mise en solution.

Il en est de même lors de la préparation de nos produits par dilutions successives. Entre chaque dilution, le flacon est secoué 100 fois. Cette opération se faisait autrefois à la main. Elle est aujourd'hui complètement mécanisée.

Cette « dynamisation » joue certainement un rôle important dans la constitution du médicament homéopathique.

19
MODE D'ACTION DES REMÈDES HOMÉOPATHIQUES

La difficulté, dans ce domaine, provient des faibles quantités utilisées, qui sont très difficiles à suivre dans l'organisme. Nous en sommes donc réduits aux hypothèses. La conclusion d'une thèse récente soutenue en 1978 par le docteur Michel Durand sous le titre : « Hypothèses sur le mode d'action du médicament homéopathique », a bien résumé la situation jusqu'à cette date.

L'action du médicament homéopathique ne semble pas en

rapport avec la quantité de substance utilisée. Elle est immédiate. Elle paraît être de type énergétique.

Deux hypothèses sont en présence :

— persistance de molécules de la substance de départ, mais ces molécules seraient modifiées dans leur structure physicochimique par le procédé de fabrication du remède homéopathique ;

— absence de molécules de la substance de départ. L'effet énergétique serait transporté par une modification de la structure du solvant.

Depuis 1985, les travaux effectués et les résultats obtenus par Jacques Benvéniste dans son laboratoire de l'INSERM (Institut National de la Santé et de la Recherche Médicale) apportent de sérieux arguments en faveur de la seconde hypothèse (cf. la question 48 : « La recherche en homéopathie »). Aujourd'hui, nombreux sont les physiciens et biophysiciens de bonne foi qui posent la question et cherchent à approfondir le rôle de l'eau comme vecteur de communication. En effet, sa position privilégiée dans la biosphère en fait le meilleur support pour assurer la transmission de l'information initialement présente dans les molécules du produit qui sert à la fabrication du remède.

Ainsi, grâce à l'homéopathie, s'ouvre aujourd'hui pour la science un immense champ nouveau pour une « physico-pharmacologie » qui s'intéressera à la transmission de l'information entre les cellules par le moyen de signaux autres que moléculaires.

20
LE TERRAIN EN HOMÉOPATHIE

La notion de terrain est d'une extrême importance en homéopathie, mais aussi dans toute la médecine. Il faudrait lui consacrer plusieurs volumes ! Que peut-on dire en quelques lignes sur ce sujet passionnant ?

Il s'agit d'abord de définir le terrain qui est *la prédisposition* de certains sujets à manifester des troubles (rhumatismes, allergies, hypertension…) ou à présenter des maladies (diabète, spondylarthrite ankylosante…).

Cette prédisposition est d'abord génétique, c'est-à-dire inscrite dans notre patrimoine héréditaire. Mais ce patrimoine, différent pour chaque personne humaine, ne représente qu'un ensemble de potentialités. Et ces potentialités peuvent s'exprimer ou ne pas s'exprimer selon l'environnement et le mode de vie.

Ainsi un individu peut très bien avoir une prédisposition héréditaire au diabète sucré et ne jamais l'exprimer, ou seulement à la fin de sa vie, s'il mène une vie cohérente sur le plan diététique et s'il équilibre ce « terrain » par des traitements appropriés, notamment homéopathiques.

Au cours des consultations successives, le praticien homéopathe, progressivement, déterminera le terrain de son patient en étudiant ses modalités réactionnelles et toute son histoire. Cette étude minutieuse explique le grand nombre de questions posées par le médecin, questions qui semblent parfois, pour le profane, totalement en dehors du sujet.

21
L'HOMÉOPATHIE, EFFET PLACEBO

L'effet placebo est l'effet thérapeutique constaté d'une substance neutre qui n'a, par elle-même, aucune qualité pharmacologique. Cet effet est connu depuis longtemps, notamment pour les drogues allopathiques, puisque de nombreux travaux ont montré qu'il existait même, dans certains cas, un effet antibiotique placebo, effet qui varie avec la couleur des gélules utilisées.

Il est donc raisonnable de penser que comme pour toutes drogues, il existe partiellement un effet placebo dans le cas des médicaments homéopathiques.

Mais cette constatation ne doit en rien gêner l'utilisation de l'homéopathie. A cet égard, elle est à égalité avec toutes les autres médications possibles.

L'effet placebo est dû, bien sûr, aux réactions psychoaffectives des humains, réactions dont il faut tenir compte. Mais pourquoi, dans le cas de l'homéopathie, l'effet placebo serait-il seul en cause ? Là encore, la faible dilution de nos médicaments induit l'hypothèse de l'absence de principe actif.

Cependant, dans deux situations au moins, l'effet placebo est difficile à démontrer. Il s'agit du traitement des nourrissons et, encore plus, du traitement des animaux en médecine vétérinaire. L'efficacité de l'homéopathie dans ces deux cas est facile à observer et l'on voit mal comment, par simples relations psychoaffectives, on guérirait des vaches ou des poulets !

On peut donc affirmer sans crainte que, s'il est bien de croire en l'homéopathie, cela ne suffira jamais pour obtenir une guérison si les médicaments indiqués par l'état du malade ne sont pas correctement prescrits et absorbés.

22
LES SPÉCIALITÉS HOMÉOPATHIQUES

L'existence de mélange de produits homéopathiques apparaît, au prime abord, comme contradictoire avec le principe même de l'homéopathie. En effet, la thérapeutique homéopathique a été décrite comme très personnalisée, très adaptée à chaque situation, et on comprend mal comment des « mélanges passe-partout » pourraient être utilisables.

Constatons tout d'abord que les médecins homéopathes ne prescrivent pratiquement jamais de « spécialités » homéopathiques. C'est peut-être un des critères de qualité pour le choix d'un homéopathe. En effet, un médecin devrait toujours rechercher le ou les médicaments les plus adaptés à chaque cas, et mettra même un point d'honneur à prescrire le moins de médicaments possibles.

Par contre, les guérisseurs, qui sont de grands prescripteurs de médicaments homéopathiques, sont de grands adeptes des mélanges. Cela signifie simplement qu'il semble plus facile, pour un ignorant, d'obtenir un résultat avec des mélanges contenant de cinq à dix médicaments. Car ce type d'utilisation de l'homéopathie spécule sur la possibilité de l'organisme de faire le tri entre les médicaments adaptés à la situation et les médicaments inutiles.

Dans la pratique, les spécialités homéopathiques sont bien faites car elles regroupent, dans le même granule, des médicaments qui répondent à des situations pathologiques voisines. Pour les cas aigus, elles sont efficaces et très souvent utilisées en automédication par des patients qui, n'étant pas très sûrs d'avoir trouvé le bon médicament, préfèrent en absorber plusieurs, d'indications voisines. Une telle technique donne de bons résultats car, effectivement, tout se passe comme si l'organisme faisait lui-même le tri. Cependant, toutes ces spécialités sont faiblement diluées, ce qui rend leur utilisation inefficace dans le cas des maladies chroniques. En résumé, on peut utiliser les spécialités homéopathiques dans les situations aiguës (rhume, grippe, rhino-pharyngite, excès de nervosité, etc.). Mais il est encore mieux d'apprendre à se servir des médicaments unitaires. C'est le but que s'est fixé l'auteur de ce manuel.

Quant aux maladies chroniques, elles nécessitent l'intervention d'un médecin.

PLACE ET PRATIQUE DE L'HOMÉOPATHIE

23
PRATIQUES HOMÉOPATHIQUES

L'homéopathie existe depuis deux cents ans. Elle a donc évolué durant cette période, et des pratiques différentes sont apparues avec leurs partisans regroupés au sein d'écoles ou de groupes.

On peut, aujourd'hui, distinguer trois grands courants de pensée et de pratique :

Un premier groupe d'homéopathes considère que la prescription en homéopathie ne doit comporter qu'un seul remède. Ce remède doit être celui qui est exactement adapté à la situation du patient. Il peut être remplacé par un autre au cours du temps, en fonction de l'évolution de la maladie. Ces homéopathes sont appelés « unicistes » et ils se réclament de la plus pure doctrine hahnemannienne.

Un deuxième groupe d'homéopathes considère que la position des « unicistes » est théoriquement parfaite mais que, dans la pratique, il est très difficile de trouver un seul remède recouvrant l'ensemble des symptômes du patient. Ils utilisent donc, en même temps, plusieurs médicaments (le moins possible, c'est-à-dire 2 à 5 le plus souvent). Ces homéopathes sont appelés « pluralistes » et se réclament également d'Hahnemann.

Un troisième groupe d'homéopathes considère que l'organisme est capable de choisir parmi les médicaments homéopathiques prescrits. Ils utilisent donc des mélanges de nombreux médicaments qui sont plus ou moins indiqués dans les affections de leurs patients. Ces homéopathes sont appelés « complexistes ». Ils sont un peu plus éloignés de la doctrine d'Hahnemann.

Il est impossible de trancher, en quelques lignes, et d'accorder la palme à l'une ou l'autre de ces écoles. Il est certain qu'elles comptent chacune d'excellents médecins homéopathes.

Remarquons simplement que la plupart des médicaments homéopathiques sont, chacun, d'énormes complexes. En effet, un médicament fabriqué à partir d'une plante, comme **BELLADONNA** ou **BRYONIA**, comporte des centaines de molécules différentes. Même un médicament fabriqué à partir d'un sel minéral comme **CALCAREA PHOSPHORICA** (phosphate de calcium) est un énorme complexe si l'on tient compte des nombreuses impuretés contenus dans le sel réputé pur.

Au-delà de nos querelles d'écoles, ne sommes-nous pas tous, sans le savoir, des « complexistes » ?

Quoi qu'il en soit, que le public se rassure. A quelques variations près, la pratique des médecins homéopathes français respecte la méthode créée par Hahnemann. Les résultats sont là pour en témoigner.

24
PRATIQUES ÉTRANGES EN HOMÉOPATHIE

Le pendule

Certains médecins homéopathes utilisent **un pendule** pour diagnostiquer les bons remèdes. Cette pratique, pour surprenante qu'elle soit lorsque la formation médicale scientifique imprègne notre cerveau, ne me choque pas profondément. J'ai appris depuis mon passage dans les facultés de médecine et de sciences à pondérer mes jugements concernant « la vérité scientifique ». Et l'estime que j'ai pour certains confrères utilisant le pendule m'incline à penser que ce procédé présente sans doute de l'intérêt.

Quoi qu'il en soit, cette technique ne fait pas partie, a priori, de la pratique homéopathique.

Les appareils à détecter les vibrations

Certaines firmes proposent aujourd'hui des appareils dont les caractéristiques sont étonnantes : ils seraient capables de détecter les « vibrations » des remèdes et de sélectionner ceux qui sont en phase harmonique avec les « vibrations » d'une personne. Ce serait un moyen presque infaillible pour prescrire le bon produit.

J'avoue n'avoir jamais réussi à me faire une opinion positive ou négative sur ces détecteurs.

D'une part, j'ai tendance à penser que nos connaissances en matière de vibrations ou d'ondes émises par les cellules sont encore très rudimentaires et que l'avenir nous réserve, certes, bien des surprises. Mais d'autre part, les résultats pratiques obtenus par ces appareils, lors de démonstrations, ne m'ont jamais bien convaincu. Je reste donc, pour le moment, dans une expectative bienveillante.

Le parfum des granules

Plus discutable me semble la technique qui consiste à faire humer les granules. Certains praticiens, en effet, considérant que nos remèdes agissent à très faibles concentrations, défendent l'idée qu'il suffit de respirer les granules pour que quelques molécules véhiculées par l'air de nos poumons pénètrent l'organisme et exercent leur action.

Ayons un peu d'humour vis-à-vis de ces « marchands de vent homéopathique » et considérons qu'il s'agit là, simplement, d'une interprétation un peu excessive de la notion de dilution. Au moins ne peut-on accuser ces médecins de risquer d'intoxiquer leurs patients par excès de prescriptions !

25
L'HOMÉOPATHIE EN FRANCE

La France est certainement, en 1994, le pays champion du monde concernant l'homéopathie.

Cette réalité tient en deux chiffres éloquents :

— 10 000 médecins (soit 20 % des médecins praticiens en exercice) utilisent avec compétence la méthode homéopathique ;

— 30 % de la population se soigne, soit dans la majorité des cas, soit occasionnellement par l'homéopathie.

Ces chiffres appellent quelques commentaires.

Sur les 10 000 médecins qui savent utiliser cette pratique, 4 000 sont des homéopathes confirmés qui utilisent dans 90 % des cas des remèdes homéopathiques et 6 000 sont des praticiens allopathes qui ont fait l'effort de suivre un enseignement d'homéopathie et qui ont intégré progressivement cette méthode dans leur travail quotidien.

Ces derniers utilisent les remèdes homéopathiques dans environ 20 à 50 % des cas.

De même, en simplifiant les chiffres, on peut retenir que dans les 30 % de la population intéressée par l'homéopathie, 15 % — soit 9 millions de personnes — souhaitent utiliser préférentiellement la méthode homéopathique, alors que les 15 % restants suivent leurs médecins qui adopte selon les cas telle ou telle méthode.

Il faut ajouter que ces chiffres sont en rapide augmentation. En effet, les différentes facultés et écoles privées (cf. la question 26 sur l'enseignement) forment chaque année de nombreux nouveaux médecins homéopathes.

Quant à la population, elle est, d'une part, de mieux en mieux informée par les nombreux ouvrages et articles concernant l'homéopathie et également par le « bouche à oreille » qui colporte les résultats obtenus, et, d'autre part, elle est de plus en plus réticente vis-à-vis de certaines pratiques de la médecine classique. Elle a donc tout naturellement le désir d'essayer d'autres possibilités thérapeutiques.

26
L'ENSEIGNEMENT DE L'HOMÉOPATHIE EN FRANCE

Depuis très longtemps des associations privées assuraient, pour les médecins, l'enseignement de l'homéopathie en France. Mais les instances officielles ont été longtemps réticentes à accepter que cet enseignement se fasse dans le cadre de l'université. C'est chose faite aujourd'hui.

Un enseignement de l'homéopathie existe à Bordeaux, à Besançon, à Limoges et à Paris XIII (faculté de Bobigny) dans le cadre de la Faculté de Médecine et à Lille dans le cadre de la Faculté de Pharmacie.

Ces enseignements vont, nous l'espérons, se multiplier dans toute la France. Mais les structures privées restent très actives.

Parmi celles-ci, citons :

— la Société Médicale de Biothérapie créée en 1964 par Max Tetau et O. A. Julian et soutenue par les laboratoires Dolisos, et le Centre d'Études et de Documentation Homéopathiques (CEDH), créé en 1972 à l'initiative du Pr Denis Demarque et soutenu par les laboratoires Boiron. Ces écoles ont des centres d'enseignement à Paris, Lyon, Toulouse, Montpellier, Brest, Rennes, Angers, Nantes. L'enseignement se déroule sur 2 années. Chaque année est sanctionnée par un examen. Un diplôme privé est remis aux élèves ayant satisfait aux examens ;

— l'École Française d'Homéopathie qui organise chaque année, depuis 1967, un examen écrit et oral sanctionnant un minimum de trois années d'études effectuées dans l'une des écoles suivantes :

— l'École Homéopathique de l'Hôpital Saint-Jacques à Paris,

— le Centre Homéopathique de France,

— l'Institut National Homéopathique Français.

Tous les enseignements, délivrés par des praticiens homéopathes expérimentés, sont d'une très bonne qualité.

Il existe également au moins trente associations ou groupes de médecins qui assurent, à travers toute la France, un véritable enseignement homéopatique post-universitaire.

27
L'HOMÉOPATHIE EN EUROPE

L'homéopathie est pratiquée dans de nombreux pays d'Europe et son développement se poursuit très rapidement. Des analystes économistes anglais ont récemment (janvier 1993) fait le point sur le marché européen de l'homéopathie en prévoyant une flambée dans la plupart des pays européens (notamment 30 % de progression prévue au Portugal, 20 % en Grande-Bretagne et 20 % en Grèce, d'ici la fin du siècle).

En Allemagne, le titre de « médecin homéopathe » est reconnu comme qualification supplémentaire par la Chambre des Médecins. Plus de 1 000 médecins possèdent cette qualification. Mais il faut compter, en plus 2 500 « Heilpratiker », qui sont des praticiens de santé non-médecins, et qui ont le droit d'utiliser les remèdes homéopathiques.

En Autriche, l'homéopathie est officiellement reconnue par le ministère de la Santé. 300 médecins prescrivent régulièrement les remèdes homéopathiques.

En Belgique, l'homéopathie n'est pas reconnue mais une centaine de médecins se réclament de cette discipline thérapeutique et l'utilisent quotidiennement. La recherche clinique y est particulièrement dynamique.

En Espagne, après une quasi-disparition de l'homéopathie, un regain d'intérêt s'est manifesté depuis le début des années 80. La publication récente (1990) d'un livre sur le sujet, pour le grand public, en langue espagnole, écrit par un médecin espagnol, confirme que les 50 médecins qui s'affichent homéopathes sont bien en train de faire école.

Comme en Allemagne, il faut compter au moins 2 000 « naturopathes » qui sont praticiens de santé sans être médecins et utilisent les remèdes homéopathiques.

En Grande-Bretagne, l'homéopathie est reconnue par le Département de la Santé et le National Health Service (l'équivalent de notre Sécurité sociale). De même, la Faculté d'homéopathie de Londres est reconnue officiellement par un acte du Parlement depuis 1950.

Plus de 500 médecins officiellement diplômés pratiquent donc l'homéopathie et les demandes d'inscription à la Faculté d'homéopathie sont de plus en plus nombreuses.

En Grèce, l'homéopathie pratiquement inconnue en 1965 s'est développée sous l'impulsion d'un guérisseur (!) qui dirige l'école privée d'Athènes. Une trentaine de médecins pratiquent l'homéopathie. Les autorités médicales tolèrent cette pratique.

En Italie, l'homéopathie n'est pas reconnue par le ministère de la Santé et les remèdes ne sont pas remboursés par les caisses d'assurance maladie. Malgré cela, plus de 400 médecins pratiquent et prescrivent ces remèdes qui ont la faveur d'un public sans cesse croissant.

Aux Pays-Bas, l'homéopathie est introduite depuis plus de 150 ans. Elle bénéficie d'un courant favorable dans le public mais n'est pas officiellement reconnue. Cependant, un étudiant en médecine peut choisir, comme sujet de thèse, l'homéopathie. En 1990, plus de 100 médecins pratiquent cette discipline.

En Suède, bien qu'introduite depuis 1826, l'homéopathie n'est toujours pas reconnue et sa progression est freinée par la réticence des instances officielles. Une association pour la promotion de l'homéopathie regroupe pour les trois pays scandinaves (Suède, Norvège, Danemark) plus de 150 praticiens dont une centaine pour la Suède seule.

En Suisse, l'histoire et le développement de l'homéopathie sont indissociables de ceux de la France. L'homéopathie ne peut être pratiquée que par des médecins et les remèdes ne sont pas reconnus par les caisses d'assurance maladie. L'enseignement est privé et se fait en collaboration avec la France. Une cinquantaine de médecins pratiquent régulièrement l'homéopathie.

En Russie, l'homéopathie est reconnue bien que sa pratique soit limitée. Il y aurait environ 300 médecins homéopathes en Russie.

Dans les autres pays de l'ex-bloc communiste, Hongrie, Pologne, Roumanie, Bulgarie, Tchéquie, Slovaquie, Yougoslavie, malgré le récent changement de régime politique, il est très difficile d'obtenir des informations.

28
L'HOMÉOPATHIE DANS LE RESTE DU MONDE

Au Canada, l'homéopathie n'a jamais vraiment existé et n'existe, en 1994, qu'à l'état confidentiel. Quelques praticiens seulement sont répertoriés à la Ligue Internationale d'Homéopathie.

Aux États-Unis, en revanche, l'homéopathie a connu son heure de gloire au XIXe siècle et au début du XXe siècle. En 1930, 10 000 médecins homéopathes exerçaient aux États-Unis et 9 millions de personnes utilisaient leurs remèdes. Deux collèges assuraient la formation des nouveaux médecins homéopathes et on dénombrait 48 hôpitaux et cliniques homéopathiques sur le territoire des États-Unis.

De 1930 à 1960, des querelles de doctrines entre homéopathes, les résultats scientifiques médicaux présentés comme des progrès définitifs par la médecine allopathique, et l'absence de dialogue détournent l'intérêt du public pour la médecine homéopathique.

Depuis 1960, un nouveau mouvement très favorable a vu le jour, en réaction contre l'aspect trop technologique et scientiste de la médecine officielle. En 1986, l'homéopathie et sa pratique sont officiellement reconnus aux États-Unis comme spécialité consacrée par un diplôme.

En 1994, plus de 1 000 médecins répartis dans tout le pays utilisent très régulièrement cette technique. Les ventes de médicaments homéopathiques homologués et réglementés par la Federal Drug Administration a connu une augmentation de 1 000 % dans les dix dernières années (1983 à 1993).

Au Mexique, l'homéopathie et son enregistrement sont reconnus par le ministère de la Santé depuis 1895. Plus de 1 500 médecins homéopathes pratiquent régulièrement et il existe un hôpital homéopathique national.

En Argentine, l'introduction de l'homéopathie est récente puisqu'elle remonte seulement à 1930. Le titre de médecin homéopathe n'est pas reconnu par le ministère et les remèdes homéopathiques ne sont que tolérés. Cependant l'Argentine compte plus de 500 médecins homéopathes et plus de 2 500 médecins sympathisants qui prescrivent occasionnellement les remèdes correspondants. Selon la Chambre argentine des laboratoires homéopathiques, une grande partie de la population se soigne par cette méthode.

Au Brésil, l'implantation de l'homéopathie remonte à 1818. Officialisée par décret le 25 septembre 1918, elle est considérée comme spécialité médicale depuis le 28 juillet 1979. Le Brésil compte plus de 200 médecins homéopathes et l'enseignement de leur discipline est dispensé dans l'École de médecine et de chirurgie de Rio qui dépend du gouvernement fédéral. Cet enseignement est facultatif.

Quatre chaires d'enseignement sont attribuées à l'homéopathie.

La croissance de la consommation de médicaments homéopathiques se fait au rythme très soutenu de 25 % de plus chaque année depuis 1986.

Au Chili, le ministère de la Santé autorise la pratique et la prescription de l'homéopathie. Environ 30 médecins pratiquent régulièrement.

En Inde, l'homéopathie est acceptée au même titre que l'allopathie et que d'autres médecines traditionnelles indiennes comme la médecine ayurvédique. Il n'est pas nécessaire d'être médecin pour pratiquer l'homéopathie. C'est pourquoi on dénombre plus de 100 000 praticiens enregistrés dans cette discipline. Mais probablement 300 000 autres ne le sont pas et pratiquent cependant ! Le nombre de médecins diplômés qui utilisent l'homéopathie n'excède pas 100 !

On estime à 10 % de la population le nombre de patients qui ont recours aux traitements homéopathiques, soit 80 millions de personnes !

Pour l'ensemble des pays d'Extrême-Orient (Chine, Japon, Indonésie, Corée, etc.), il semble que l'homéopathie soit pratiquement inconnue. Cependant, j'ai participé au tournage d'un petit film vidéo, en mai 1985, à la demande d'un groupe japonais, pour expliquer la nature et le mode d'utilisation du médicament homéopathique. Ceci indique peut-être une ouverture de l'Orient à notre discipline.

En Afrique, l'homéopathie est peu introduite. Seuls le **Nigéria**, le **Kénya**, le **Ghana** et l'**Afrique du Sud** comptent des homéopathes dont la plupart ne sont pas médecins.

En Australie, depuis 1975, les médecins diplômés sont autorisés à pratiquer l'homéopathie. Une dizaine de médecins utilisent régulièrement cette méthode.

En Nouvelle-Zélande, l'homéopathie n'a pas de statut 'egal bien que le gouvernement n'y soit pas hostile. Depuis 1978, on note un regain d'intérêt pour cette pratique grâce à l'activité de plusieurs sociétés homéopathiques. Le nombre de médecins pratiquants n'est pas connu.

29
QUI FABRIQUE LES REMÈDES HOMÉOPATHIQUES ?

Tout pharmacien dûment diplômé a le droit de fabriquer les remèdes homéopathiques. Et certains ne s'en privent pas.

Cependant la plupart des officines s'approvisionnent auprès des laboratoires spécialisés dans cette tâche.

En France, deux grands laboratoires et quelques petits se partagent le marché. Les deux grands sont : les laboratoires Dolisos et les laboratoires Boiron.

Ils distribuent sur tout le territoire national grâce à des nombreuses succursales.

Pour avoir visité longuement et plusieurs fois trois de ces laboratoires (deux grands et un petit), je puis témoigner du très grand sérieux de la fabrication de nos remèdes. Les laboratoires homéopathiques n'ont vraiment rien à envier à leurs homologues allopathes et les clients peuvent être assurés de la qualité des produits qu'ils achètent.

Ajoutons pour les quelques pharmaciens qui, par amour de l'homéopathie, fabriquent eux-mêmes leurs médicaments que nous avons également tout à fait confiance en eux. Leur technique est certes plus artisanale mais, là aussi, nous avons pu constater combien elle était méticuleuse.

Il faut dire, en terminant ce paragraphe, que la France est leader mondial dans ce domaine et exporte ses techniques de fabrication des médicaments homéopathiques.

30
HOMÉOPATHIE ET MALADIES GÉNÉTIQUES

Les maladies génétiques, comme l'hémophilie qui est un trouble grave de la coagulation du sang, ou la mucoviscidose qui se caractérise par une altération grave de certaines sécrétions de nos muqueuses (notamment respiratoires), sont dues à un défaut de cet extraordinaire ordinateur central que constituent nos chromosomes. Ce défaut nous a été transmis par nos parents et, actuellement, aucune technique médicale ne permet de le corriger même si des découvertes récentes en génétique permettent d'espérer pour bientôt, des traitements curatifs.

Par contre, et c'est bien heureux, nous savons fréquemment corriger les troubles qui sont la conséquence de ce défaut.

Le médecin homéopathe pourra donc s'occuper, comme de n'importe quel patient, d'une personne présentant une maladie génétique, en précisant qu'il ne peut rien, par le moyen des remèdes homéopathiques, pour les troubles d'origine proprement génétique.

31
HOMÉOPATHIE ET ASTROLOGIE

Avec l'astrologie, nous entrons dans un débat hautement polémique. Ce que nous pouvons affirmer, c'est que Hahnemann n'a pas créé l'homéopathie en utilisant l'astrologie. Bien au contraire, il a utilisé pour cela la méthode expérimentale qui était révolutionnaire pour l'époque. L'astrologie qui est fondée sur une tradition procède d'autres sources.

Cependant de nombreuses personnes, médecins et non-médecins, cherchent à trouver des corrélations entre l'astrologie et la pratique homéopathique. Étant par essence tolérant et curieux vis-à-vis de toutes recherches, je ne suis pas scandalisé par cette démarche que j'observe même avec curiosité, tout en avouant ma totale incompétence.

32
HOMÉOPATHIE, PSYCHOTHÉRAPIE ET PSYCHANALYSE ?

La question assez fréquemment posée et qui m'étonne chaque fois, est celle de la compatibilité de l'homéopathie avec une psychothérapie ou une cure analytique.

J'avoue avoir toujours envie de répondre : pourquoi ne le serait-elle pas ? J'ai même tendance à penser qu'il s'agit de deux techniques parfaitement complémentaires.

En effet, d'une part nos remèdes visent à faciliter les grands systèmes de régulations biologiques de l'organisme et, d'autre part, psychothérapie et psychanalyse visent à explorer l'inconscient des humains par le moyen du discours afin de tenter d'y mettre un peu d'ordre. Il s'agit donc de deux techniques de « régulation », chacune à son niveau.

Il est vrai cependant que, parfois, nos patients imaginent de façon un peu utopique que nos granulés vont faire miracle et balayer tous leurs troubles sans qu'ils aient d'autres efforts à faire. La réalité est différente. Certains troubles du corps sont en effet l'expression, la somatisation pour employer un terme savant, de ce qui se passe ou de ce qui s'est passé dans leur tête.

Car chaque personne vit chaque moment de sa vie comme la résultante de toute son histoire depuis sa naissance.

Des techniques comme la psychothérapie ou la psychanalyse, lorsqu'elles sont pratiquées par des médecins compétents, sont certainement des moyens d'y voir plus clair dans l'écheveau embrouillé de notre histoire.

33
REMÈDES HOMÉOPATHIQUES ET URGENCE

Il y aurait beaucoup à dire sur cette question et beaucoup à expérimenter aussi.

L'urgence vraie relève toujours de l'intervention médicale. Qu'il s'agisse d'une hémorragie, d'un coma brutal, d'une crise de convulsions ou d'une fièvre aiguë avec altération de l'état général, il faut toujours appeler votre médecin. Lorsque l'acte chirurgical n'est pas indiqué, des médicaments vont être utilisés. Nos confrères homéopathes qui exerçaient il y a soixante ans, utilisaient de nombreux remèdes durant ces urgences et souvent avec des résultats appréciables, d'autant plus qu'à cette époque, la médecine allopathique disposait de très peu de médicaments efficaces.

En 1994, la médecine allopathique est mieux armée et de très nombreux produits sont capables, momentanément tout au moins, d'atténuer la plupart des troubles. Elle a ainsi dans sa besace des drogues anti-inflammatoires, des dogues anti-spasmes, des drogues anti-douleur, des drogues anti-coagulantes, des antibiotiques, etc.

Elle a donc supplanté, peu à peu, au niveau des urgences, la médecine homéopathique. Et il n'est pas sûr que ce soit toujours à juste titre.

Sans nier l'immense intérêt de nombreux produits allopathiques, il serait peut-être intéressant de reconsidérer la question et de comparer dans certains cas les deux types de remèdes.

Ainsi, chez les personnes particulièrement sensibles aux piqûres de guêpes, on peut voir apparaître des réactions très violentes avec gonflement très important de la région piquée, ce qui peut entraîner des risques d'étouffement si la piqûre est localisée non loin de la gorge. Il semble que dans certains de ces cas la prise du remède homéopathique APIS MELLIFICA ait eu des effets comparables à l'injection de cortisone.

34
RELATIONS MÉDECINS HOMÉOPATHES - CONFRÈRES NON HOMÉOPATHES

— Docteur, j'ai confiance en vous, mais je suis bien ennuyé. Je n'ose pas dire à mon médecin de quartier que je viens chez vous.

Cette remarque, en clientèle, est très fréquente. Elle montre bien qu'un long chemin reste à parcourir pour que « les frères parfois ennemis » se donnent le baiser de paix ! Et elle témoigne, le plus souvent, d'une grande ignorance, source de tous les malentendus.

En tant que médecins homéopathes, nous sommes très à l'aise avec nos confrères allopathes puisque nous avons, au départ, exactement les mêmes connaissances qu'eux. On comprend, à l'inverse, que certains allopathes se sentent gênés par ce « plus » que nous apportons à l'art médical. Cependant notre attitude à leur égard est, depuis longtemps déjà, celle du dialogue et de l'invitation à suivre nos séminaires. Et nous ne pouvons que regretter que certains d'entre eux, pour masquer leur ignorance, profèrent, à notre égard, des anathèmes qui se voudraient définitifs. Il faut bien constater, en effet, que la génération montante des homéopathes n'a cure de ces critiques outrancières où l'envie le dispute à l'intolérance. Nos résultats et l'attachement de nos clientèles sont là pour nous rasséréner.

Pour ma part, je conseille toujours à mes clients de mettre leur praticien de quartier dans la confidence et il m'arrive même d'intervenir en téléphonant ou en écrivant à ce médecin. En effet, le simple bon sens indique immédiatement tout le bénéfice que l'on peut tirer d'une coopération intelligente.

35
POLÉMIQUES À PROPOS DE L'HOMÉOPATHIE

Ces dernières années, l'homéopathie a fait couler beaucoup d'encre, pas toujours du meilleur jus. Il est d'ailleurs curieux de constater que, du côté des adversaires de l'homéopathie, ce sont rarement les meilleurs bretteurs que l'on trouve au créneau.

Faut-il en déduire que certaines forces financières ont détaché aux avant-postes quelques lampistes pour tester le niveau de résistance de l'adversaire ?

Quoi qu'il en soit de l'aspect « gros sous », les polémiques vont bon train et n'ont cessé de s'amplifier depuis que l'homéopathie a progressivement convaincu plus de 30 % de la population française et que, parallèlement, une certaine réticence vis-à-vis des thérapeutiques classiques a gagné le grand public.

Est-ce à dire que nous représentons un danger pour une certaine forme de pouvoir médical qui a ses partisans en France ?

Il est bien difficile de répondre à ces deux questions. Pour nous, médecins homéopathes, la règle est désormais d'être présents sur tous les fronts. Mais le public nous rendra cette justice que nos propos restent le plus souvent modérés et courtois. Nous n'avons, en effet, pas besoin de nous indigner des attaques portées contre nous. Les Français, progressivement, deviennent bons juges du fait d'une meilleure connaissance de l'homéopathie. Et ce sont les utilisateurs de l'homéopathie qui rendent le verdict en assaillant, sans cesse plus nombreux, nos cabinets.

J'ai même tendance à penser, avec quelque humour, qu'un certain grand professeur de pharmacologie devant l'Éternel nous rend d'éminents services chaque fois qu'il parle à la télévision ou chaque fois qu'il répond à une interview dans un journal. En effet, l'outrance de ses propos jamais justifiés par une argumentation sérieuse, fait basculer dans le camp des partisans de l'homéopathie de nombreux indécis. Et je pense que le raisonnement de ces indécis est simple : une méthode thérapeutique qui élève contre elle autant de propos incompétents sur un tel fond de violence est forcément une méthode qui présente quelque validité et sans doute quelque danger pour le système en place.

D'ailleurs, si elle ne présentait aucun intérêt, pensez-vous que cette méthode aurait survécu pendant 200 ans ?

36
GUÉRISSEURS ET HOMÉOPATHIE

Les guérisseurs ont toujours existé… et il est probable qu'ils existeront toujours. D'ailleurs, nous-mêmes, les médecins, ne sommes-nous pas des « guérisseurs diplômés et reconnus » ?

Vendeurs d'espoir, les guérisseurs, le plus souvent, ne sont pas bien dangereux et obtiennent parfois de surprenantes améliorations dans certains secteurs de la pathologie. Il est d'ailleurs fréquent qu'ils sollicitent des avis médicaux soit avant d'intervenir, soit lorsque leurs interventions ne sont pas couronnées de succès. Les seuls qui fassent courir quelques risques à leurs clients sont ceux qui prétendent se substituer totalement aux médecins… Mais les clients ont évidemment aussi leur part de responsabilité dans cette relation particulière à la santé.

Ces guérisseurs, fréquemment, utilisent des remèdes homéopathiques pour la simple raison que ces produits sont en vente libre dans les pharmacies. Et parfois nos clients nous montrent des « ordonnances » sans en-tête sur lesquelles nos remèdes sont prescrits.

Cette pratique est comparable à celle de l'automédication. Elle souffre fréquemment de la pauvreté des connaissances de ces praticiens improvisés.

Une des solutions pour relever le niveau de connaissances de ces « guérisseurs » serait peut-être de former des praticiens homéopathes non-médecins comme il en existe en Allemagne.

37
PLACE DE L'HOMÉOPATHIE DANS LE TRAITEMENT DU CANCER ET DES MALADIES ORGANIQUES GRAVES

Cette question est au cœur du débat entre médecins allopathes et homéopathes, et suscite dans le public des engouements parfois peu raisonnables. Lorsque la question m'est posée, je choisis toujours de répondre un peu brutalement, même si je dois expliquer, par la suite, que la thérapeutique homéopathique ne guérit pas le cancer déclaré et évolutif, pas plus que la tuberculose bacillaire ou l'insuffisance rénale chronique. Je réponds ainsi pour me démarquer de certains guérisseurs et, hélas ! peut-être, de certains médecins qui, aux dires des patients eux-mêmes, accréditeraient l'idée que l'homéopathie serait une sorte de panacée. Escroquerie ou tragique incompétence, cette position rejaillit en négatif sur l'homéopathie.

Alors, redisons-le nettement : l'homéopathie utilisée seule n'a pas encore apporté la preuve qu'elle pouvait guérir un cancer dûment diagnostiqué, pas plus que la cirrhose du foie, ni un hyperfonctionnement de la glande thyroïde ou une maladie héréditaire comme l'hémophilie.

Est-ce à dire que l'homéopathie n'a pas sa place dans l'ensemble des traitements proposés dans ces différents cas ? Certainement pas. Ma réponse négative initiale est nécessaire pour faire accepter au patient certaines contraintes thérapeutiques, parfois difficiles à supporter, imposées par l'existence d'une maladie qui détruit l'organisme à coup sûr. Cette acceptation et son cortège d'effets secondaires est souvent le tribut à payer pour la survie.

Une fois ces contraintes acceptées, le praticien homéopathe doit utiliser ses remèdes pour aider le malade à lutter contre le mal, en renforçant ses défenses et, pour atténuer les effets parasites négatifs des drogues allopathiques comme c'est le cas dans la chimiothérapie du cancer.

Mais, sur ce sujet, il faut dire encore un mot concernant la prévention. Comme dans tous les secteurs de la médecine, la prévention du cancer, de l'insuffisance rénale chronique, de la tuberculose ou de la cirrhose du foie serait bien préférable… si on connaissait les moyens d'y parvenir. Il est vrai que l'on peut conseiller à un alcoolique de cesser de se consacrer au culte exclusif de la dive bouteille et que les progrès de l'hygiène ont fait régresser le nombre des cas de tuberculose. Mais notre ignorance est cependant encore très grande concernant les mécanismes d'apparition des grandes maladies, notamment quant aux modifications des défenses de l'organisme qu'elles impliquent. Sans que nous puissions actuellement en apporter formellement la preuve, nous pensons que nos traitements dits « de terrain » contribuent à la prévention des maladies graves et singulièrement du cancer parce qu'ils aident l'organisme à fonctionner au plus près de son équilibre idéal. La tâche exaltante du médecin homéopathe consiste à tenter de faire vivre chaque personne, de la naissance à la mort, sans maladies graves, en modulant ses défenses naturelles. On voit alors combien notre travail est solidaire de celui de nos confrères qui ont choisi d'intervenir lorsque le diagnostic est fait plus tardivement.

Il faut dire enfin, sur ce sujet brûlant, que les derniers développements concernant les recherches aussi bien fondamentales que cliniques en homéopathie laissent peut-être espérer la mise au point de techniques utilisables à titre curatif dans ces grandes maladies. Certains résultats obtenus, notamment en immunothérapie microdosée, restent à confirmer mais ouvrent la porte à l'espoir.

38
PEUT-ON UTILISER L'HOMÉOPATHIE POUR LES ANIMAUX ?

Il est fréquent que les vétérinaires utilisent les médicaments homéopathiques avec de brillants succès. Qu'ils soient vétérinaires de ville ou de campagne, qu'ils soignent des chiens, des chats d'appartement, ou des troupeaux de vaches et des élevages de porcs, ils sont nombreux à témoigner de l'efficacité de cette thérapeutique. La pratique homéopathique vétérinaire remonte d'ailleurs à plus de cent cinquante ans ! Évidemment, les animaux ne parlent pas et l'étude des symptômes, et de leurs circonstances d'apparition, est plus difficile pour le vétérinaire qui doit se contenter de ce qu'il voit et de ce qu'a observé le propriétaire de l'animal.

Ces soins présentent en outre l'intérêt d'apporter un flot d'arguments en faveur de l'homéopathie. En effet, il est difficile d'invoquer l'effet psychothérapique dans le traitement du choléra du poulet ou de l'infection des mamelles de la vache !

Terminons ce chapitre en signalant qu'il nous arrive, à nous médecins (cela m'est arrivé plusieurs fois) d'être sollicité par des patients ou des patientes, au cours d'une consultation, de prescrire pour un de leurs animaux favoris. Je dois avouer l'avoir fait avec humour et avec succès. Que mes confrères vétérinaires me pardonnent cette intrusion dans leur champ de compétence.

39
LE MÉDECIN HOMÉOPATHE PEUT-IL PRESCRIRE DES MÉDICAMENTS CLASSIQUES ?

Le médecin homéopathe est d'abord un médecin. Ce constat implique qu'il a dû, pour acquérir sa qualification d'homéopathe, après un cycle classique de huit années d'études, faire trois années d'études supplémentaires pour préparer un diplôme universitaire d'homéopathie.

Ainsi, il a évidemment la possibilité de prescrire n'importe quel médicament classique (allopathique) s'il le juge nécessaire. Il serait en effet aberrant qu'aujourd'hui, un médecin, quel qu'il soit, décide de refuser à sa clientèle les bénéfices des médicaments issus des recherches scientifiques contemporaines.

En matière de choix thérapeutique chaque praticien doit, en conscience et en fonction de ses connaissances, sélectionner les médicaments les plus adaptés à chaque cas.

40
L'HOMÉOPATHIE ET L'ALLOPATHIE SONT-ELLES INCOMPATIBLES ?

Une telle supposition est contraire à toutes les données de la science contemporaine qui démontre que chaque produit actif agit sur un site d'action bien particulier et spécifique.

Il en est vraisemblablement ainsi pour le médicament homéopathique et l'on peut donc postuler qu'un tel médicament reste actif même en présence de traitement allopathique.

Qu'en est-il dans la pratique ?

Le premier point à considérer est que, fréquemment, il n'est pas possible d'interrompre un traitement classique institué depuis des mois, voire des années. Il en est ainsi des traitements contre l'hypertension, la dépression, de certains traitements anticoagulants, etc. Toutes ces situations appellent cependant des traitements homéopathiques qui se révèlent efficaces puisqu'ils permettent de diminuer, voire de supprimer, les médicaments allopathiques.

Le deuxième point à considérer est la situation inverse où le patient, sous traitement homéopathique, présente une maladie aiguë qui justifie un traitement allopathique. Il peut s'agir ainsi d'un enfant soigné pour des rhino-pharyngites et des bronchites à répétition. Une situation particulièrement aiguë peut très bien justifier l'emploi d'antibiotiques sans, pour autant, faire interrompre le traitement de fond homéopathique.

Le troisième point concerne la cortisone et les médicaments de la même famille (corticoïdes). Il semble bien que ces médicaments diminuent considérablement l'efficacité des traitements homéopathiques. Il faut cependant toujours associer les deux types de traitements, ne serait-ce que pour tenter de diminuer les importants effets secondaires des corticoïdes.

41
L'HOMÉOPATHIE EST-ELLE COMPATIBLE AVEC L'ACUPONCTURE ?

Nombreux sont les médecins homéopathes qui associent l'acuponcture à l'homéopathie. Y a-t-il une justification à cette pratique ? Sur ce sujet, je donnerai un point de vue personnel.

L'acuponcture n'existe pas comme pratique isolée en Extrême-Orient. En réalité, elle s'intègre dans un ensemble qui constitue la médecine traditionnelle chinoise. Cette médecine traditionnelle comporte cinq niveaux qui sont :

Niveau 1 : Utilisation de l'énergie primordiale.
Niveau 2 : Utilisation de la diététique et de l'hygiène.
Niveau 3 : Utilisation des médicaments.
Niveau 4 : Utilisation de l'acuponcture et des cautérisations.
Niveau 5 : Utilisation de la chirurgie.

Dans la pensée orientale, la qualité de ces techniques va en décroissant du niveau 1 au niveau 5. On voit qu'au niveau 3 se situe l'utilisation de médicaments. Ces médicaments traditionnels, nous ne pouvons pas en disposer en France. Il s'agissait, et il s'agit encore aujourd'hui de médicaments qui ont pour vocation d'agir, en profondeur, sur la régulation énergétique. On peut donc considérer que ces médicaments peuvent être remplacés par les remèdes homéopathiques que nous considérons comme des moyens de participer à toutes les grandes régulations de l'organisme.

Pour ma part, je pratique l'homéopathie en l'intégrant dans un ensemble plus vaste sur le plan énergétique et je considère que nos remèdes sont des agents de régulation énergétique qui permettent la remise en harmonie des grandes fonctions de l'organisme.

42
LES MÉDECINS HOMÉOPATHES SONT-ILS OPPOSÉS À LA PRATIQUE DE LA CHIRURGIE ?

Il serait absurde, à notre époque, qu'un médecin digne de ce nom se déclare hostile à la chirurgie. Cette branche de la médecine a été à l'origine de brillants succès thérapeutiques et de nombreux progrès dans la connaissance. Elle a permis de sauver de nombreux patients et il est au moins deux secteurs où elle est irremplaçable : ceux des traumatismes et de l'esthétique.

Il est vrai cependant que nombreux sont les médecins

homéopathes qui considèrent que l'acte chirurgical doit être réservé aux maladies pour lesquelles aucune autre solution ne peut être trouvée. Autrement dit, « ils n'ont pas le bistouri facile ». En effet, ils considèrent que l'organisme humain forme un tout dont chacune des parties est indispensable au bon fonctionnement de l'ensemble. Une amputation, quelle qu'elle soit, crée donc un désordre, une dysharmonie que l'organisme devra compenser souvent avec difficulté.

Pour éviter ce genre de situation ils essayent simplement, au moyen de l'arsenal homéopathique, de mettre l'organisme dans un état tel que la technique du chirurgien soit inutile.

43
LES DENTISTES ET L'HOMÉOPATHIE

Certains dentistes utilisent les remèdes homéopathiques. Et, souvent, ils les utilisent bien. Mais le dentiste n'est pas habilité à utiliser des médicaments concernant la santé générale.

Et, par définition, un traitement homéopathique n'a de sens que s'il prend en considération la personne dans sa totalité. Il est donc très souhaitable que les traitements locaux proposés par les dentistes soient confortés par un traitement de fond, un traitement de terrain, comme nous disons, qui doit être prescrit par un médecin homéopathe.

Cette collaboration, fréquente entre médecin homéopathe et dentiste intéressé par l'homéopathie, donne les meilleurs résultats.

44
LES VACCINATIONS SONT-ELLES COMPATIBLES AVEC L'HOMÉOPATHIE ?

La question des vaccinations est une question de santé publique. Les médecins, qu'ils soient allopathes ou homéopathes, ont des opinions très différentes concernant l'efficacité, l'opportunité et les accidents des vaccins. Quelles que soient ces opinions, chaque médecin doit respecter la loi concernant les vaccinations obligatoires. Tout au plus peut-on ajourner une vaccination en fonction d'un état de déficience momentanée.

Concernant la pratique homéopathique, il faut savoir :

— qu'il n'existe pas de vaccination homéopathique au sens biologique classique de ce mot. Ainsi les médicaments que nous prescrivons, au début de la saison automnale, à titre préventif contre la grippe, ne sont pas des vaccins mais des produits qui, en modifiant le terrain, renforcent les défenses de l'organisme ;

— qu'un traitement homéopathique ne contre-indique jamais une vaccination ;

— qu'il est possible, à l'aide d'un traitement homéopathique approprié, d'atténuer les effets secondaires négatifs de certaines vaccinations ;

— que le vaccin qui entraîne le plus d'effets secondaires négatifs est le BCG (vaccin contre la tuberculose).

45
LES OLIGO-ÉLÉMENTS ET LES VITAMINES FONT-ILS PARTIE DES REMÈDES HOMÉOPATHIQUES ?

Les oligo-éléments comme le cuivre, le fer, le magnésium, le zinc, le manganèse, et les vitamines comme la vitamine A, E, C ou B_1, se trouvent en très petite quantité dans l'organisme, mais sont cependant tout à fait indispensables à la vie. On les appelle maintenant « micronutriments ». Leur rôle est de permettre le bon déroulement de la plupart des milliards de réactions chimiques qui se produisent à chaque instant dans notre corps. Ils interviennent comme des catalyseurs, ce qui signifie qu'ils permettent l'accomplissement de la réaction chimique et qu'ils peuvent servir de nouveau pour une autre réaction car ils ne sont pas consommés. Ainsi, l'organisme n'a besoin que de très petites quantités quotidiennes de ces micronutriments. Par contre, ces petites quantités doivent être parfaitement utilisables.

A la question de savoir s'ils font partie des remèdes homéopathiques, il faut répondre : cela dépend de la quantité de produit utilisé. En effet, le cuivre prescrit en milligrammes, sous forme de gluconate de cuivre, n'est pas un remède homéopathique. Il est cependant utile comme anti-infectieux. Le même cuivre, prescrit sous la dénomination de **CUPRUM** en dilution homéopathique **5 CH** (ce qui correspond au dix milliardième de milligramme) est bien un remède homéopathique très utile dans le traitement des crampes.

Que ce soit en dilutions homéopathiques ou en doses de l'ordre du milligramme, les homéopathes, fréquemment, utilisent les micronutriments qui sont des régulateurs très intéressants.

Dans la deuxième partie de ce livre, des indications sur l'utilisation des oligo-éléments et des vitamines seront fréquemment proposées pour potentialiser les remèdes homéopathiques.

On constatera qu'il s'agit toujours d'associations de plusieurs micronutriments qui présentent une action synergique pour équilibrer un terrain particulier.

HOMÉOPATHIE ET SYSTÈME DE SANTÉ

46 LES CONSULTATIONS HOMÉOPATHIQUES SONT-ELLES REMBOURSÉES PAR LA SÉCURITÉ SOCIALE ?

Pour le moment, la consultation homéopathique ne bénéficie d'aucun statut particulier. En effet, l'homéopathie n'est pas assimilée à une spécialité et ne peut donc faire l'objet d'une tarification spéciale. Il faut dire que la plupart des médecins homéopathes ne revendiquent pas cette assimilation de l'homéopathie à une spécialité, considérant que leur pratique sera toujours celle de médecins généralistes. Cependant, ces mêmes homéopathes demandent que les compétences particulières qu'ils ont acquises, et le temps nécessaire pour assurer une consultation de qualité soient reconnus comme éléments justifiant une tarification différente de celle adoptée par le système conventionnel.

Actuellement, la consultation d'un médecin homéopathe n'est remboursée que sur la base de la consultation du généraliste appartenant au « Secteur conventionnel I », soit 110 francs. Considérant seulement leur temps de travail, les praticiens homéopathes sont donc contraints, pour de simples raisons économiques, de demander des honoraires plus importants. La plupart d'entre eux ont donc opté pour le système conventionnel appelé « Secteur II » ce qui signifie que leurs patients ne sont remboursés que sur la base du tarif « Secteur I » (110 francs la consultation) bien qu'ils soient autorisés à demander des honoraires beaucoup plus importants que le médecin module en fonction de son temps de travail. La moyenne des honoraires demandés aujourd'hui est de 300 francs. Selon la compétence et la notoriété, ils peuvent atteindre 400 à 600 francs.

Ce système pénalise tout à fait injustement les adeptes de l'homéopathie ; il est heureusement souvent compensé par l'intervention des mutuelles.

Cependant, une nouvelle menace plane sur notre pratique. Depuis la fin de 1993, suite à de nouveaux accords entre les pouvoirs publics et les syndicats médicaux, en France, les médecins n'ont plus le droit d'opter pour le « Secteur II ». Il s'agit d'une mesure particulièrement injuste et discriminatoire puisqu'elle rend très difficile la pratique de l'homéopathie par les jeunes médecins. Cette décision, dont on comprend mal le bien-fondé, est, en principe, révisable dans quatre ans.

47
LES REMÈDES HOMÉOPATHIQUES SONT-ILS REMBOURSÉS PAR LA SÉCURITÉ SOCIALE ?

La majorité des médicaments homéopathiques sont remboursés par la Sécurité sociale à 65 %, comme tous les autres médicaments.

Malgré une récente polémique suite au déremboursement de quelques remèdes, plus de huit cents d'entre eux sont encore reconnus et remboursés. Cette quantité de produits suffit largement à assurer des traitements de qualité. Il faut, de plus, constater que ce déremboursement a également touché de nombreux médicaments allopathiques et que, contrairement à ce qu'il a été affirmé, l'homéopathie n'était pas particulièrement visée par ces mesures.

Il n'y a donc pas péril en la demeure sur ce sujet, et nous souhaitons que le dialogue engagé avec les responsables du ministère de la Santé continue sur les bases actuelles, faites de confiance et de respect mutuels.

48
LA RECHERCHE EN HOMÉOPATHIE

Il est évidemment impossible de décrire en détail tous les travaux réalisés ou en cours de réalisation. Mais ceux-ci ont un point commun : ils montrent l'activité biologique inattendue de très hautes dilutions de produits sur des systèmes animaux, des organes isolés ou même des cellules.

Nous citerons seulement quelques résultats particulièrement démonstratifs.

Les expériences de détoxication sur l'animal

Les premiers travaux sur ce thème, effectués par Mme Lise Wurmser qui travaillait aux Laboratoires homéopathiques de France, ont été publiés en 1958.

Des rats de laboratoires sont intoxiqués, à doses non mortelles, par de l'arsenic. Après l'arrêt de l'intoxication, on observe une élimination progressive du produit toxique. Cependant cette élimination n'est pas totale. Il reste dans l'organisme du rat une part importante d'arsenic. Mais les travaux de Lise Wurmser ont montré que l'administration de quantités homéopathiques (très diluées) d'arsenic à l'animal entraînait une nouvelle élimination du toxique. Tout se passe donc comme si la micro-quantité mobilisait les quantités importantes d'arsenic stockées dans les cellules. Ces travaux ont été repris par le Pr Cazin en 1987, à l'initiative de Jean Boiron et de Philippe Belon et ont conclu à des résultats similaires.

Les expériences testant l'activité thérapeutique sur l'animal

Une brûlure provoquée par des rayons ultraviolets chez le cobaye est traitée comparativement par des anti-inflammatoires classiques et par **APIS MELLIFICA 7 CH**. L'activité du remède homéopathique est identique à celle des médicaments classiques. Ces travaux ont été effectués dans le service du professeur Bastide.

Un rat de laboratoire est intoxiqué par du tétrachlorure de carbone qui altère profondément son foie. Le remède homéopathique **PHOSPHORUS** en **15 CH** est capable de contribuer à la régénération de ce foie gravement endommagé. Ces travaux ont été menés à bien dans le laboratoire du professeur Quilichini, à Bordeaux, et ont entraîné l'essai de ce même remède dans l'hépatite virale chez l'homme.

Les expériences sur organe animal isolé

Les effets de l'aconitine (remède homéopathique Aconit) ont été testés sur le cœur isolé d'une anguille par J.-P. Pennec, sur une idée de M. Aubin et B. Payrau. Les essais ont mis en évidence un effet régulateur des hautes dilutions d'aconitine **9 CH** sur un cœur intoxiqué par la même substance.

Expériences in vitro

Des expériences ont démontré l'activité des produits homéopathiques in vitro, c'est-à-dire sur des cellules isolées de l'organisme en tubes à essai.

Les lymphocytes sont des cellules du sang qui, sous l'action de certains produits, peuvent se transformer en un autre type cellulaire : les lymphoblastes. Cette transformation est bien connue et fait même l'objet d'un test appelé « test de transformation lymphoblastique ».

Le remède homéopathique **PHYTOLACCA** en **5 CH** et **15 CH** est capable d'inhiber ce test. Ces travaux ont été réalisés dans le laboratoire du professeur Bastide.

Certains globules blancs réagissent au cours de la réaction de l'inflammation en libérant des produits qui, paradoxalement, contribuent à entretenir l'inflammation. Classiquement, les produits anti-inflammatoires, comme la cortisone ou l'indométhacine, agissent en empêchant la libération de ces produits. Récemment (1984-1985) le docteur Bernard Poitevin, travaillant dans l'unité de recherche de l'INSERM du professeur Benvéniste, a montré que les remèdes homéopathiques **BELLADONNA** et **FERRUM PHOSPHORICUM** en **15 CH** et **9 CH** produisaient les mêmes effets que les drogues classiques sur les globules blancs en tubes à essai.

De 1985 à aujourd'hui, de très nombreux travaux effectués dans ce même laboratoire, et confirmés par plusieurs chercheurs répartis dans le monde, ont montré l'activité de très hautes dilutions (jusqu'à **100 CH**) de produits utilisés en homéopathie, sur des systèmes cellulaires in vitro. Ces résultats ont abouti à la proposition par Jacques Benvéniste lui-même, de rechercher le support de cette activité qui, à l'évidence, ne peut plus être moléculaire mais serait de nature « électromagnétique » avec des voies de conductions particulières vers des cibles cellulaires qui seraient elles-mêmes de nature physique, électromagnétique.

C'est cet ensemble de résultats, d'interrogations et de propositions qui a été exprimé sous le vocable fédérateur et accessible au grand public de « mémoire de l'eau ».

Il est bien étrange que toute cette recherche ait suscité une levée de boucliers chez quelques scientifiques, et un déferlement de haine chez certains médias. En effet, qu'y a-t-il de plus passionnant que de constater que nous sommes, avec l'homéopathie, à l'aube d'une ère nouvelle pour la thérapeutique qui offre probablement des perspectives exaltantes pour la santé de chacun d'entre nous ?

LES TRAITEMENTS

PRÉSENTATION

Cette partie présente quelques possibilités d'utilisation familiale des remèdes homéopathiques. Ces possibilités sont répertoriées par chapitre. A l'intérieur des chapitres, les troubles sont décrits par ordre alphabétique, avec leur traitement.

Les circonstances thérapeutiques relatées ci-dessous ont été choisies en fonction de leur fréquence. Dans tous les cas, il importe de respecter les conseils donnés et de consulter son médecin si l'on n'obtient pas une amélioration rapide.

Rappelez-vous que le traitement homéopathique est d'autant plus efficace qu'il est institué rapidement, dès la survenue des premiers symptômes. La disparition des symptômes, ou leur diminution, doit également survenir rapidement.

A partir des indications données dans chaque chapitre, vous pourrez, en vous reportant au guide des médicaments, choisir le plus adapté à votre cas, à la nature de votre organisme. Cela vous permettra d'utiliser les remèdes homéopathiques non pas selon une recette, mais en fonction d'une déduction logique à partir de la loi de similitude.

Vous éprouverez certainement, ainsi, de grandes joies à mieux contrôler votre santé.

Mais, encore une fois, rappelez-vous que vous n'êtes pas médecin et que les médecins sont là pour vous aider.

L'ALLERGIE

Étymologiquement, l'allergie est une modification des réactions de l'organisme vis-à-vis d'une substance. En fait, dans le sens actuellement retenu, cette modification est toujours dans le sens de l'excès. *On peut donc définir l'allergie comme une augmentation de sensibilité de l'organisme vis-à-vis de n'importe quelle substance qui prend alors le nom « d'allergène ».*

L'organisme présente alors des signes ou des maladies extrêmement variés, dont les plus connus sont : l'asthme, l'eczéma, l'urticaire, le rhume des foins (rhinite allergique), certaines sinusites, certains maux de tête, l'œdème de Quincke (gonflement de la gorge avec étouffement…).

PRÉCAUTIONS ET PLACE DE L'HOMÉOPATHIE

Les manifestations allergiques peuvent être très graves. Une crise d'asthme aiguë, un eczéma surinfecté, un œdème de Quincke imposent l'intervention médicale. *Même en dehors de la phase aiguë, ces manifestations doivent être traitées par un médecin homéopathe qui prescrira les médicaments correspondant au terrain de chaque personne.* Nous ne tracerons donc que les grandes lignes du traitement avec, le cas échéant, quelques indications d'automédication possible tirées de notre pratique.

◇ L'ASTHME ◇

L'asthme est une affection caractérisée par une augmentation de la sensibilité de la trachée et des bronches à des stimulus variés qui induisent un rétrécissement diffus du calibre des voies respiratoires.

LES REMÈDES DES SIGNES AIGUS

Dans le cas de bronchites asthmatiformes, c'est-à-dire d'inflammation avec infection des bronches, auxquelles se surajoute de l'asthme, trois médicaments sont très intéressants : BLATTA ORIENTALIS 5 CH, IPECA 5 CH, ANTIMONIUM TARTARICUM 5 CH, 3 granules en prises alternées toutes les dix minutes dès le début de la crise avec espacement des prises en fonction de l'amélioration.

Ces trois remèdes sont particulièrement efficaces chez l'enfant.

On peut également essayer l'association dans le même granule de : HYOSCYAMUS 5 CH, IPECA 5 CH, LACHESIS 5 CH, prise dans les mêmes conditions.

En fonction de l'horaire de survenue de la crise, dans l'asthme en général, on peut sélectionner certains médicaments :

— ARALIA RACEMOSA est indiqué lorsque l'asthme survient dès le coucher. On donne 3 granules en 5 CH, toutes les cinq minutes, au moment des crises ;

— SAMBUCUS NIGRA est indiqué lorsque l'asthme survient brusquement vers minuit. Il agit mieux chez les enfants. La crise est violente, l'enfant suffoque et transpire abondamment. On donne 3 granules en 5 CH, toutes les cinq minutes ;

— ARSENICUM ALBUM et ARSENICUM IODATUM sont indiqués lorsque l'asthme survient entre minuit et 3 heures du matin. on donne 3 granules en 9 CH, avant le repas du soir ;

— ARSENICUM ALBUM sera choisi s'il s'agit d'un sujet fatigué, frileux, angoissé par sa maladie, chez qui les manifestations d'asthme alternent avec des manifestations d'eczéma ;

— ARSENICUM IODATUM sera choisi chez un sujet plus vigoureux surtout lorsque l'asthme est déclenché à l'époque des pollens ;

— KALIUM CARBONICUM est indiqué lorsque l'asthme survient entre deux heures et quatre heures du matin chez un sujet fatigué, frileux, pâle, enclin aux troubles digestifs et cardio-respiratoires. On donne 3 granules en 9 CH, le soir avant le repas ;

— AMMONIUM CARBONICUM est indiqué lorsque l'asthme survient régulièrement vers 3 heures du matin, chez des patients gros, mous, apathiques, qui sont le plus souvent atteints sur le plan rénal et cardiaque. On donne 3 granules en 5 CH, toutes les cinq minutes au moment de la crise ;

— NATRUM SULFURICUM est indiqué lorsque l'asthme survient entre trois heures et cinq heures du matin, chez des malades gras, infiltrés, frileux et aggravés par l'humidité et le froid. On donne 3 granules en **9** CH, le soir avant le repas.

LES REMÈDES DU TERRAIN

Les remèdes les plus utilisés pour traiter le terrain asthmatique sont les suivants :

Chez l'enfant : ARSENICUM ALBUM, ARSENICUM IODATUM, SULFUR, SULFUR IODATUM, PSORINUM, TUBERCULINUM K, AVIAIRE, CALCAREA CARBONICA, LACHESIS, THUYA, SILICEA, NATRUM SULFURICUM, DULCAMARA, MEDORRHINUM, HISTAMINUM.

Chez l'adulte : les mêmes médicaments sont utilisables mais il faut tenir compte, en plus, du fait que l'adulte est très souvent soigné par les drogues classiques allopathiques. Il faudra donc l'aider à éliminer les effets secondaires de ces drogues en prescrivant NUX VOMICA **9** CH, 3 granules matin et soir avant les repas.

Reportez-vous au guide des médicaments pour choisir le plus adapté.

Apport de l'oligothérapie

Les oligo-éléments Zinc, Manganèse, Cuivre et Sélénium ainsi que les vitamines E, C, A et toutes celles du groupe B sont particulièrement indiqués pour traiter le terrain allergique et asthmatique.

Deux préparations regroupent ces différents micronutriments et sont très utiles en association avec le traitement homéopathique :

POLLEN ROYAL qui rassemble dans le même comprimé du pollen, de la gelée royale et de la propolis microdosés à 10^{-4}. On donne 2 comprimés à sucer matin et soir pendant 1 mois à raison de plusieurs cures dans l'année.

OLIGOFORME RL **6** à raison d'1 gélule à avaler avant l'un des repas, 20 jours par mois. Il est bon de faire plusieurs cures dans l'année.

◇ L'ECZÉMA ◇

On désigne sous le nom d'eczéma toutes les affections cutanées qui présentent, à un moment de leur évolution, des lésions appelées vésicules, sorte de petites boursouflures de la peau qui contiennent du liquide. A cette vésicule est associée, lorsqu'on étudie la peau eczémateuse au microscope, une augmentation de la perméabilité de très petits vaisseaux sanguins.

Ces vésicules peuvent apparaître sur une peau déjà rouge, et peuvent évoluer soit vers un stade de croûtes qui s'éliminent progressivement, soit vers un stade d'ulcération avec, éventuellement, surinfection. Toutes ces lésions entraînent très fréquemment des démangeaisons qui occasionnent le grattage et entretiennent l'infection.

Il existe de très nombreux aspects de l'eczéma et son traitement est donc difficile à entreprendre seul, en automédication. Citons simplement les médicaments les plus fréquemment rencontrés.

LES REMÈDES DES SIGNES AIGUS

BELLADONNA, APIS MELLIFICA, SULFUR, MERCURIUS SOLUBILIS, ARSENICUM ALBUM, RHUS TOXICODENDRON, CANTHARIS, CROTON TIGLIUM, DULCAMARA, MEZEREUM, GRAPHITES, PETROLEUM, NITRI ACIDUM, HEPAR SULFUR, ANTIMONIUM CRUDUM, SEPIA, ARSENICUM IODATUM, NATRUM SULFURICUM.

LES REMÈDES DU TERRAIN

SULFUR, PSORINUM, CALCAREA CARBONICA, GRAPHITES, SEPIA, LYCOPODIUM, BERBERIS, TUBERCULINUM K, AVIAIRE, NATRUM MURIATICUM, SULFUR IODATUM, SILICEA, MEDORRHINUM, THUYA, NATRUM SULFURICUM, CAUSTICUM, DULCAMARA, LACHESIS, HYDRASTIS, LUESINUM, MERCURIUS SOLUBILIS, KALIUM BICHROMICUM, ARGENTUM NITRICUM, NITRI ACIDUM, BARYTA CARBONICA.

Apport de l'oligothérapie

Les oligo-éléments Zinc, Manganèse, Cuivre, Magnésium, Silicium et Sélénium ainsi que les vitamines E, C, A et toutes celles du groupe B sont particulièrement indiqués pour traiter le terrain allergique au niveau de la peau.

Deux préparations regroupent ces différents micronutriments et sont très utiles en association avec le traitement homéopathique :

MICROLEV qui contient, dans une gélule, de la levure de bière microdosée qui apporte toutes les vitamines du groupe B. On donne deux gélules le soir avant le repas pendant 1 mois à raison de plusieurs cures dans l'année.

OLIGOFORME P 8 qui contient les autres micronutriments cités, à raison d'1 gélule à avaler avant l'un des repas, 20 jours par mois. Il est bon de faire plusieurs cures dans l'année.

◇ L'URTICAIRE ◇

L'urticaire est une affection cutanée qui peut être aiguë ou chronique. Elle se traduit par un gonflement de la peau (œdème) accompagné, fréquemment, de démangeaisons, parfois de vésicules. Lorsqu'elle se produit au niveau de la gorge, elle peut entraîner un état d'asphyxie (œdème de Quincke).

LES REMÈDES DE L'ÉTAT AIGU

Le premier remède est **APIS MELLIFICA 7 CH**, 3 granules toutes les cinq minutes. Il est particulièrement indiqué si l'urticaire est très brûlante avec amélioration des symptômes par les applications d'eau fraîche.

Le second remède est **URTICA URENS 5 CH**, 3 granules toutes les cinq minutes. Il est particulièrement indiqué lorsque l'urticaire s'accompagne de démangeaisons intenses et alterne avec des douleurs rhumatismales.

Il est également possible d'alterner la prise de ces deux médicaments.

En cas d'urticaire avec vésicules, il faut prescrire **RHUS TOXICODENDRON 7 CH**, 3 granules toutes les cinq minutes.

LES REMÈDES DU TERRAIN

Il en existe cinq principaux : **ARSENICUM ALBUM**, **PULSATILLA**, **ANTIMONIUM CRUDUM**, **SULFUR**, **HISTAMINUM**.

ARSENICUM ALBUM est prescrit lorsque l'urticaire est améliorée par les applications chaudes et survient après l'ingestion d'aliments avariés, de charcuteries, de conserves, chez un sujet qui a soif de petites quantités d'eau.

PULSATILLA est prescrit lorsque l'urticaire se manifeste après l'ingestion d'aliments gras ou de pâtisseries. Les démangeaisons sont aggravées par la chaleur et le sujet n'a pas soif.

ANTIMONIUM CRUDUM est prescrit chez les sujets gloutons. L'urticaire est aggravée par les applications froides.

SULFUR est prescrit chez un sujet très tonique qui a l'habitude de faire différentes éruptions. L'urticaire brûle et démange le soir dans le lit. Elle est aggravée en se lavant et par la chaleur.

HISTAMINUM est un médicament de fond des allergies en général. On peut le prescrire, quel que soit le cas, de la façon suivante : **HISTAMINUM 15 CH**, 1 dose une fois par semaine, et **HISTAMINUM 5 CH**, 3 granules matin et soir les autres jours.

Apport de l'oligothérapie

Les deux préparations utilisées pour l'eczéma, **Microlev** et **Oligoforme P8**, sont recommandées dans les mêmes conditions d'utilisation (cf. page 88).

◊ LE RHUME DES FOINS (CORYZA AIGU SPASMODIQUE) ◊

Cette affection extrêmement répandue est caractérisée par l'apparition de crises brutales de démangeaisons nasales, suivies d'éternuements en salves, et bientôt d'un écoulement nasal très fluide. Les yeux démangent également et larmoient. Par ailleurs, la température est normale et l'état général bon.

Ces crises atteignent leur maximum d'intensité en mai et juin, période des pollens, mais le rhume des foins peut se voir toute l'année car les causes déclenchantes peuvent être des moisissures, les poussières de maison, des poils de chien ou de chat, etc.

LES REMÈDES DE LA CRISE

Ils sont nombreux. Il est pratique de les classer en fonction de la nature de l'écoulement.

Remèdes dans le cas d'écoulements irritants

ALLIUM CEPA 7 CH, 3 granules quatre fois par jour est indiqué si l'écoulement nasal est irritant alors que le larmoiement n'irrite pas le bord des yeux. Les crises sont améliorées au grand air et par le frais.

EUPHRASIA 7 CH, 3 granules quatre fois par jour est indiqué si le larmoiement est irritant alors que l'écoulement nasal ne l'est pas. La lumière gêne beaucoup le patient dont l'état s'améliore à l'obscurité.

NAPHTALINUM 7 CH, 3 granules quatre fois par jour est indiqué si les écoulements du nez et des yeux sont irritants. L'état du patient s'améliore au plein air.

ARSENICUM ALBUM 7 CH, 3 granules quatre fois par jour est indiqué si les écoulements sont particulièrement brûlants et améliorés par des applications chaudes.

AMMONIUM MURIATICUM 7 CH, 3 granules quatre fois par jour est indiqué sur des écoulements de type *Allium cepa* avec, en plus, perte de l'odorat et impression de nez bouché malgré la fluidité des sécrétions.

PHLEUM PRATENSE 7 CH, 3 granules quatre fois par jour est indiqué pour des écoulements de type *Euphrasia* mais en très petite quantité.

Remèdes dans le cas d'écoulements non irritants

NUX VOMICA 7 CH, 3 granules quatre fois par jour est indiqué chez les sujets qui présentent un écoulement le jour, alors que le nez est bouché la nuit. Une série d'éternuements spasmodiques inaugure la journée. Il s'agit, de plus, d'une personne très sensible aux odeurs.

PULSATILLA 7 CH, 3 granules quatre fois par jour est indiqué chez une personne dont l'état s'améliore à l'air frais et s'aggrave à l'air confiné d'une chambre chaude et qui souffre généralement de troubles veineux.

DULCAMARA 7 CH, 3 granules quatre fois par jour est indiqué chez des patients qui ont le nez bouché dès qu'ils sont exposés à un froid humide. Leur état s'améliore en respirant de l'air chaud.

Remèdes dans le cas d'irritation localisée

SANGUINARIA 7 CH, 3 granules quatre fois par jour est indiqué lorsque le patient se plaint de brûlures, surtout à la racine du nez, avec impression de fissures. L'état s'améliore en respirant l'air frais.

SABADILLA 7 CH, 3 granules quatre fois par jour est indiqué lorsqu'il existe une démangeaison particulière du fond de la gorge, au niveau du voile du palais. Cette démangeaison incite le malade à se frotter le fond de la gorge avec la langue.

LES REMÈDES DU TERRAIN

Parmi les plus fréquemment utilisés citons :
SULFUR, SULFUR IODATUM, TUBERCULINUM, CALCAREA CARBONICA, PSORINUM, ARSENICUM ALBUM, ARSENICUM IODATUM. (Consultez le guide des médicaments, en fin de livre.)

Apport de l'oligothérapie

Les deux préparations utilisées pour l'asthme, **Pollen Royal** et **Oligoforme RL6**, sont recommandées dans les mêmes conditions d'utilisation (cf. page 86).

LA CIRCULATION DU SANG ET LE CŒUR

◊ L'ATHÉROMATOSE ET L'ARTÉRITE ◊

L'athéromatose est une maladie de tout le système cardio-vasculaire, caractérisée par des dépôts, dans les parois des artères, d'amas graisseux. Ces dépôts obstruent progressivement les artères, ce qui entraînent une diminution du débit sanguin, et donc une diminution de l'apport en oxygène dans les tissus irrigués. Les vaisseaux deviennent inflammatoires, et on parle alors d'artérite. La douleur qui se manifeste à l'effort est la conséquence de la diminution de l'apport en oxygène. Elle est fréquente au niveau du membre inférieur.

PRÉCAUTIONS ET PLACE DE L'HOMÉOPATHIE

L'artérite est une altération inflammatoire grave qui nécessite la coopération de tous les moyens thérapeutiques possibles. Elle est favorisée par l'obésité, le tabagisme et le diabète. Des prescriptions diététiques et *l'arrêt absolu du tabac sont donc obligatoires*. Les remèdes homéopathiques peuvent apporter une aide précieuse aux malades atteints, mais dans ce cas, seul le médecin pourra déterminer les remèdes de terrain adaptés à chaque situation.

LES REMÈDES DES SYMPTÔMES

Trois remèdes peuvent soulager les malades des crampes douloureuses qui les immobilisent soudain à intervalles réguliers.

SECALE CORNUTUM 5 CH, 3 granules matin et soir avant les repas pendant des mois. Ce remède est à prescrire systématiquement.

ARSENICUM ALBUM 7 CH, 3 granules matin et soir avant les repas, à prendre lorsque les crampes se manifestent sous forme de douleurs brûlantes améliorées par la chaleur. Nous retrouverons ce remède comme remède de fond.

CUPRUM METALLICUM 7 CH, 3 granules matin et soir avant les repas, indiqué surtout dans les crampes nocturnes des vieillards.

LES REMÈDES DU TERRAIN

Les remèdes du terrain artéritique sont les grands remèdes vasculaires à choisir en fonction du type du malade. Les plus fréquemment utilisés sont les suivants :

SULFUR, PSORINUM, SULFUR IODATUM, TUBERCULINUM RÉSIDUUM, THUYA, MÉDORRHINUM, SILICEA, CALCAREA FLUORICA, LUESINUM, AURUM, LYCOPODIUM, ARSENICUM ALBUM, ARSENICUM IODATUM, BARYTA CARBONICA.

◇ LES BOUFFÉES DE CHALEUR DE LA MÉNOPAUSE ◇

Sensation de chaleur souvent localisée au visage, au cou et aux extrémités, survenant à la période de la ménopause, et accompagnée de sueurs. Ces bouffées très désagréables peuvent survenir plusieurs dizaines de fois dans la journée et la nuit.

PRÉCAUTIONS

Il y a évidemment toujours intérêt à traiter « le terrain ménopause ». Pour cela vous devez vous adresser à votre médecin homéopathe.

Dans tous les cas prendre : **ETHYNIL-ŒSTRADIOL 5 CH**, et

PROPIONATE DE TESTOSTÉRONE 5 CH, 3 granules de chaque, matin et soir.

Ce traitement, qui n'est pas un traitement hormonal, améliore considérablement au moins 90 p. cent des bouffées de chaleur.

On peut associer :

AMYL NITROSUM 5 CH, 3 granules au moment des troubles, prises répétées si nécessaire tous les quarts d'heure, s'il existe une association de palpitations, d'anxiété et d'oppression.

GLONOINUM 5 CH, 3 granules au moment des troubles, prises répétées tous les quarts d'heure, s'il existe une sensation de battements au niveau du visage et du cou.

BELLADONNA 5 CH, 3 granules au moment des troubles, prises répétées tous les quarts d'heure, s'il existe des sueurs qui apparaissent et disparaissent brutalement.

◊ LES CRAMPES ◊

Contraction involontaire, douloureuse et transitoire d'un muscle ou d'un groupe musculaire. (Les crampes sont différentes des « myalgies », qui sont des *douleurs spontanées ou à la pression des masses musculaires*).

PRÉCAUTIONS

Noter que les médicaments diurétiques (qui font uriner) pris longtemps, peuvent être à l'origine de crampes par perte du potassium. Par ailleurs, des crampes des membres inférieurs associées à des troubles veineux imposent l'avis médical.

Le grand médicament *presque toujours efficace* est **CUPRUM 7 CH**, 3 granules au moment des douleurs, à répéter tous les quarts d'heure selon l'amélioration, et à prendre également systématiquement par cure de quinze jours par mois chez les sujets sensibles.

◇ LES HÉMORROÏDES ◇

Les hémorroïdes sont des dilatations variqueuses des veines anorectales.

Une partie importante de la population souffre de cette affection bénigne mais très gênante.

Les hémorroïdes apparaissent sur un terrain veineux fragile, chez des sujets qui pratiquent une mauvaise hygiène, notamment alimentaire. Elles se manifestent souvent la première fois par une crise aiguë douloureuse. A l'état chronique, elles n'entraînent qu'une pesanteur anale, avec démangeaisons et suintement. Elles peuvent se compliquer de fissures anales surtout chez les constipés.

Les hémorroïdes en phase aiguë

Quatre remèdes homéopathiques sont très importants dans la crise hémorroïdaire :

— **LACHESIS 5 CH,** 3 granules toutes les deux heures. Il correspond aux hémorroïdes saillantes à l'extérieur de l'anus, violacées, très sensibles au toucher. La malade ressent des battements, et son état s'améliore par le saignement ;

— **MURIATICUM ACIDUM 5 CH,** 3 granules toutes les deux heures. Il correspond aux hémorroïdes gonflées, bleu foncé, saillantes à l'extérieur de l'anus, tellement hypersensibles que le malade ne peut supporter le moindre contact ;

— **ARNICA 5 CH,** 3 granules toutes les deux heures. Grand médicament des veines et des capillaires, il doit être utilisé dans toutes les crises hémorroïdaires ;

— **AESCULUS HIPPOCASTANUM 5 CH,** 3 granules toutes les deux heures. Remède électif de la sphère hémorroïdaire, il doit être utilisé systématiquement dans toutes les crises hémorroïdaires.

Les hémorroïdes en phase chronique

Trois remèdes sont indiqués :

— **COLLINSONIA CANADENSIS 5 CH,** 3 granules deux fois par jour, pour les hémorroïdes qui ont tendance à saigner, notamment chez les constipés qui ont de la difficulté à expulser de grosses selles ;

— KALIUM BICHROMICUM 5 CH, 3 granules deux fois par jour, pour des hémorroïdes saillantes, douloureuses, lancinantes, qui saignent abondamment, sont améliorées par le froid, chez un patient dyspeptique, affaibli, sujet aux troubles rhumatismaux ;

— HAMAMELIS VIRGINICA 5 CH, 3 granules deux fois par jour, à prescrire systématiquement dans ces états chroniques.

Les hémorroïdes avec fissures, démangeaisons et éruption

Quatre remèdes sont indiqués :

GRAPHITES 7 CH, 3 granules deux fois par jour, pour des hémorroïdes avec fissures douloureuses et démangeaisons, mais sans envies répétées d'aller à la selle. Le suintement dans ce cas est épais, jaune comme du miel.

FLUORIC ACIDUM 7 CH, 3 granules deux fois par jour, pour des hémorroïdes avec démangeaisons anales importantes, améliorées par le froid et aggravées par la chaleur.

NITRICUM ACIDUM 7 CH, 3 granules deux fois par jour, pour des hémorroïdes avec fissures très nettes, en coup d'ongle, saignant facilement, aggravées pendant les selles, avec envies répétées d'aller à la selle.

HURA BRAZILIENSIS 5 CH, 3 granules deux fois par jour, pour des hémorroïdes accompagnées d'éruptions anales ou périanales.

Nota : Le traitement des hémorroïdes chroniques implique, de plus, un traitement de terrain qui doit être défini par un médecin homéopathe.

◇ L'HYPERTENSION ◇

L'hypertension est une élévation anormale, intermittente ou permanente de la pression artérielle. Selon l'OMS (Organisation Mondiale de la Santé), il existe une hypertension si les chiffres mesurés au repos sont égaux ou supérieurs à 160 pour la pression maximale, et 95 pour la pression minimale. Cependant ces chiffres augmentent avec l'âge.

PRÉCAUTIONS ET PLACE DE L'HOMÉOPATHIE

Il existe de grandes différences entre les diverses personnes hypertendues. Toute mise en évidence d'une hypertension implique donc un bilan médical complet et une étude approfondie du mode de vie du patient. Le traitement et les règles hygiéno-diététiques prescrits devront permettre le retour à la normale des chiffres tensionnels. Seul, le médecin peut assurer ces prescriptions. La part de l'homéopathie (traitement de fond ou d'appoint) sera fonction de la gravité de l'atteinte.

Les remèdes homéopathique *de fond* de la maladie hypertensive

Il en existe sept : **SULFUR, LACHESIS, AURUM, PHOSPHORUS, NATRUM MURIATICUM, BARYTA CARBONICA, NUX VOMICA.**

Les remèdes homéopathiques *d'appoint* de la maladie hypertensive

On en dénombre dix : **IGNATIA, CIMICIFUGA, SPIGELIA, GELSEMIUM, AMBRA GRISEA, SANGUINARIA, ACONIT, BELLADONNA, GLONOINUM, ARNICA.**

Apport de l'oligothérapie

Les oligo-éléments Zinc, Manganèse, Cuivre, Magnésium, Nickel, Chrome, Molybdène, Vanadium et Sélénium ainsi que les vitamines E, C, A et toutes celles du groupe B sont particulièrement indiqués pour traiter le terrain cardio-vasculaire.

Deux préparations regroupent ces différents micronutriments et sont très utiles en association avec le traitement homéopathique :

OLIGOCEAN, fabriqué à partir de la chair lyophilisée et microdosée de l'huître, la coque et la bernique et utilisé à raison de 2 gélules à avaler chaque matin en cure d'1 mois à renouveler 6 fois par an.

OLIGOFORME CV, à raison d'1 gélule à avaler avant l'un des repas, 20 jours par mois. Il est bon de faire plusieurs cures dans l'année.

◇ LES CRISPATIONS DES JAMBES OU « IMPATIENCES » ◇

Les jambes ne tiennent pas en place le jour et *surtout la nuit*. Elles sont même parfois agitées de secousses. Ce symptôme est nettement aggravé par le vin blanc ou rosé.

ZINCUM 7 CH, 3 granules au coucher par cure de quinze jours par mois.

◇ LES PALPITATIONS CARDIAQUES ◇

Elles consistent en une exagération du choc du cœur à chaque contraction, accompagnée d'une accélération du rythme des battements. Elles sont ressenties comme désagréables par le malade.

PRÉCAUTIONS ET PLACE DE L'HOMÉOPATHIE

De très nombreuses affections cardio-vasculaires peuvent provoquer des palpitations. Leurs causes doivent donc être recherchées par le médecin sans oublier les nombreuses intoxications par le café, le thé ou le tabac. Le plus souvent elles sont accidentelles, et correspondent à une excitation passagère du système neuro-végétatif. Elles peuvent donc être traitées par l'homéopathie.

Quels sont les remèdes ?

ACONIT 5 CH, 3 granules toutes les dix minutes au moment des crises chez un sujet jeune, tonique, sensible au froid, très angoissé et agité par les palpitations.

SPIGELIA 5 CH, 3 granules toutes les dix minutes au moment des crises lorsque les palpitations sont très fortes. Le choc du cœur est perceptible à travers les vêtements, et le bruit s'entend à distance. Le sujet ressent des douleurs dans la région du cœur avec impression de serrement.

GLONOINUM 5 CH, 3 granules toutes les dix minutes au moment des crises chez des sujets dont les palpitations s'accompagnent de battements au niveau du cou (artères carotides) et de sensation de battements dans la tête.

IGNATIA 7 CH, 3 granules toutes les dix minutes au moment des crises chez des patients nerveux, émotifs, dont les palpitations surviennent au moment d'une émotion ou d'une surprise même agréable.

Ces quatre remèdes peuvent aussi être prescrits, en dehors des crises, aux mêmes dilutions, deux fois par jour, pour prévenir l'apparition des palpitations.

Apport de l'oligothérapie

Les deux préparations utilisées pour l'hypertension et le terrain cardio-vasculaire, **OLIGOCEAN** et **OLIGOFORME CV 9** sont recommandées dans les mêmes conditions d'utilisation (cf. pages 97 et 98).

◇ LES PHLÉBITES ◇

La phlébite est l'inflammation d'un trajet veineux. Cette inflammation gêne la circulation du sang et favorise la formation de caillots sanguins.

PRÉCAUTIONS

Le risque majeur de la phlébite est donc l'apparition de tels caillots sanguins qui, en arrivant dans la petite circulation pulmonaire, vont provoquer une embolie. C'est dire que tout début de phlébite nécessite le recours à la compétence d'un médecin qui imposera le repos absolu au lit et prescrira les remèdes adaptés au degré d'évolution de la situation.

Les remèdes homéopathiques de la phlébite aiguë

1. Dans la période de début : **BELLADONNA, FERRUM PHOSPHORICUM, ACONIT, ARNICA, VIPERA, LACHESIS.**

2. A un stade plus avancé : **VIPERA, LACHESIS, BRYONIA, APIS MELLIFICA, ARSENICUM ALBUM.**

3. En période de convalescence : **KALI CARBONICUM, PULSATILLA.**

4. Remèdes des complications : en cas de menace de formation de caillots : **BOTHROPS, CACTUS GRANDIFLORUS, COLCHICUM, HAMAMELIS.**

En cas d'infection : **MERCURIUS SOLUBILIS, HÉPAR SULFUR, TARENTULA, VERATRUM VIRIDE, PYROGÉNIUM.**

Tous ces remèdes peuvent être pris en **5 CH**, 3 granules toutes les heures, en attendant l'avis du médecin. On utilisera, pour les choisir, le guide des médicaments à la fin de l'ouvrage.

Les remèdes homéopathiques du terrain phlébitique

THUYA, LYCOPODIUM, LACHESIS, ARSENICUM ALBUM, PHOSPHORUS, SULFUR, GRAPHITES, PULSATILLA, CARBO VEGETABILIS, ARNICA, CIMICIFUGA, KALI CARBONICUM, HAMAMELIS.

◇ LES VARICES ET VARICOSITÉS ◇

Il s'agit d'une dilatation permanente d'une veine ou d'un capillaire.

PRÉCAUTIONS

L'avis du phlébologue est souvent nécessaire pour apprécier l'état des « dégâts » et décider de l'indication de sclérose ou d'intervention.

En cas d'inflammation d'un trajet veineux, *l'avis médical est indispensable.*

CONSEILS D'HYGIÈNE

Les varices étant fréquemment héréditaires, il faut aussi apprendre à vivre avec cette insuffisance du terrain. Il faut donc éviter les stations debout prolongées, ou, dans le cas où le métier l'impose, conseiller « la marche sur place » qui favorise le retour veineux par le jeu musculaire. Éviter également les vêtements serrés sur les membres inférieurs, la trop grande chaleur locale (effet catastrophique du chauffage par le sol). Conseiller l'exercice physique.

L'homéopathie en automédication permet souvent de retarder l'évolution :

CALCAREA FLUORICA 7 CH, 3 granules trois fois par jour, matin, midi et soir, améliore les varices au stade de début.

VIPERA 7 CH et **LACHESIS 7 CH,** 3 granules de chaque, deux fois par jour, matin et soir, calment les lourdeurs des jambes.

HAMAMÉLIS 7 CH, 3 granules deux fois par jour matin et soir, calme l'hypersensibilités des trajets veineux, en dehors de tous phénomènes inflammatoires (début de phlébites).

Dans tous les cas prendre : le mélange **ARNICA 6 D + PULSATILLA 6 D + AESCULUS 6 D** à parts égales : 10 gouttes chaque matin.

LES DENTS, LES GENCIVES ET LA BOUCHE

◊ LES ABCÈS DENTAIRES ◊

L'abcès dentaire est un amas de pus au niveau de la racine de la dent.

Le recours au dentiste est nécessaire, mais celui-ci n'interviendra, le plus souvent, qu'après la résorption de l'abcès.

L'homéopathie, utilisée dès les premiers symptômes, permet fréquemment de résoudre le problème en évitant les antibiotiques.

Prendre : **PYROGÉNIUM 9 CH**, 1 dose deux fois par jour, **MERCURIUS SOLUBILIS 5 CH**, et **FERRUM PHOSPHORICUM 5 CH**, 3 granules de chaque, en prises alternées, toutes les heures, avec espacement en fonction de l'amélioration.

◊ LES APHTES ◊

Ce sont des ulcérations de la muqueuse (tissu de revêtement) de la bouche et de la langue, piquantes et brûlantes, généralement dues à un virus.

Si les aphtes surviennent chez un sujet sous traitement antibiotique, ou chez un sujet traité pour une maladie grave (cancer, maladie du système immunitaire), il est impératif de consulter un médecin.

Traitement homéopathique : **MERCURIUS CORROSIVUS 9 CH** et **BORAX 7 CH**, prises alternées toutes les deux heures avec espacement en fonction des résultats.

◊ LES DENTS DE « SAGESSE » ◊

Tous les problèmes de dents de sagesse relèvent d'un médicament peu utilisé en dehors de cette indication : **CHEIRANTUS CHEIRII 5 CH** (la giroflée), 3 granules trois fois par jour.

Il est par ailleurs évident que, le plus souvent, ces problèmes aboutissent à l'extraction. Mais l'homéopathie permet souvent de passer les caps désagréables.

◊ L'EXTRACTION DENTAIRE ◊

L'homéopathie permet de se préparer à l'extraction et d'en soulager les suites. Le traitement utilisé est celui des traumatismes opératoires à base d'**ARNICA** et **CHINA** (cf. « les traumatismes », page 212).

◊ LES GINGIVITES ◊

Les gingivites sont des inflammations des gencives.

PRÉCAUTIONS ET PLACE DE L'HOMÉOPATHIE

Les causes des gingivites sont multiples et leur répétition doit amener à consulter son chirurgien-dentiste pour un détartrage souvent nécessaire et son médecin homéopathe pour le diagnostic d'une éventuelle affection sous-jacente.

Les médicaments les plus utiles sont :

APIS MELLIFICA 5 CH, 3 granules trois fois par jour lorsque la gencive est gonflée, rosée et brillante, et que la douleur est aggravée par les boissons chaudes et améliorée par les boissons froides.

BELLADONNA 5 CH, 3 granules trois fois par jour lorsque la gencive est rouge vif, gonflée et que la douleur est ressentie comme des battements.

BORAX 5 CH, 3 granules trois fois par jour lorsque la gencive est rouge avec des parties blanchâtres sur lesquelles apparaissent des aphtes.

MERCURIUS SOLUBILIS 5 CH, 3 granules trois fois par jour lorsque la gencive est rouge avec des parties blanchâtres dans une bouche globalement en mauvais état avec langue chargée.

PHOSPHORUS 7 CH, 3 granules trois fois par jour lorsque la gencive très rouge et très congestive saigne facilement et assez abondamment.

En cas de gingivites purulentes, on associera toujours au(x) remède(s) choisi(s) **PYROGÉNIUM 9 CH,** 1 dose chaque jour pendant six jours.

Apport de l'oligothérapie

Les oligo-éléments Zinc, Manganèse, Cuivre, Magnésium et Sélénium ainsi que les vitamines E, C, A et toutes celles du groupe B sont particulièrement indiqués pour traiter le terrain infectieux.

Deux préparations regroupent ces différents micronutriments et sont très utiles en association avec le traitement homéopathique :

OLIGOCEAN, déjà cité (cf. pages 97 et 98), 2 gélules à avaler chaque matin en cure d'1 mois à renouveler plusieurs fois par an si les gingivites se répètent.

OLIGOFORME RL 6, à raison d'1 gélule à avaler 3 à 4 fois par jours en période aiguë, pendant 10 jours.

◇ LES SOINS DE BOUCHE ◇

On ne saurait trop recommander d'utiliser pour se rincer la bouche après un brossage soigneux des dents, un mélange à parts égales de teinture-mère de **CALENDULA** et de **PHYTOLACCA**.

Pratiquement, on mélange 10 gouttes de cette préparation dans un demi-verre d'eau tiède.

LA DOULEUR

Sensation anormale d'une partie de son corps.

PRÉCAUTIONS ET PLACE DE L'HOMÉOPATHIE

La douleur n'est évidemment qu'un symptôme. Elle peut survenir dans les contextes les plus divers. Chaque personne appréciera d'elle-même, le moment de la consultation, en fonction de la persistance, de la gravité et des signes d'accompagnement des douleurs.

Nous donnerons seulement quelques indications homéopathiques d'automédication possible :

◇ LES DOULEURS ABDOMINALES ◇

Les douleurs sont aggravées à la suite d'une violente colère. Le malade a moins mal lorsqu'il est recroquevillé « en chien de fusil » : **COLOCYNTHIS 7 CH**, 3 granules au moment des accès, à répéter toutes les dix minutes, et à espacer en fonction des résultats.

Les douleurs surviennent suite à une émotion : **IGNATIA 9 CH**, 3 granules au moment des accès, toutes les dix minutes, et à espacer selon les résultats.

◇ LES DOULEURS ARTICULAIRES ◇

Les douleurs sont aggravées au lever, améliorées par le mouvement : **RHUS TOXICODENDRON 7 CH**, 3 granules tous les matins et tous les soirs, un mois.

Les douleurs sont améliorées par le repos et aggravées par le mouvement : **BRYONIA 7 CH**, 3 granules tous les matins et au moment des crises, un mois.

Les douleurs sont nettement aggravées par l'humidité : **DULCAMARA 7 CH**, 3 granules deux fois par jour, un mois, souvent en association avec **RHUS TOX**.

◇ LES DOULEURS MUSCULAIRES ◇

Dans la région dorsale, notamment après avoir repassé ou tapé à la machine : **CIMICIFUGA 7 CH**, 3 granules trois fois par jour, quinze jours.

Torticolis : **LACHNANTES 3 D**, 5 gouttes trois fois par jour, huit jours.

◇ LES DOULEURS DES RÈGLES ◇

(Voir le chapitre « les maladies génito-urinaires »).

◇ LES MIGRAINES ◇

Les migraines sont très souvent améliorées, voire guéries par l'homéopathie. Mais le traitement implique obligatoirement l'intervention d'un médecin homéopathe qui choisira les médicaments de terrains adaptés à chaque cas.

Cependant, deux cas peuvent être améliorés en automédication : d'une part, dans la vraie migraine avec troubles visuels qui annoncent la crise, GELSÉMIUM 7 CH pris toutes les dix minutes, pendant une heure au moment de ces troubles annonciateurs, permet souvent d'arrêter la crise ; d'autre part, dans les migraines qui surviennent régulièrement au moment des règles, CYCLAMEN 7 CH pris 6 fois par jour apporte souvent un net soulagement.

LES TROUBLES DIGESTIFS

◇ L'ALIMENTATION EXCESSIVE ◇

Ce chapitre traite de tous les troubles de la digestion, secondaires à des excès ou intolérances alimentaires. On les appelle « dyspepsies » en terme médical.

PRÉCAUTION ET PLACE DE L'HOMÉOPATHIE

Toujours prendre un avis médical pour les douleurs accompagnées d'hémorragies mêmes minimes, de sensation de blocage, de vomissements qui n'améliorent pas la situation, de douleurs articulaires et de démangeaisons, de douleurs derrière le sternum avec « renvois » douloureux.

L'homéopathie possède cinq grands médicaments des troubles dus à des excès alimentaires qui correspondent à cinq situations précises.

Le congestif assoiffé

Les troubles sont consécutifs à des phénomènes congestifs du foie et de la vésicule, avec soif intense de grandes quantités d'eau, vertiges aggravés par le mouvement, nausées, parfois vomissements qui améliorent peu, suivis de diarrhées.

Cette situation correspond à **BRYONIA 7 CH**, 3 granules au moment des troubles, et répétés tous les quarts d'heure si besoin.

L'émotif paradoxal

Les troubles surviennent à la suite d'une émotion.

Un repas pléthorique absorbé dans une bonne ambiance passe bien, alors qu'un repas frugal ingéré dans un climat de stress déclenche des troubles spectaculaires et gênants pour le malade et l'entourage.

Cette situation correspond à **IGNATIA 7 CH**, 3 granules au moment des troubles, et répétés tous les quarts d'heure si besoin.

L'excessif hyperactif

Il s'agit d'un excès en quantité et qualité chez un sujet souvent hyperactif, irritable et coléreux, présentant une pesanteur de l'estomac, avec vomissements alimentaires qui améliorent la situation très rapidement. Un mal de tête au niveau du front et une forte envie de dormir complètent le tableau. Notons que les symptômes sont améliorés par un court sommeil de dix minutes. Cette situation correspond à NUX VOMICA 7 CH, 3 granules au moment des troubles, et répétés tous les quarts d'heure si besoin.

Le glouton

Il s'agit, dans ce cas, de suite d'excès chez des sujets gloutons, présentant peu de nausées, mais une langue très chargée, blanche. La nourriture a été absorbée très vite.

Cette situation correspond à ANTIMONIUM CRUDUM 7 CH, 3 granules au moment des troubles, et répétés tous les quarts d'heure si besoin.

L'intolérant aux graisses

Les malaises suivent l'absorption d'aliments gras ou de pâtisseries en quantité.

Cette situation correspond à PULSATILLA 7 CH, 3 granules au moment des troubles, et répétés tous les quarts d'heure si besoin.

◇ LES DÉRÈGLEMENTS DU TRANSIT ◇

Ballonnements et acidités

Les ballonnements, (encore appelés aérophagie et aérocolie) sont des accumulations de gaz dans l'estomac ou l'intestin, notamment au niveau de l'angle gauche du côlon.

PRÉCAUTIONS ET PLACE DE L'HOMÉOPATHIE

On doit prendre un avis médical si les douleurs sont bien rythmées dans le temps, s'il y a « renvois » (éructations) douloureux avec irradiation dorsale et au bras gauche.

Il faut, dans ces cas de ballonnements, toujours rappeler les principes élémentaires d'hygiène de vie : manger lentement, éviter de boire en mangeant, consommer modérément les féculents et les sucreries qui favorisent les fermentations, bien mastiquer les aliments.

Nous retrouvons évidemment ici, avec quelques autres, certains médicaments homéopathiques vus dans le chapitre précédent.

NUX VOMICA 5 CH : personne ballonnée juste après le repas, et améliorée par un court sommeil de quelques minutes. Prendre 3 granules, trois fois à quinze minutes d'intervalle.

LYCOPODIUM 5 CH : la digestion n'est pas terminée quatre heures après le repas. Prendre 3 granules, trois fois à quinze minutes d'intervalle.

ANTIMONIUM CRUDUM 5 CH : suite à un très gros repas en quantité, absorbé avec gloutonnerie. Prendre 3 granules, trois fois à quinze minutes d'intervalle.

PULSATILLA 5 CH : suite à un gros repas d'aliments gras ou de sucreries. Prendre 3 granules, trois fois à quinze minute d'intervalle.

CARBO VEGETABILIS 7 CH : ballonnements sans coliques que les boissons gazeuses améliorent.

Prendre 3 granules au moment des troubles, et répéter toutes les quinze minutes si nécessaire.

IGNATIA 7 CH : flatulence avec spasmes nerveux déclenchés ou aggravés par les émotions. Prendre 3 granules au moment des troubles, et répéter tous les quinze minutes si nécessaire.

MOMORDICA 5 CH : (le concombre). Si la gêne est nettement située à l'angle gauche du côlon. Prendre 3 granules toutes les quinze minutes, à espacer selon amélioration.

Les acidités sont des sensations de brûlure acide au creux de l'estomac.

PRÉCAUTIONS ET PLACE DE L'HOMÉOPATHIE

On doit prendre un avis médical si les acidités sont bien rythmées par les repas, tous les jours à heure fixe.

En cas d'acidité passagère, irrégulière : **ROBINIA 5 CH**, 3 granules toutes les vingt minutes au moment des crises.

Les colites et les coliques

La colite est une inflammation du côlon dont les causes sont multiples.

La colique est le terme ordinairement utilisé pour désigner les douleurs abdominales.

Les colites s'accompagnent fréquemment de coliques.

PRÉCAUTIONS ET PLACE DE L'HOMÉOPATHIE

Le traitement des colites est du ressort du médecin car cette affection impose un diagnostic précis des causes de l'inflammation. Une fois ce diagnostic établi, les remèdes homéopathiques de terrain seront des plus utiles.

En revanche de nombreux remèdes de coliques peuvent être utilisés en sachant que la persistance des douleurs, malgré le traitement, impose une consultation médicale. Ces remèdes sont les suivants :

ACONIT 9 CH, 3 granules toutes les demi-heures, en cas de coliques avec agitation incessante survenant souvent après un coup de froid.

BELLADONNA 7 CH, 3 granules toutes les demi-heures, en cas de coliques violentes, spasmodiques, avec abattement intense.

COLOCYNTHIS 7 CH, 3 granules toutes les demi-heures en cas de coliques très aiguës améliorées lorsque le malade est couché plié en deux.

DIOSCOREA 7 CH, 3 granules toutes les demi-heures en cas de coliques améliorées lorsque le malade s'étire en arrière et lorsqu'il marche, et aggravées lorsqu'il se plie en deux.

BRYONIA 7 CH, 3 granules toutes les demi-heures en cas de coliques améliorées par la pression forte, aggravées par le mouvement, chez un patient qui a très soif.

NUX VOMICA 7 CH, 3 granules toutes les demi-heures en cas de coliques provoquées par abus de café, de vin, d'alcools et de mets épicés.

CUPRUM 7 CH, 3 granules toutes les demi-heures en cas de coliques avec crampes musculaires.

La constipation

La constipation se caractérise par l'émission de selles dures, de faible volume (moins de 50 grammes par jour) ou de fréquence supérieure à deux jours.

PRÉCAUTIONS ET PLACE DE L'HOMÉOPATHIE

Toute constipation d'installation récente impose une consultation médicale.

Le traitement homéopathique de la constipation réclame, le plus souvent, les compétences d'un bon médecin homéopathe. Signalons cependant quelques médicaments :

— *Si les selles sont petites ou morcelées :*

LYCOPODIUM 5 CH, 3 granules tous les soirs, est indiqué chez un sujet qui a fréquemment des faux besoins avec sensation, après la selle, de ne pas avoir tout évacué.

SILICEA 9 CH, 3 granules tous les soirs, est indiqué chez un sujet qui fait des efforts inefficaces, et qui a le sensation que la selle remonte dès que cessent les efforts.

NATRUM MUR 9 CH, 3 granules tous les soirs, est indiqué chez un sujet déshydraté qui a mal en allant à la selle.

— *Si les selles sont grosses :*

GRAPHITES 5 CH, 3 granules tous les soirs, est indiqué chez un sujet qui présente des gaz intestinaux, sans aucun besoin d'aller à la selle.

Les diarrhées

Augmentation de la fréquence et changement de la consistance des selles qui deviennent plus liquides.

PRÉCAUTIONS ET PLACE DE L'HOMÉOPATHIE

L'avis médical est nécessaire pour toutes diarrhées du nourrisson, en raison des risques de déshydratation, pour toutes diarrhées qui ne s'améliorent pas en 24 à 48 heures, pour les diarrhées associées à de la fièvre avec nausées ou vomissements et frissons, pour une diarrhée chronique, d'installation récente qui alterne avec de la constipation.

L'homéopathie possède de nombreux médicaments qui seront prescrits en fonction des causes et en fonction de l'aspect des selles.

Cependant un médicament est fréquemment indiqué et on peut le conseiller dans toute diarrhée débutante.

Il s'agit de **PODOPHYLLUM**, à prescrire en **7 CH**, 3 granules toutes les heures avec espacement selon amélioration.

Les autres médicaments à associer :

— En cas d'intoxication alimentaire : **PARATYPHOIDINUM B 15 CH** : 1 dose à répéter six heures après. (Très intéressant en cas d'intoxication par les coquillages), **VERATRUM ALBUM 7 CH**, 3 granules après chaque selle anormale.

— En cas de selles brûlantes, peu abondantes mais fatigantes avec soif vive de petites quantités d'eau et agitation anxieuse : **ARSENICUM ALBUM 7 CH**, 3 granules après chaque selle anormale.

— Diarrhées lors des poussées dentaires de l'enfant : les selles ressemblent à des « œufs brouillés » : **CHAMOMILLA 9 CH**, 3 granules au moment des crises.

— Diarrhées émotives : selle impérieuse, précédée de douleur abdominale déclenchée par un événement inhabituel (passage d'un examen par exemple).

GELSÉMIUM 7 CH, 3 granules répétés toutes les heures avec espacement en fonction de l'amélioration.

— Les diarrhées suivant les excès alimentaires doivent être traitées comme indiqué pages 108 et 109.

◊ LES GASTRITES ET LES ULCÈRES GASTRO-DUODÉNAUX ◊

Les gastrites sont des *inflammations* douloureuses de l'estomac. Elles peuvent être provoquées par l'absorption excessive d'aliments irritants, mais, souvent, elles témoignent d'un malaise psychosomatique.

Les ulcères gastro-duodénaux sont comme leur nom l'indique des *altérations* (ulcérations) de la paroi de l'estomac ou du duodénum. Plus graves que les gastrites, ils se manifestent par des douleurs dans la région de l'estomac sous formes de crampes et de brûlures rythmées dans la journée. Les ulcères ont très souvent une origine psychosomatique, comme les gastrites, mais la lésion qui les caractérise peut entraîner des hémorragies, des perforations de la paroi et dans certains cas une cancérisation.

PRÉCAUTIONS ET PLACE DE L'HOMÉOPATHIE

Une gastrite qui traîne et répond mal au traitement impose une exploration complète du tube digestif et donc la consultation d'un médecin.

Pour ce qui concerne l'ulcère, il ne saurait être question de le soigner seul en automédication. Un bilan médical complet doit être réalisé. A la suite de ce bilan le médecin homéopathe prescrira un traitement de terrain qui sera, selon les cas, accompagné d'un traitement allopathique. Les remèdes les plus souvent utilisés dans le traitement du terrain sont : **LYCOPODIUM, ARSENICUM ALBUM, GRAPHITES, IGNATIA, NUX VOMICA, ANACARDIUM.**

Traitement homéopathique des gastrites

Les remèdes homéopathiques les plus souvent utilisés en cas de gastrites par abus alimentaires sont :

NUX VOMICA, ANTIMONIUM CRUDUM que nous avons déjà vus p. 109.

IPECA 7 CH, 3 granules deux fois par jour, si la gastrite s'accompagne de nausées persistantes avec vomissements qui ne soulagent pas le patient.

ARSENICUM ALBUM 7 CH, 3 granules deux fois par jour, particulièrement indiqué dans les gastrites alcooliques avec douleurs brûlantes améliorées par les boissons chaudes.

Lorsque la gastrite est d'origine psychosomatique le recours à un médecin homéopathe est indispensable pour établir un traitement de terrain qui tiendra compte, le plus possible, des problèmes relationnels et psycho-affectifs du sujet malade.

◇ LE MAL DES TRANSPORTS ◇

Malaise généralisé avec bâillements, nausées, vomissements, sueurs, perte partielle de connaissance, provoqués chez le passager par le mouvement de son véhicule et en rapport avec une excitation de l'oreille interne.

Un médicament homéopathique de choix : la *cocculine*, médicament qui contient : **COCCULUS 4 CH, NUX VOMICA 4 CH, TABACUM 4 CH, PÉTROLEUM 4 CH** à parts égales.

Prendre le médicament à titre préventif : 3 comprimés au lever et au coucher, 48 heures avant le voyage, 2 comprimés au moment du départ, et 2 comprimés à la demande pendant le voyage, en fonction des symptômes.

◇ LES VOMISSEMENTS ACÉTONÉMIQUES DE L'ENFANT ◇

Il s'agit de vomissements qui surviennent brutalement, se répètent souvent, avec une intolérance absolue de l'estomac à toute ingestion. L'enfant est fatigué et abattu. Le diagnostic est confirmé par l'odeur de l'haleine qui sent l'acétone et par la présence d'acétone dans les urines.

PRÉCAUTIONS ET PLACE DE L'HOMÉOPATHIE

Des crises répétées de tels vomissements imposent des explorations complémentaires à la recherche d'une maladie métabolique. Le plus souvent ces crises témoignent simplement d'un mauvais fonctionnement passager du système digestif. Cependant, chez le jeune enfant qui se déshydrate très vite, les vomissements peuvent entraîner une perte importante de liquide qui peut nécessiter une hospitalisation.

Les remèdes homéopathiques les plus utilisés sont :

SENNA 5 CH, 3 granules toutes les heures, à prendre dans tous les cas, et auquel on associera éventuellement :

ANTIMONIUM CRUDUM 7 CH, 3 granules au moment de chaque vomissement, si la crise survient après un excès alimentaire chez un enfant particulièrement glouton.

IPÉCA 7 CH, 3 granules trois fois par jour, si des nausées persistent entre les vomissements qui ne soulagent pas l'enfant.

IGNATIA 7 CH, 3 granules trois fois par jour, si les vomissements surviennent après un choc émotif.

COCCULUS INDICUS 7 CH, 3 granules trois fois par jour, si les vomissement sont accompagnés de vertiges chez un enfant immobile, ne parlant pas.

ARSENICUM ALBUM 7 CH, 3 granules trois fois par jour, en cas de vomissements chez un enfant agité, anxieux, qui boit souvent de petites quantités d'eau froide et les rejette immédiatement.

LES DIABÈTES

Le diabète d'autrefois n'est plus. Les progrès réalisés dans la compréhension des mécanismes de cette maladie obligent maintenant à parler « des diabètes ». Cependant, tous ces diabètes peuvent se regrouper sous une définition commune qui est celle de l'Organisation mondiale pour la santé : « On appelle diabète un état d'augmentation chronique de la concentration du sucre dans le sang, relevant de facteurs héréditaires et de facteurs extérieurs (notamment alimentaires), agissant souvent conjointement. »

TRAITEMENT ET PLACE DE L'HOMÉOPATHIE

Il est impossible de traiter un diabète déclaré uniquement par l'homéopathie. Tout état diabétique impose un bilan clinique et biologique complet, la prescription d'un régime alimentaire adéquat pour revenir à un poids plus raisonnable chez les pléthoriques et les obèses, la prescription d'exercices physiques quotidiens, notamment de la marche, et, éventuellement, la prescription de médicaments visant à réguler l'utilisation du sucre par l'organisme, et donc le taux de sucre dans le sang. Dans les cas difficiles, ce bilan sera effectué en milieu hospitalier spécialisé.

Cependant, l'homéopathie a sa place comme traitement du terrain diabétique, et un tel traitement permettra souvent un meilleur état général et une meilleure tolérance de la maladie.

De toute façon, il est exclu qu'un tel traitement puisse être décidé en automédication, et le recours à un médecin homéopathe est donc nécessaire.

LA FATIGUE, LA CONVALESCENCE ET LA DÉPRESSION

La fatigue est un état particulièrement difficile à définir car éminemment subjectif. On peut dire, cependant, que cet état indique une diminution *momentanée* des forces, un abaissement temporaire de la puissance musculaire, ou de l'énergie nerveuse, provoqué par un excès d'exercice physique ou mental.

La faiblesse est un état de fatigue constant qui augmente au moindre effort.

La débilité est un état plus grave que la faiblesse. Le sujet débile se sent en effet fragilisé même au repos.

PRÉCAUTIONS ET PLACE DE L'HOMÉOPATHIE

Chaque personne est capable de savoir s'il existe une raison objective à sa fatigue ou si, au contraire, celle-ci s'est installée progressivement, sournoisement, sans raison apparente. Dans le premier cas, elle pourra traiter sa fatigue, notamment à l'aide de remèdes homéopathiques ; dans le deuxième cas, il lui faudra impérativement avoir recours au médecin qui cherchera la maladie sous-jacente ou le désordre psychosomatique, cause de cette fatigue.

◊ LA FATIGUE PHYSIQUE ◊

Le grand remède homéopathique de la fatigue physique est sans conteste **ARNICA 7 CH**, 3 granules toutes les heures pendant une journée après un gros effort, puis deux fois par jour pendant dix jours.

Si la fatigue physique s'accompagne de crampes, il faut associer deux remèdes à Arnica : CIMICIFUGA 7 CH et CUPRUM MÉTALLICUM 9 CH, à prendre à raison de 3 granules en prises alternées, toutes les deux heures, avec espacement des prises en fonction de l'amélioraton.

Apport de l'oligothérapie

Les oligo-élements Zinc, Manganèse, Cuivre, Magnésium, Arsenic et Sélénium ainsi que les vitamines E, C, A et toutes celles du groupe B sont particulièrement indiqués pour traiter la fatigue physique.

Deux préparations regroupent ces différents micronutriments et sont très utiles en association avec le traitement homéopathique :

OLIGOCEAN, déjà cité (cf. pages 97 et 98), 2 gélules à avaler chaque matin en cure d'1 mois à renouveler plusieurs fois si les états de fatigue se répètent.

OLIGOFORME SPORTIF, à utiliser de préférence chez les sportifs, à raison de 2 gélules à avaler le soir ou le matin avant le repas en cure de 15 jours à 1 mois.

◇ LA FATIGUE NERVEUSE ◇

Le premier médicament à utiliser en cas de fatigue nerveuse est IGNATIA 7 CH, 3 granules deux fois par jour, pendant une ou deux semaines. Ce remède convient particulièrement bien à la petite dépression passagère avec hyperémotivité, alternance de pleurs et de rires, et comportements paradoxaux.

A côté de ce chef de file qu'est IGNATIA, cinq autres remèdes peuvent être utilisés seuls ou en collaboration avec IGNATIA :

— GELSEMIUM SEMPERVIRENS 7 CH, 3 granules deux fois par jour, pendant deux semaines, chez les fatigués qui présentent des tremblements aggravés par l'exercice et les émotions. Ce remède est particulièrement intéressant chez les enfants, en fin de scolarité, ou en préparation d'examen. (Voir aussi le chapitre sur le trac.)

— NUX VOMICA 7 CH, 3 granules deux fois par jour, pendant

deux semaines, chez les hommes d'affaires et responsables d'entreprise surmenés, colériques et abusant d'excitants (café, thé, tabac, etc.).

— **KALI PHOSPHORICUM 5 CH,** 3 granules deux fois par jour, pendant deux semaines, chez les fatigués qui ont tendance à être prostrés et craintifs et qui éprouvent de la répugnance pour tout travail.

— **PHOSPHORIC ACIDUM 9 CH,** 3 granules deux fois par jour, pendant deux semaines, chez les fatigués très découragés, avec sensation de confusion mentale, maux de têtes et vertiges le soir. Ce remède convient particulièrement aux personnes épuisées à la suite de la perte d'un être cher.

— **ARGENTUM NITRICUM 7 CH,** 3 granules deux fois par jour, pendant deux semaines, chez des fatigués impulsifs, agités, tristes et craintifs.

Apport de l'oligothérapie

La préparation utilisée pour la fatigue physique, **OLIGOCEAN** ainsi que **MICROLEV** (cf. page 88), sont recommandées dans les mêmes conditions d'utilisation.

◇ LA FATIGUE QUI DURE ◇

Lorsque la fatigue s'installe, il faut consulter son médecin qui, après examen soigneux et diagostic précis, choisira parmi les nombreux remèdes homéopathiques ceux qui vous conviennent.

Les médicaments les plus souvent utilisés sont les suivants : **KALI ARSENICOSUM, KALI CARBONICUM, KALI IODATUM, KALI NITRICUM, KALI PHOSPHORICUM, NATRUM MURIATICUM, NATRUM CARBONICUM, NATRUM SULFURICUM, AMMONIUM CARBONICUM, AMMONIUM MURIATICUM, CALCAREA CARBONICA, CALCAREA FLUORICA, CALCAREA PHOSPHORICA.**

On peut cependant prendre, en attendant l'avis du médecin, **MANGANUM** selon le protocole suivant :

MANGANUM 9 CH, 1 dose le premier jour, le matin à jeun.

MANGANUM 12 CH, 1 dose le deuxième jour, le matin à jeun.

MANGANUM 15 CH, 1 dose le troisième jour, le matin à jeun.

Cette séquence de trois doses de MANGANUM peut être répétée chaque semaine, et donne souvent des résultats intéressants.

Apport de l'oligothérapie

La préparation utilisée pour la fatigue physique, OLIGOCEAN ainsi que MICROLEV (cf. page 88), sont recommandées dans les mêmes conditions d'utilisation.

On peut utilement ajouter PHYTOCEAN, préparation à base de trois algues marines, à raison de 4 comprimés le soir pendant le repas, en cures d'1 mois renouvelables.

◇ LA FATIGUE DU CONVALESCENT ◇

La convalescence est cette période de transition qui sépare la fin de la maladie de l'état de santé retrouvé. Après l'épreuve, l'organisme a besoin de rétablir progressivement un fonctionnement harmonieux.

PRÉCAUTIONS ET PLACE DE L'HOMÉOPATHIE

Il est important de respecter le temps de convalescence au risque, dans le cas contraire, d'une rechute de la maladie. Une bonne nourriture équilibrée et une hygiène générale de vie sont indispensables durant cette période. Le traitement homéopathique de terrain, déterminé par le médecin homéopathe, permettra également de raccourcir la convalescence.

Deux produits peuvent être utilisés dans tous les cas :

SULFUR IODATUM 9 CH, 3 granules tous les soirs pendant quelques semaines.

MANGANUM 15 CH, 3 granules matin et soir avant les repas pendant quelques semaines.

Apport de l'oligothérapie

Les préparations déjà utilisées pour la fatigue physique et la fatigue qui dure, OLIGOCEAN et PHYTOCEAN, sont recommandées dans les mêmes conditions d'utilisation (cf. pages 119 et 121).

◇ LA FATIGUE DU DÉPRESSIF ◇

La dépression est cet état pénible de lassitude, de découragement, de faiblesse et d'anxiété durant lequel fatigues physique et psychique se conjuguent pour rendre la vie très difficile.

Les causes les plus habituelles de la dépression sont le surmenage intellectuel prolongé, les difficultés affectives familiales ou de couple, les difficultés relationnelles notamment au travail, le chômage, le manque de sommeil.

PRÉCAUTIONS ET PLACE DE L'HOMÉOPATHIE

Les causes de la dépression sont très nombreuses et il est exclu de soigner cet état seul, sans le secours d'un médecin. Beaucoup de remèdes homéopathiques sont d'une grande utilité au cours de ces états et notamment tous ceux proposés précédemment pour les différentes sortes de fatigue.

Apport de l'oligothérapie

Les oligo-éléments Zinc, Manganèse, Cuivre, Magnésium, Arsenic, Lithium et Sélénium ainsi que les vitamines E, C, A et essentiellement celles du groupe B sont particulièrement indiqués pour traiter le terrain déprimé.

Trois préparations regroupent ces différents micronutriments et sont très utiles en association avec le traitement homéopathique :

OLIGOCEAN, déjà cité (cf. pages 97 et 98), 2 gélules à avaler chaque matin en cure d'1 mois à renouveler plusieurs fois si les états de dépression se répètent.

MICROLEV qui contient, dans une gélule, de la levure de bière microdosée, qui apporte toutes les vitamines du groupe B particulièrement utiles pour traiter le terrain déprimé.

On donne 2 gélules le soir avant le repas pendant 1 mois à raison de plusieurs cures en fonction des résultats.

OLIGOFORME NUIT qui permet d'améliorer le sommeil des déprimés sans avoir recours à des drogues hypnotiques majeures. On utilise 2 gélules le soir avant le repas pendant le temps nécessaire.

◊ TONUS POUR LE SPORT ◊

Pour toutes les épreuves où les muscles sont soumis à un effort prolongé comme, par exemple, durant les courses de fond (cyclisme, marathon, cross, natation de fond) il est recommandé de prendre en association : ARNICA 7 CH et RUTA 7 CH, 3 granules trois fois par jour durant la semaine qui précède l'épreuve et 3 granules toutes les heures ou toutes les demi-heures pendant l'épreuve elle-même.

Pour toutes les épreuves nécessitant une forte concentration où le trac peut perturber le bon déroulement des choses et notamment pour les tireurs, les sauteurs, les sprinters et les lanceurs, il est recommandé de prendre : GELSEMIUM 7 CH, 3 granules trois fois par jour durant la semaine qui précède l'épreuve, et 3 granules toutes les dix minutes dans l'heure qui précède l'épreuve.

Apport de l'oligothérapie

Les oligo-éléments Zinc, Manganèse, Cuivre, Magnésium, Arsenic et Sélénium ainsi que les vitamines E, C, A et toutes celles du groupe B sont particulièrement indiqués pour traiter la fatigue physique du sportif et aider à sa récupération.

Une préparation regroupe ces différents micronutriments et les remèdes homéopathiques cités précédemment :

OLIGOFORME SPORTIF, à raison de 2 gélules à avaler le soir ou le matin avant le repas en cure de 15 jours à 1 mois.

LA FIÈVRE

La fièvre est une élévation anormale de la température générale du corps.

De très nombreuses causes peuvent provoquer l'apparition d'une fièvre qui n'est donc *qu'un symptôme.* Le médecin souvent appelé à cette occasion s'efforcera de faire un diagnostic précis.

Que peut-on faire avant d'appeler le médecin ? On peut toujours utiliser des remèdes homéopathiques qui présentent l'avantage sur d'autres médications de s'adapter aux différents aspects de la fièvre.

Notons aussi qu'un tel traitement homéopathique n'est pas incompatible avec un éventuel traitement antibiotique qui peut s'avérer nécessaire en cas d'infections graves.

◊ LA FIÈVRE DE TYPE ACONIT ◊

Il s'agit d'une fièvre élevée, avec frissons, d'apparition extrêmement brutale, souvent suite à une exposition au froid sec, chez un sujet vigoureux qui réagit habituellement bien. La peau est rouge et sèche. Le malade est très anxieux, agité, et a peur de mourir. Il a une soif intense d'eau froide. Son état est aggravé par la chaleur de la pièce.

POSOLOGIE

ACONIT 9 CH, 3 granules toutes les deux heures. Diminuer en fonction de l'amélioration.

◇ LA FIÈVRE DE TYPE BELLADONNA ◇

Il s'agit d'une fièvre qui s'élève rapidement, avec frissons, chez un sujet habituellement en bonne santé, après une exposition au froid vif et sec ou après une insolation. La peau est rouge, humide de sueurs chaudes qui prédominent à la face. Le malade est le plus souvent abattu mais parfois en proie au délire.

La muqueuse de l'intérieur de la bouche est sèche, la soif est variable et le malade a de la peine à avaler sa salive. Son état est aggravé par la lumière, et amélioré par des applications froides dans une chambre chaude.

POSOLOGIE

BELLADONNA 7 CH, 3 granules toutes les deux heures. Diminuer en fonction de l'amélioration.

◇ LA FIÈVRE DE TYPE FERRUM PHOSPHORICUM ◇

La fièvre n'est pas très élevée. Elle ne dépasse pas 39°, et survient plutôt chez un sujet asthénique. Le visage présente des alternances de pâleur et de rougeur. Les sueurs, quelquefois abondantes, ne soulagent pas le malade. Surviennent fréquemment des saignements de nez. Ce type de fièvre inaugure souvent une rhino-pharyngite, une bronchite, une trachéite, une otite.

POSOLOGIE

FERRUM PHOSPHORICUM 7 CH, 3 granules toutes les deux heures. Diminuer en fonction de l'amélioration.

◊ LA FIÈVRE DE TYPE BRYONIA ◊

La fièvre survient, précédée d'un frisson, au cours d'une inflammation aiguë, d'apparition progressive. Le malade présente une muqueuse de la bouche très sèche. Il a donc très soif et boit de grandes quantités d'eau. Ses maux de tête sont aggravés par le mouvement. Il se tient donc le plus immobile possible. Cette fièvre se voit souvent dans la grippe.

POSOLOGIE

BRYONIA 7 CH, 3 granules toutes les deux heures. Diminuer en fonction de l'amélioration.

◊ LA FIÈVRE DE TYPE GELSÉMIUM ◊

Il s'agit d'une fièvre souvent élevée, avec un frisson ressenti le long de la colonne vertébrale, accompagné de tremblements, chez des sujets affaiblis, ne bougeant pas dans leur lit. La face est rouge, congestionnée. Les sueurs sont abondantes et épuisantes. Le malade est prostré, a mal dans les muscles. Il n'a pas soif. Cette fièvre se voit souvent dans la grippe.

POSOLOGIE

GELSÉMIUM 7 CH, 3 granules toutes les deux heures. Diminuer en fonction de l'amélioration.

◇ LA FIÈVRE DE TYPE APIS MELLIFICA ◇

Il s'agit d'une fièvre d'apparition brutale, alternativement sèche ou accompagnée de sueurs, généralement en rapport avec une inflammation de la muqueuse de la gorge qui présente un œdème. Des douleurs de type piqûres, brûlures, améliorées par le froid, siègent au niveau de la gorge. La chaleur aggrave tous les symptômes et le malade n'a jamais soif.

POSOLOGIE

APIS MELLIFICA 9 CH, 3 granules toutes les deux heures. Diminuer en fonction de l'amélioration.

◇ LA FIÈVRE DE TYPE EUPATORIUM PERFOLIATUM ◇

Il s'agit de la fièvre de la grippe la plus classique. La fièvre est élevée avec frissons dès que le malade se découvre. Les courbatures osseuses, musculaires et articulaires sont généralisées et violentes. Plus les frissons sont intenses, moins les sueurs sont abondantes.

POSOLOGIE

EUPATORIUM PERFOLIATUM **9** CH, 3 granules toutes les deux heures. Diminuer en fonction de l'amélioration.

◊ LA FIÈVRE DE TYPE PULSATILLA ◊

La fièvre est peu élevée et instable. Le malade est très frileux avec sensations bizarres de froid à certains endroits du corps, et de chaud à d'autres. Il frissonne, même dans une pièce chaude, mais son état est aggravé par la chaleur. Il a besoin d'air frais et n'a pas soif.

Cette situation se rencontre au début des maladies infectieuses ou, au contraire, à la fin lorsqu'un état subaigu devient chronique.

POSOLOGIE

PULSATILLA **7** CH, 3 granules trois fois par jour. Dix à quinze jours.

◊ LA FIÈVRE DE TYPE CHAMOMILLA ◊

Il s'agit d'une fièvre élevée, d'apparition brutale, suite à un coup de froid, à une colère ou une poussée dentaire. Au début, le patient n'a pas soif, puis des sueurs apparaissent, très abondantes, particulièrement à la face et à la tête, accompagnées d'une soif très vive pour de l'eau froide. Le sujet est toujours extrêmement agité, de mauvaise humeur, coléreux, hypersensible à la douleur et à la moindre contrariété. Lorsqu'il s'agit d'un enfant, son état s'améliore en étant porté dans les bras, et il présente fréquemment, en cas de poussée dentaire, un signe objectif de grande valeur : une des joues est plus rouge et plus chaude que l'autre.

POSOLOGIE

CHAMOMILLA **15 CH**, 3 granules toutes les deux heures. Diminuer en fonction de l'amélioration.

◇ LA FIÈVRE DE TYPE CHINA ◇

Il s'agit d'une fièvre *périodique*, chez des sujets faibles, souvent anémiés. La fièvre est sèche au début, accompagnée de frissons et sans soif.

Puis apparaît une fièvre avec sueurs profuses et soif. La périodicité est nette, souvent un jour sur deux.

POSOLOGIE

CHINA **9 CH**, 3 granules, trois fois par jour.

◇ LA FIÈVRE DE TYPE ARNICA ◇

Il s'agit d'une fièvre élevée, après un traumatisme, ou chez un sujet surmené physiquement ou intellectuellement. Le malade présente tête et face rouges et chaudes alors que le reste du corps est froid, avec sensation générale de meurtrissures. Il est très agité et ne trouve aucune position confortable. Des phases de délires peuvent alterner avec des phases de prostration.

POSOLOGIE

ARNICA **9** CH, 3 granules toutes les deux heures.

◊ LA FIÈVRE DE TYPE NUX VOMICA ◊

Il s'agit d'une fièvre d'apparition brutale, consécutive à un léger coup de froid (parfois un simple courant d'air) chez un sujet vigoureux mais sédentaire, hypersensible, facilement irritable et intoxiqué par abus de boissons alcoolisées, de café et de nourriture. Le malade frissonne et son état s'aggrave à la moindre sensation de froid, notamment lorsqu'il se découvre. Un vêtement supplémentaire ou la chaleur d'une pièce ne l'améliorent pas.

POSOLOGIE

NUX VOMICA **7** CH, 3 granules toutes les deux heures. Diminuer selon l'amélioration.

◊ LA FIÈVRE DE TYPE RHUS TOXICODENDRON ◊

Il s'agit de fièvres, survenant au cours de maladies infectieuses graves, avec agitation, délire léger, stupeur. Le patient présente un état douloureux général, des courbatures qui l'obligent à changer sans cesse de position, ce qui améliore son état très provisoirement.

Il frissonne et présente souvent une toux sèche. Il a soif de lait froid. Une éruption d'herpès accompagne souvent cette fièvre.

POSOLOGIE

RHUS TOXICODENDRON 7 CH, 3 granules toutes les deux heures. Diminuer en fonction de l'amélioration.

◇ LA FIÈVRE DE TYPE ARSENICUM ALBUM ◇

Il s'agit d'une fièvre d'état grave, chez un sujet profondément atteint, suite à une intoxication alimentaire ou à une maladie infectieuse grave. Le malade a un très grand besoin de chaleur et d'air frais. Il a très soif, et boit très fréquemment de petites quantités d'eau qu'il a tendance à vomir. Il présente des phases d'excitation, alternant avec des phases de prostration. Tous les symptômes sont aggravés entre minuit et trois heures du matin.

POSOLOGIE

ARSENICUM ALBUM 9 CH, 3 granules toutes les deux heures. Diminuer en fonction de l'amélioration.

◇ LA FIÈVRE DE TYPE PYROGÉNIUM ◇

Classiquement, il s'agit d'une fièvre d'infections graves, avec tendance à la suppuration. Mais une centaine d'années d'expérience ont montré que **PYROGÉNIUM** pouvait être utilisé avec intérêt dès le début de toutes infections microbiennes.

POSOLOGIE

PYROGÉNIUM **9** CH, 3 granules trois fois par jour, pendant quinze jours.

LES TROUBLES DU FOIE ET DE LA VÉSICULE

◊ L'HÉPATITE ◊

L'hépatite est une maladie infectieuse due à un virus, qui provoque la destruction d'une partie des cellules du foie. Elle se manifeste le plus souvent par une jaunisse (ictère), des urines très foncées, des selles décolorées, et une augmentation dans le sang des enzymes appelées « transaminases ».

PRÉCAUTIONS ET PLACE DE L'HOMÉOPATHIE

Le diagnostic d'hépatite est un diagnostic précis qui implique des examens de laboratoire, donc la consultation d'un médecin. Mais il n'existe aucun médicament capable de détruire les virus de l'hépatite. Par contre, des essais effectués à la fois sur des animaux de laboratoire et en clinique humaine ont montré l'intérêt d'un remède homéopathique : **PHOSPHORUS 15 CH**, 3 granules par jour, qui permet un retour beaucoup plus rapide, à la normale, des transaminases.

◊ LA LITHIASE BILIAIRE (CALCULS BILIAIRES) ET LA COLIQUE HÉPATIQUE ◊

Les calculs sont de petites pierres de natures diverses qui se forment parfois dans la vésicule biliaire. Cette formation correspond à un trouble du métabolisme. La colique hépatique est l'accident aigu provoqué par la migration d'un calcul dans les voies biliaires, et notamment le canal cholédoque. Cet accident est très douloureux et peut s'accompagner d'une jaunisse (ictère).

PRÉCAUTIONS ET PLACE DE L'HOMÉOPATHIE

La mise en évidence de calculs dans la vésicule implique un examen médical complet. En cas de crise de colique hépatique, il faut tout mettre en œuvre pour faire migrer le calcul et rétablir la circulation des sécrétions du foie et de la vésicule. Si cela s'avère impossible, l'intervention chirurgicale est nécessaire. Elle aboutit toujours à l'ablation de la vésicule. Lorsque les douleurs de colique hépatique sont très violentes, l'utilisation des drogues classiques antispasmodiques est nécessaire. Mais le traitement homéopathique est également d'un grand secours.

Le traitement de la crise

Remèdes des spasmes.

BELLADONNA 15 CH, 3 granules au moment de chaque épisode douloureux.

COLOCYNTHIS 7 CH, 3 granules toutes les dix minutes, remède des spasmes douloureux améliorés si le malade se plie en deux.

DIOSCOREA VILLOSA 7 CH, 3 granules toutes les dix minutes, remède des spasmes douloureux améliorés dans la position inverse de *colocynthis*, c'est-à-dire cambré en arrière.

RICINUS COMMUNIS 5 CH, 3 granules au moment de chaque épisode douloureux, remèdes des douleurs en ceinture accompagnées de diarrhée.

BRYONIA ALBA 9 CH, 3 granules quatre fois par jour, remède des douleurs piquantes, lancinantes, de la région du foie et de la vésicule, provoquées ou aggravées par le moindre mouvement, avec fièvre et soif intense de grandes quantités d'eau froide, langue blanche, lèvres sèches.

Le traitement de la lithiase

BERBERIS VULGARIS 5 CH, 3 granules deux fois par jour, remède des lithiasiques qui présentent une persistance des douleurs dans la région vésiculaire, avec irradiation vers l'estomac.

PODOPHYLLUM 7 CH, 3 granules deux fois par jour, remède

des lithiasiques qui ont tendance à faire des diarrhées jaunâtres, abondantes et fétides, expulsées en jet le matin.

LEPTANDRA 7 CH, 3 granules deux fois par jour, remède des lithiasiques qui présentent des selles vert foncé ou noires.

HYDRASTIS CANADENSIS 7 CH, 3 granules deux fois par jour, remède des lithiasiques affaiblis, amaigris ou âgés, qui ressentent des douleurs sourdes au creux de l'estomac et présentent souvent une constipation avec grosses selles épaisses.

CHELIDONIUM MAJUS 5 CH, 3 granules deux fois par jour, remède des patients qui ressentent une lourdeur permanente de la région du foie et de la vésicule, avec douleurs sourdes irradiant vers l'omoplate droite.

CARDUUS MARIANUS 5 CH, 3 granules deux fois par jour, remède de la congestion du foie et de la vésicule.

Les remèdes de terrain

Le médecin homéopathe choisira le plus souvent parmi LYCOPODIUM, SEPIA, NATRUM SULFURICUM, CALCAREA CARBONICA.

LES MALADIES GÉNITO-URINAIRES

◇ LES CALCULS RÉNAUX (LITHIASE URINAIRE) ET LES COLIQUES NÉPHRÉTIQUES ◇

Les calculs sont de petites pierres de natures diverses qui se forment parfois dans les voies urinaires. Cette formation correspond à un trouble du métabolisme.

La colique néphrétique est l'accident aigu provoqué par la migration d'un calcul dans les voies urinaires. Cet accident est extrêmement douloureux. Il s'accompagne souvent d'hémorragie des voies urinaires.

PRÉCAUTIONS ET PLACE DE L'HOMÉOPATHIE

La présence de calculs, dans le rein ou les voies urinaires, impose un examen médical complet. En cas de crise de colique néphrétique, il faut tout mettre en œuvre pour éliminer le calcul, fauteur de trouble, par les voies naturelles. Lorsque cela s'avère impossible, l'intervention chirurgicale est nécessaire pour éviter des lésions irréversibles du rein.

Les douleurs très violentes provoquées par la crise doivent, le plus souvent, être calmées par l'utilisation de drogues antispasmodiques classiques. Mais le traitement homéopathique est également d'un grand secours.

Le traitement de la crise

Remèdes des spasmes :
BELLADONNA 15 CH, 3 granules au moment de chaque épisode douloureux.

COLOCYNTHIS 7 CH, 3 granules toutes les dix minutes, remède des spasmes douloureux améliorés si le malade se plie en deux.

DIOCOREA VILLOSA 7 CH, 3 granules toutes les dix minutes, remède des spasmes douloureux améliorés dans la position inverse de *colocynthis*, c'est-à-dire cambré en arrière.

RICINUS COMMUNIS 5 CH, 3 granules au moment de chaque épisode douloureux, remède des douleurs en ceinture accompagnées de diarrhée.

Remèdes pour favoriser l'élimination du calcul et limiter l'hémorragie.

CALCAREA CARBONICA 15 CH, une dose toutes les six heures. ce remède à lui seul diminue le spasme, donc la douleur, et favorise l'élimination du calcul.

ARNICA 9 CH, 3 granules trois fois par jour, en cas d'émission de sang dans les urines.

Le traitement du terrain

Ces remèdes seront choisis par le médecin homéopathe.

Trois petits remèdes d'entretien :

BERBERIS VULGARIS 5 CH, 3 granules deux fois par jour, remède de tous les types de lithiase avec cependant une prédilection pour celles dues aux troubles de l'acide urique.

BENZOIC ACIDUM 5 CH, 3 granules deux fois par jour, remède complémentaire du précédent.

PAREIRA BRAVA 6 X, 3 granules deux fois par jour, remède de toutes les douleurs spasmodiques de l'arbre urinaire, très utile pour prévenir le retour des crises.

Deux remèdes majeurs :

CALCAREA CARBONICA 15 CH, 3 granules chaque jour, remède de fond que nous avons déjà évoqué pour traiter la crise.

LYCOPODIUM 7 CH, 3 granules chaque jour, remède qui constitue avec CALCAREA CARBONICA le deuxième pilier du traitement de la lithiase urinaire.

D'autres remèdes de fond peuvent être utiles, en fonction des caractéristiques de chaque personne.

◊ LES CYSTITES ◊

On appelle cystite toute inflammation de la vessie qui se traduit par des douleurs à l'émission d'urines. Cette inflammation est souvent due à une infection.

PRÉCAUTIONS ET PLACE DE L'HOMÉOPATHIE

L'homéopathie présente des remèdes qui permettent souvent d'éviter le recours aux antibiotiques. Ceux-ci sont cependant nécessaires en cas d'infection importante. Il est donc raisonnable de tester le traitement homéopathique pendant 24 à 48 heures avant d'utiliser les drogues allopathiques. Dans tous les cas, un diagnostic précis devra être fait à la recherche des causes de la cystite.

Les remèdes de la cystite aiguë

CANTHARIS 9 CH, 3 granules toutes les heures, à espacer suivant l'amélioration, remède des cystites avec douleurs violentes cuisantes, avant, pendant et après l'émission d'urines. Les urines sont foncées, parfois sanguinolentes, fréquentes et peu abondantes.

MERCURIUS CORROSIVUS 7 CH, 3 granules toutes les heures, ou en alternance avec *cantharis*, remède des cystites encore plus douloureuses.

ARSENICUM ALBUM 9 CH, 3 granules toutes les deux heures, remède des cystites avec douleurs particulièrement brûlantes, soulagées par des applications chaudes, et atteinte de l'état général.

CAPSICUM 7 CH, 3 granules toutes les heures, remède des cystites avec envie d'uriner et impossibilité d'émettre une goutte d'urine.

STAPHYSAGRIA 9 CH, 3 granules matin et soir, remède de la cystite « traumatique ».des jeunes mariées à associer avec *cantharis* et *mercurius corrosivus*.

SÉRUM ANTICOLIBACILLAIRE, 1 ampoule en **3 x** matin et soir, produit à associer systématiquement aux remèdes homéopathiques choisis.

Les remèdes de terrain des cystites récidivantes

Trop souvent les cystites reviennent à intervalles plus ou moins réguliers, et si les traitements par antibiotiques ont des effets certains sur la crise aiguë, ils n'en ont aucun sur la chronicité du phénomène. Il faut alors faire appel à un traitement de terrain qui sera adapté à chaque cas, et donc choisi par un médecin homéopathe. Les médicaments les plus souvent utilisés sont : **THUYA, SEPIA, SULFUR, LACHESIS, MEDORRHINUM, COLIBACILLINUM, ENTERROCOCCINUM.**

◊ L'INSUFFISANCE RÉNALE AVEC ALBUMINURIE, L'AUGMENTATION DE L'URÉE SANGUINE ◊

L'insuffisance rénale est une baisse de la fonction des reins dont l'un des rôles est d'éliminer les déchets du métabolisme véhiculés par le sang.

L'augmentation de l'urée sanguine est un des moyens de mesurer l'importance de ce trouble du fonctionnement. On utilise d'ailleurs actuellement plutôt le dosage de la créatinine sanguine qui est une mesure plus précise de la baisse de capacité de filtration du rein. L'albuminerie, qui est la présence d'albumine dans l'urine, témoigne également d'un trouble de la filtration puisque, normalement, les grosses molécules d'albumine ne peuvent pas passer dans l'urine.

PRÉCAUTIONS ET PLACE DE L'HOMÉOPATHIE

L'insuffisance rénale est toujours une maladie sérieuse et n'est jamais du seul ressort de l'homéopathie. Aucun de nos médicaments n'a la capacité, comme il est parfois rapporté dans certains écrits, de normaliser l'urée sanguine et de faire disparaître une albuminerie. Par contre, les malades atteints par cette affection bénéficieront d'un traitement de terrain adapté qui potentialisera les drogues allopathiques éventuellement utilisées. Le rôle du médecin homéopathe est donc, dans ce cas, indispensable.

◊ LA MÉNOPAUSE ◊

La ménopause est l'époque climatérique de la femme qui correspond à l'arrêt de la fonction de reproduction et aux différents remaniements de l'équilibre biologique qui en résultent. De nombreux troubles peuvent apparaître pendant cette période, des plus anodins aux plus graves, depuis les bouffées de chaleur, vertiges, maux de tête, bourdonnements d'oreilles, oppression respiratoire, troubles du caractère, jusqu'à l'hypertension artérielle.

PRÉCAUTIONS ET PLACE DE L'HOMÉOPATHIE

Les remèdes homéopathiques sont particulièrement intéressants pour traiter la ménopause. Cependant, si pour les petites troubles il est facile de se soigner seul, comme toujours le traitement du terrain requiert la compétence d'un médecin.

Traitement des troubles des règles

SABINA 5 CH, 3 granules quatre fois par jour, remède des règles en avance, abondantes, prolongées, de sang rouge en caillots, dont le flot est augmenté par le moindre mouvement, et accompagnées de violentes douleurs du sacrum au pubis.

TRILLIUM PENDULUM 5 CH, 3 granules quatre fois par jour, remède des règles abondantes, prolongées, de sang rouge, survenant tous les quinze jours avec tendance aux syncopes.

SECALE CORNUTUM 5 CH, 3 granules quatre fois par jour, remède des règles longues et de sang noir, dont le flot est augmenté par le moindre mouvement.

CHINA 7 CH, 3 granules quatre fois par jour, remède des règles de sang noir avec faiblesses physique et psychique, baisse de la tension, troubles de la vue.

Traitement des troubles circulatoires

1. Les bouffées de chaleur; (Cf. le chapitre « la circulation du sang et le cœur » pages 92 à 101.)
2. Les troubles circulatoires des membres inférieurs. (Cf. le chapitre « la circulation du sang et le cœur » pages 92 à 101.)
3. L'hypertension artérielle. (Cf. le chapitre « la circulation et le cœur » pages 92 à 101.)

Traitement des troubles ostéoarticulaires

Les remaniements biologiques de la ménopause favorisent les phénomènes de déminéralisation et augmentent les poussées d'arthrose.

Les médicaments les plus souvent utilisés sont :

KALIUM CARBONICUM, NATRUM SULFURICUM, SILICEA, SULFUR IODATUM, TUBERCULINUM RÉSIDUUM, BRYONIA, RHUS TOXICODENDRON.

Les grands remèdes de terrain

Ils seront choisis par le médecin homéopathe parmi : **LACHESIS, SULFUR, GRAPHITES, SEPIA, THUYA.**

Apport de l'oligothérapie

Les oligo-éléments Zinc, Manganèse, Cuivre, Magnésium, Cobalt, Arsenic et Sélénium ainsi que les vitamines E, C, A et toutes celles du groupe B sont particulièrement indiqués pour aider à traiter la fatigabilité des femmes en période de ménopause, les troubles vaso-moteurs ainsi que les fréquentes poussées d'arthrose.

Deux préparations regroupent ces différents micronutriments.

OLIGOCEAN, déjà cité, 2 gélules à avaler chaque matin en cure d'1 mois à renouveler plusieurs fois dans l'année.

OLIGOFORME ARTI 7, qui contient, outre les micronutriments adaptés au métabolisme articulaire, du cartilage de poisson microdosé. Il faut prendre 1 gélule à avaler le matin ou le soir avant le repas, en cure de 20 jours par mois.

◇ LES TROUBLES DES RÈGLES (DYSMÉNORRHÉES) ◇

Il s'agit des douleurs rythmées par les règles, et qui peuvent se manifester quelques jours avant les règles, le premier jour des règles ou pendant les règles.

PRÉCAUTIONS ET PLACE DE L'HOMÉOPATHIE

Les remèdes homéopathiques sont particulièrement intéressants pour traiter ces troubles de la menstruation.

Traitement des troubles qui commencent avant les règles

MAGNESIA PHOSPHORICA 7 CH, 3 granules toutes les dix minutes, au moment des crises, remède des douleurs violentes, comme des crampes, à début et fin brusques, améliorées pliées en deux, par la chaleur et par la pression forte sur le ventre.

CYCLAMEN 7 CH, 3 granules deux fois par jour, à partir du vingtième jour du cycle, remède des règles irrégulières, abondantes, de sang noir, souvent intermittentes, accompagnées de céphalées, de vertiges, de troubles de la vue, chez une femme timide, très scrupuleuse et qui pleure facilement.

PHYTOLACCA 7 CH, 3 granules deux fois par jour, remède des règles abondantes et fréquentes chez une femme qui est sujette à faire des nodules dans les seins avant les règles.

LACHESIS MUTUS 9 CH, 3 granules chaque soir, remède des troubles des règles qui sont soulagés par le début de l'écoulement.

LAC CANINUM 5 CH, 3 granules deux fois par jour, remède du gonflement douloureux des seins avant les règles et amélioré pendant les règles.

Traitement des troubles du premier jour des règles

Ces troubles sont nets le premier jour et s'estompent dès que l'écoulement du sang devient normal.

COLOCYNTHIS 7 CH, 3 granules toutes les dix minutes, au moment des crises, remède des douleurs violentes, comme des crampes, à début et fin brusques, améliorées pliée en deux, par la chaleur et la pression forte.

CAULOPHYLLUM 5 CH, 3 granules toutes les dix minutes, au moment des crises, remède des douleurs à type de spasmes chez une femme faible, frileuse, sujette aux rhumatismes. Les règles sont peu abondantes.

DIOSCOREA VILLOSA 5 CH, 3 granules toutes les dix minutes au moment des crises, remède de même type que *colocynthis* mais, ici, l'état de la patiente s'améliore en se tenant très droite et en s'étendant en arrière.

Traitement des troubles avec douleur du dos et du bas-ventre

SABINA (déjà décrit plus haut page 140).

SECALE CORNUTUM 5 CH, 3 granules toutes les heures, remède des douleurs qui rappellent l'accouchement, avec écoulement de sang noirâtre qui dure et qui est aggravé par le mouvement. (Voir au chapitre : ménopause page 140).

CIMICIFUGA 9 CH, 3 granules toutes les heures, remède des douleurs proportionnelles à l'intensité de l'écoulement, et qui traversent l'abdomen d'un côté à l'autre. Ces douleurs persistent pendant toute la durée des règles.

VERATRUM ALBUM 9 CH, 3 granules toutes les dix minutes, remède des très fortes crampes de l'utérus, avec sensation de froid glacé, et sueurs froides.

VIBURNUM OPULUS 5 CH, 3 granules toutes les dix minutes, remède des crampes brusques, survenant sur des règles en retard et très courtes (quelques heures), chez une femme ayant tendance à s'évanouir.

TRILLIUM PENDULUM 5 CH, 3 granules toutes les dix minutes, remède des règles abondantes et fréquentes, dont le flot est aggravé par le mouvement, avec douleurs de brisure au niveau du bassin, et tendance à l'évanouissement.

Les grands remèdes de terrain

Il est certain que les troubles des règles sont en partie conditionnés par les conditions psychologiques de la vie sexuelle. Certains médicaments homéopathiques sont particulièrement indiqués pour rétablir cet équilibre psychologique. Les plus fréquemment utilisés sont : **PULSATILLA, SEPIA, LILIUM TIGRINUM, MUREX PURPUREA, MOSCHUS, PLATINA, STAPHYSAGRIA.**

◇ LES TUMEURS BÉNIGNES (FIBROMES) ◇

Les fibromes sont des tumeurs bénignes développées dans la paroi de l'utérus. Leur volume est très variable et ils peuvent entraîner des hémorragies importantes.

PRÉCAUTIONS ET PLACE DE L'HOMÉOPATHIE

Il est clair que de nombreux fibromes, notamment ceux qui sont très hémorragiques, sont du ressort du chirurgien. Dans tous les cas, le médecin devra être consulté. Cependant, les remèdes homéopathiques permettent de ralentir ou de stopper l'évolution des petits fibromes pris au début.

Les remèdes du fibrome

AURUM MURIATICUM NATRONATUM 3 CH, trituration, 1 cuiller mesure matin et soir, remède à prescrire dans tous les cas.

AURUM MURIATICUM KALINUM 3 CH, trituration, 1 cuiller mesure matin et soir, remède à prescrire dans tous les cas où le fibrome saigne beaucoup.

LAPIS ALBUS 5 CH, 3 granules deux fois par jour, remède des fibromes de consistance élastique.

FRAXINUS AMERICANA 5 CH, 3 granules deux fois par jour, remède des fibromes avec congestion pelvienne, sensation de pesanteur dans le bas-ventre.

CONIUM 7 CH, 3 granules deux fois par jour, remède des fibromes fermes indurés.

Les remèdes du terrain

Deux grands remèdes à utiliser systématiquement :

THUYA 15 CH, 1 dose chaque semaine, et **THUYA 5 CH,** chaque jour avant le repas du soir.

PHOSPHORUS 15 CH, 1 dose chaque semaine dans les fibromes à tendance hémorragique.

LES TROUBLES DU CONTRÔLE ◊ URINAIRE CHEZ L'ENFANT ◊ (ÉNURÉSIE)

L'énurésie est l'émission involontaire d'urines par les voies naturelles. Elle peut se produire le jour ou la nuit. On peut considérer qu'un enfant est énurétique s'il n'est pas propre à partir de 3 ans.

PRÉCAUTIONS ET PLACE DE L'HOMÉOPATHIE

On devra toujours s'évertuer à rechercher les causes de cette énurésie en sachant que, souvent, des conflits psychologiques compliquent la tâche du praticien. Mais il est toujours possible d'utiliser quelques remèdes homéopathiques.

EQUISETUM HIÉMALE 5 CH, 3 granules deux fois par jour, à prendre dans tous les cas d'énurésie, pendant plusieurs semaines, seul ou associé à un autre remède.

SILICEA 15 CH, 3 granules le soir avant le repas, remède des enfants incontinents, têtus, hypersensibles, et qui transpirent des pieds.

SEPIA 9 CH, 3 granules le soir avant le repas, remède des enfants de caractère sauvage, qui salissent leur lit dans la première partie de la nuit en émettant une urine d'odeur aigre.

ZINCUM 9 CH, 3 granules le soir avant le repas, remède des enfants énurétiques dont le sommeil est agité, et qui présentent des troubles de l'attention à l'école avec agitation incessante des jambes.

BENZOIC ACIDUM 5 CH, 3 granules le soir avant le repas, remède des enfants énurétiques qui émettent des urines très foncées et de très mauvaise odeur.

Le traitement du terrain fera appel à des médicaments comme **THUYA, MEDORRHINUM, LUESINUM, SULFUR, etc.**

◊ LES TROUBLES DES FONCTIONS SEXUELLES ◊

Il s'agit de troubles qui entraînent une baisse ou, au contraire, une augmentation de l'activité sexuelle. L'appréciation de ces troubles est donc impossible car ils sont étroitement intriqués avec les difficultés psychologiques de l'individu. Il est par ailleurs impossible de fixer des normes en matière de comportement sexuel. On considère donc qu'il y a troubles à partir du moment où le sujet se sent perturbé dans sa vie, du fait de son activité sexuelle.

PRÉCAUTIONS ET PLACE DE L'HOMÉOPATHIE

Si nous considérons, à la suite du professeur Chauchard, que le premier organe sexuel est le cerveau, il nous faut accorder une place importante à la psychothérapie dans le traitement de ces troubles. Cependant les remèdes homéopathiques peuvent aider à équilibrer le sujet.

Nous citerons simplement quelques remèdes qui doivent être choisis en collaboration avec un médecin.

Chez l'homme

Remèdes de l'excitation sexuelle.

PHOSPHORIC ACIDUM, PICRIC ACIDUM, CANTHARIS, HYOSCYAMUS, PHOSPHORUS, STRAMONIUM, TARENTULA.

Remèdes de la baisse d'activité sexuelle et de l'impuissance.

AGNUS CASTUS, NUPHAR LUTEUM, LYCOPODIUM, CALADIUM, CONIUM, SELENIUM, GRAPHITES, GELSEMIUM.

Chez la femme

Remèdes de l'excitation sexuelle.

MUREX, PLATINA, STAPHYSAGRIA, ORIGANUM, LILIUM TIGRINUM, TARENTULA, RANA BUFO.

Remèdes de la frigidité.

ONOSMODIUM, SEPIA, GELSEMIUM, IGNATIA, CAUSTICUM, GRAPHITES.

Tous les remèdes cités dans ce chapitre peuvent être utilisés en **9 CH**, 3 granules matin et soir, en automédication, en attendant l'avis du médecin. Il suffit, pour choisir les mieux adaptés à chaque cas, de consulter le guide des médicaments à la fin de l'ouvrage.

LA GRIPPE

La grippe est une maladie infectieuse due à un virus. Elle se manifeste par un écoulement des muqueuses respiratoires, des maux de tête, des courbatures généralisées et de la fièvre.

PRÉCAUTIONS ET PLACE DE L'HOMÉOPATHIE

Mis à part les complications de surinfections qui doivent être traitées par les antibiotiques, il n'existe aucun médicament allopathique actif contre le virus grippal. Pas contre les remèdes homéopathiques sont particulièrement intéressants, aussi bien à titre préventif que curatif.

Traitement préventif de la grippe

On peut utiliser :

Soit, **INFLUENZINUM 9 CH**, 1 dose tous les 15 jours pendant les périodes d'automne et d'hiver.

Soit, **SERUM DE YERSIN 15 CH**, 1 dose tous les 15 jours pendant les périodes d'automne et d'hiver.

Ma longue expérience de praticien m'a enseigné que **SERUM DE YERSIN** assure une meilleure prévention.

Traitement de la grippe au début

OSCILLOCOCCINUM 200, 1 dose dès les premiers symptômes, 1 deuxième dose six heures après et une troisième dose encore six heures plus tard.

Choisir entre **ACONIT**, **BELLADONNA** et **FERRUM PHOSPHORICUM**, en fonction des signes de début. (Cf. le chapitre « la fièvre » page 124.)

Traitement de la grippe installée

EUPATORIUM PERFOLIATUM 15 CH, 3 granules toutes les deux heures, remède de la grippe classique avec courbatures, sensations de meurtrissures, de brisures dans les os, avec douleur à la pression des globes oculaires. Le malade a soif d'eau froide.

GELSEMIUM **15 CH,** 3 granules toutes les deux heures, remède de la grippe localisée à la tête, avec congestion douloureuse et abrutissement. Le malade transpire, ressent des courbatures, tremble mais n'a pas du tout soif.

BRYONIA **15 CH,** 3 granules toutes les deux heures, remède de la grippe avec courbatures et transpiration. Mais ici, le malade est immobile car le moindre mouvement aggrave ses douleurs et ses courbatures. Il a très soif de grandes quantités d'eau.

RHUS TOXICODENDRON **15 CH,** 3 granules toutes les deux heures, remède de la grippe avec alternance de prostration et d'agitation car le mouvement améliore les courbatures et l'enraidissement articulaire. Le patient transpire dans son lit et frissonne dès qu'il se découvre un peu. Il y a parfois éruption d'herpès.

Traitement de la période de convalescence

CHINA **7 CH,** 3 granules deux fois par jour, remède de la fatigue physique avec pâleur et baisse de le tension, consécutive aux sueurs abondantes.

KALIUM PHOSPHORICUM **7 CH,** 3 granules deux fois par jour, remède de la fatigue psychique avec manque total de goût pour le travail ou l'effort intellectuel.

AVENA SATIVA **3 X,** 10 gouttes matin et soir, remède qui stimule l'appétit et l'activité.

MANGANUM **15 CH,** 3 granules le soir, remède de la fatigue en général.

Apport de l'oligothérapie

Les oligo-éléments Zinc, Manganèse, Cuivre, Magnésium, Arsenic et Sélénium ainsi que les vitamines E, C, A et toutes celles du groupe B sont particulièrement indiqués pour aider à traiter la convalescence des maladies infectieuses.

Deux préparations regroupent ces différents micronutriments.

OLIGOCEAN, déjà cité, 2 gélules à avaler chaque matin en cure d'1 mois ou 2 mois.

OLIGOFORME RL **6**, à raison d'1 gélule à avaler avant l'un des repas, 20 jours pendant 1 mois.

LA GROSSESSE, L'ACCOUCHEMENT ET LA LACTATION

La grossesse est le temps compris entre la fécondation et l'accouchement.

L'accouchement est l'acte naturel qui permet la venue au monde de l'enfant.

La lactation comprend la sécrétion et l'écoulement du lait chez une femme qui vient d'accoucher.

PRÉCAUTIONS ET PLACE DE L'HOMÉOPATHIE PENDANT LA GROSSESSE

Dans la première partie de ce livre, j'ai dit que l'homéopathie, en raison de l'absence de toxicité de ses remèdes, était la thérapeutique de choix pour les femmes enceintes, aussi bien pour traiter les maladies qui peuvent survenir au cours de la grossesse que pour faire disparaître les signes désagréables qui accompagnent souvent cet état : salivation abondante, nausées, vomissements, fatigues, petites défaillances sont, en effet, monnaies courantes, surtout durant les trois premiers mois.

Cependant, chaque grossesse nécessite une surveillance médicale. Dans ce domaine, l'automédication n'est plus de mise, et vous devez vous adresser à votre médecin qui choisira les médicaments adaptés. Pour tous ces petits troubles, les remèdes le plus souvent prescrits sont les suivants :

ARSENICUM ALBUM, COCCULUS, IGNATIA, IPECA, MERCURIUS SOL, NUX VOMICA, PULSATILLA, NATRUM SULF, SEPIA, PETROLEUM, TABACUM, SABINA.

En cas de vomissements, les deux remèdes les plus fréquemment indiqués sont :

IGNATIA 15 CH, 1 dose deux fois par semaine le matin à jeun, chez des femmes très sensibles.

SEPIA **15** CH, 1 dose deux fois par semaine le matin à jeun, chez des femmes déprimées.

En cas de salivation excessive, le remède le plus efficace est MERCURIUS SOLUBILIS **7** CH, 3 granules deux à trois fois par jour.

En cas de menace de fausse couche, le remède le plus important est SABINA **30** CH, une dose une à deux fois par semaine.

PRÉCAUTIONS ET PLACE DE L'HOMÉOPATHIE POUR L'ACCOUCHEMENT

La préparation de l'accouchement, et l'accouchement lui-même, sont évidemment du ressort du médecin.

Dans l'arsenal de nos remèdes, nombreux sont ceux qui sont extrêmement efficaces. Citons les plus utilisés : **ARNICA, BELLADONNA, CAULOPHYLLUM, CHAMOMILLA, CHINA, CIMICIFUGA, KALI CARBONICUM, GELSEMIUM, NUX VOMICA, OPIUM, PULSATILLA, SECALE CORNUTUM, SEPIA.**

Les trois médicaments les plus importants, et que l'on peut utiliser dans presque tous les cas dans la dernière quinzaine qui précède l'accouchement, et pendant celui-ci, sont :

— **CAULOPHYLLUM 5 CH,** 3 granules trois fois par jour, **CIMICIFUGA 5 CH,** 3 granules trois fois par jour, **GELSEMIUM 7 CH,** 3 granules trois fois par jour.

Après l'accouchement deux remèdes s'imposent : **ARNICA 7 CH,** 3 granules trois fois par jour, quinze jours, **CHINA 7 CH,** 3 granules trois fois par jour, quinze jours.

PRÉCAUTIONS ET PLACE DE L'HOMÉOPATHIE DURANT LA LACTATION

Les affections du sein sont fréquentes durant la phase de lactation. Du simple engorgement, jusqu'à l'abcès, en passant par l'apparition d'une grosseur ou de crevasses du mamelon, toute apparition de symptômes doit entraîner une consultation.

Les remèdes les plus utilisés sont les suivants :

ARNICA, BRYONIA, CALCAREA CARBONICA, CONIUM, LAC

CANINUM, PULSATILLA, BELLADONNA, FERRUM PHOSPHORICUM, CHINA, BORAX, PHYTOLACCA, AGARICUS, RATANHIA, SILICEA.

Un excellent remède chez la femme dont la lactation diminue est CALCAREA CARBONICA 9 CH, 3 granules deux fois par jour.

Au contraire, en cas de lactation très intense, avec épuisement de la femme, CHINA 7 CH, 3 granules deux fois par jour est indiqué.

Apport de l'oligothérapie

Un apport d'oligo-éléments et de vitamines est souhaitable pendant la grossesse surtout si la femme vomit ou s'alimente mal. Le problème du fer est, pendant cette période, particulièrement crucial. Pour répondre à cette demande, deux préparations peuvent être utilisés.

PHYTOCÉAN, préparation à base de trois algues marines, à raison de 4 comprimés le soir pendant le repas, en cures d'1 mois renouvelables.

OLIGOFORME FER, qui présente cette originalité d'apporter du fer héminique, c'est-à-dire très fortement assimilable. On préconise 4 gélules par jour en cure de 20 jours par mois.

LES MALADIES INFECTIEUSES DE L'ENFANCE

◊ LA COQUELUCHE ◊

La coqueluche est une maladie infectieuse contagieuse endémo-épidémique, due à une bactérie : le bacille de Bordet-Gengou. Elle atteint classiquement les enfants, mais peut se voir à tout âge. Les personnes qui ont eu la coqueluche sont, par la suite, immunisées contre cette maladie.

La coqueluche est souvent grave chez le nourrisson. La vaccination qui est obligatoire assure une protection qui n'est que partielle, mais les sujets vaccinés font des coqueluches bénignes.

Traitement du début de la maladie

Avant même les premiers symptômes de la maladie, si l'enfant a été en contact avec un coquelucheux, donner **SILICEA 15 CH**, 1 dose 2 fois par semaine pendant 3 semaines.

La maladie débute par une toux sèche, violente, aboyante, avec des paroxysmes, aggravée la nuit, avec souvent des saignements de nez.

Si l'enfant est encore vigoureux, prescrire alors **BELLADONNA 5 CH**, toutes les deux heures.

Si l'enfant au contraire est fatigué, prescrire alors **FERRUM PHOSPHORICUM 7 CH**.

Traitement de la maladie déclarée

Les quintes de toux apparaissent. Elles sont d'abord *sèches*. La toux est aboyante par quintes rapides, et le jeune malade a du mal à reprendre sa respiration.

La violence des quintes entraîne une douleur des muscles abdominaux, et l'enfant se tient le ventre quand il tousse. Ses quintes sont aggravées après minuit, et s'accompagnent parfois de saignements de nez et de vomissements; La fièvre survient par accès réguliers. La nuit, le malade transpire. Entre les quintes, il est agité, triste et n'a pas faim. Les quintes le laissent faibles et épuisé.

Le remède indiqué est DROSÉRA 30 CH, une dose unique.

A cette dose unique, on ajoutera :

ARNICA 9 CH, 3 granules cinq fois par jour, surtout si l'enfant supporte mal le traumatisme de la toux, s'il crie et pleure avant la quinte, et ne supporte pas qu'on le touche.

IPÉCA 5 CH, 3 granules cinq fois par jour, surtout si l'enfant présente des sueurs froides avec légers évanouissements durant les quintes, ainsi que des nausées et des vomissements qui le soulagent.

CORALLIUM RUBRUM 5 CH, 3 granules cinq fois par jour, surtout si la toux est très suffocante, et la face très rouge.

NAPHTALINUM 5 CH, 3 granules cinq fois par jour, surtout si coexistent, avec les quintes, un écoulement du nez et un larmoiement irritants.

Lorsque l'expectoration apparaît, au début, les quintes aboutissent au rejet abondant de mucosités visqueuses et blanchâtres qui s'écoulent en longs filaments. Le médicament indiqué est COCCUS CACTI 5 CH, 3 granules cinq fois par jour.

Si les mucosités filantes et visqueuses deviennent adhérentes et jaunes, le remède indiqué est KALI BICHROMICUM 5 CH, 3 granules cinq fois par jour.

Traitement de la fin de la maladie

La toux devient sèche la nuit, grasse le jour, et entraîne le rejet de mucosité jaunes non irritantes. L'enfant n'a pas soif, son état est aggravé par la chaleur et amélioré par l'air frais. Les remèdes indiqués sont : PULSATILLA 5 CH et SULFUR IODATUM 5 CH, 3 granules deux fois par jour, pour chaque remède.

Traitement des toux résiduelles

En cas de persistance d'une toux spasmodique, qui réapparaît à chaque rhume, donner en alternance : une dose de DROSERA 30 CH, et une dose de PERTUSSINUM 30 CH, tous les quinze jours.

Traitement des complications

Les complications de la coqueluche imposent le recours à un médecin.

◇ LES OREILLONS ◇

Il s'agit d'une maladie infectieuse très contagieuse, épidémique, pratiquement toujours bénigne. Elle est due au virus ourlien. Les enfants qui ont eu cette maladie sont protégés contre une nouvelle atteinte.

Traitement du début de la maladie

La fièvre inaugure la maladie. Selon les caractéristiques de cette fièvre, les remèdes les plus souvent indiqués seront :

ACONIT 9 CH, 3 granules toutes les deux heures, BELLADONNA 7 CH, 3 granules toutes les deux heures, FERRUM PHOSPHORICUM 7 CH, 3 granules toutes les deux heures. (Voir les caractéristiques de ces médicaments au chapitre traitant de la fièvre, pp. 124 à 132).

Traitement de la maladie déclarée

Le gonflement des glandes parotides survient très vite après le début de la maladie. A ce stade, deux médicaments sont particulièrement indiqués : BELLADONNA 7 CH, 3 granules trois fois par jour, si le début a été brusque, avec tuméfaction aiguë des glandes parotides qui sont rouges, chaudes et très douloureuses. MERCURIUS SOLUBILIS 7 CH, 3 granules trois fois par jour, qui est le remède le plus souvent indiqué, et qui correspond à une évolution progressive moins aiguë que pour BELLADONNA, avec fièvre peu élevée, glandes parotides sensibles, haleine fétide, salivation importante et soif vive.

Traitement de la fin de la maladie

Les deux remèdes utiles sont : PULSATILLA 7 CH, 3 granules trois fois par jour, et SULFUR IODATUM, 3 granules trois fois par jour.

◊ LA ROUGEOLE ◊

La rougeole, la plus répandue des fièvres éruptives, est une maladie infectieuse épidémique, très contagieuse, due à un virus. Les enfants ayant eu cette maladie sont protégés contre une nouvelle atteinte.

La vaccination existe mais n'est pas obligatoire. La maladie est généralement bénigne chez un enfant en bonne santé. Cependant ses complications peuvent être redoutables.

Traitement du début de la maladie

La maladie débute par de la fièvre avec écoulement oculo-nasal et toux rauque.

Selon les caractéristiques de la fièvre, les remèdes les plus souvent indiqués seront : ACONIT 9 CH, 3 granules toutes les deux heures, BELLADONNA 7 CH, 3 granules toutes les deux heures, FERRUM PHOSPHORICUM 7 CH, 3 granules toutes les deux heures. (Voir les caractéristiques de ces médicaments au chapitre traitant de la fièvre pages 124 à 132.)

Cependant, on doit ajouter BRYONIA 7 CH, 3 granules toutes les deux heures, à l'un de ces trois médicaments, si la toux sèche et quinteuse est aggravée par le moindre mouvement, et si l'enfant présente des maux de tête qui sont améliorés par la pression forte sur la tête et une grande soif.

On doit plutôt ajouter GELSÉMIUM 7 CH, 3 granules toutes les deux heures, si l'enfant manque de réactions, présente des tremblements et une absence totale de soif.

De plus, l'écoulement oculo-nasal sera traité par EUPHRASIA 7 CH, 3 granules trois fois par jour si le larmoiement est irritant, et l'écoulement nasal doux. Il sera traité par ALLIUM CÉPA 7 CH,

3 granules trois fois par jour si le larmoiement est doux, et l'écoulement nasal irritant.

Enfin, si la gorge est très rouge avec des points blancs, et si la langue est chargée et garde l'empreinte des dents chez un enfant qui salive beaucoup, il faut ajouter MERCURIUS SOLUBILIS 7 CH, 3 granules trois fois par jour.

Traitement de la maladie déclarée

A ce stade, apparaît l'éruption. Le jeune malade présente toujours fièvre, toux et écoulement, et il est couvert de petites taches rouges qui s'effacent à la pression. Il faut continuer les médicaments choisis pour la période de début, et ajouter PULSATILLA 7 CH, 3 granules cinq fois par jour.

Si l'éruption est lente à venir chez un sujet vigoureux, il faut donner une dose unique de SULFUR 15 CH.

La même situation, chez un sujet sans réaction, appelle GELSÉMIUM 7 CH, 3 granules trois fois par jour, ou IPÉCA 7 CH, 3 granules trois fois par jour si la toux incessante entraîne nausées et vomissements.

Traitement de la fin de la maladie

Les deux médicaments de la période de convalescence sont PULSATILLA 7 CH et SULFUR IODATUM 7 CH, prescrits chacun à raison de 3 granules deux fois par jour.

Traitement des complications

Les complications de la rougeole impliquent le recours à un médecin.

◇ LA RUBÉOLE ◇

La rubéole est une maladie infectieuse éruptive, épidémique, due à un virus. Les enfants ayant eu cette maladie sont protégés contre une nouvelle atteinte.

Bien qu'elle soit la plus bénigne des maladies éruptives, une circonstance particulière la rend redoutable : elle peut déterminer chez la femme enceinte des anomalies de l'embryon d'une gravité exceptionnelle. Chez les femmes qui n'ont pas contracté cette maladie dans l'enfance, seule la vaccination permet d'éviter à coup sûr ce risque.

Traitement du début de la maladie

Les remèdes utilisés sont ceux de la fièvre : ACONIT 9 CH, 3 granules toutes les deux heures, BELLADONNA 7 CH, 3 granules toutes les deux heures, FERRUM PHOSPHORICUM 7 CH, 3 granules toutes les deux heures. (Voir les caractéristiques de ces médicaments au chapitre traitant de la fièvre pages 124 à 132.)

Traitement de la maladie déclarée

A ce stade apparaît l'éruption qui correspond à PULSATILLA 7 CH, 3 granules cinq fois par jour.

Traitement de la fin de la maladie

Il faut continuer PULSATILLA 7 CH, 3 granules deux fois par jour, et ajouter SULFUR IODATUM 5 CH, 3 granules deux fois par jour.

◊ LA VARICELLE ◊

La varicelle est une maladie infectieuse éruptive, épidémique, très contagieuse, le plus souvent bénigne. Elle est due à un virus. Les enfants ayant contracté cette maladie sont protégés contre une nouvelle atteinte.

Traitement du début de la maladie

La maladie débute par une fièvre variable. Selon les caractéristiques de la fièvre, les médicaments les plus souvent utilisés seront : ACONIT 9 CH, 3 granules toutes les deux heures, BELLADONNA 7 CH, 3 granules toutes les deux heures, FERRUM PHOSPHORICUM 7 CH, 3 granules toutes les deux heures.

Traitement de la maladie déclarée

A ce stade apparaît l'éruption. Elle est constituée par de petites vésicules entourées d'un halo rouge, et contenant un liquide clair. Le remède qui correspond à ce type d'éruption est RHUS TOXICODENDRON 7 CH, 3 granules trois fois par jour.

Lorsque les vésicules évoluent, leur contenu se trouble et elles se recouvrent de croûtes blanches épaisses, sous lesquelles s'accumule un pus jaunâtre. Des démangeaisons très violentes apparaissent avec brûlures aggravées la nuit. Le remède indiqué à ce stade est MEZEREUM 7 CH, 3 granules trois fois par jour.

Si l'aspect des vésicules est plus purulent, et que l'enfant présente des sueurs avec hypersalivation et soif vive, il faut ajouter MERCURIUS SOLUBILIS 7 CH, 3 granules trois fois par jour.

Traitement de la fin de la maladie

Deux remèdes sont indiqués : PULSATILLA 7 CH, 3 granules trois fois par jour, et SULFUR IODATUM 7 CH, 3 granules trois fois par jour.

LE NEZ, LA GORGE ET LES OREILLES

De quoi s'agit-il ?

Les troubles observés au niveau du nez, de la gorge et des oreilles sont *très fréquemment rencontrés*, aussi bien chez l'enfant que chez l'adulte. Comment se définissent-ils ?

Les angines : mal de gorge, inflammation des amygdales.

Les otites : inflammation des conduits auditifs, du tympan.

Les poussées dentaires : croissance des dents chez l'enfant, souvent accompagnée d'un état inflammatoire.

Les rhino-pharyngites : inflammation des muqueuses des cavités du nez, et du pharynx.

Les rhumes : inflammation des muqueuses du nez.

Les saignements de nez, encore appelés épistaxis.

Les sinusites : inflammation des sinus des os maxillaires et frontaux (os de la face).

La toux : réflexe de rejet violent d'air pulmonaire, suite à une irritation de l'arbre respiratoire.

Le plus souvent, il s'agit de manifestations infectieuses, c'est-à-dire dues à un microbe (une bactérie ou un virus), ou une association des deux. Parfois, il s'agit de manifestations allergiques.

Dans tous les cas, il s'agit de manifestations aiguës.

Ces troubles, pour désagréables qu'ils soient, sont rarement très graves et ne mettent pas la vie du patient en danger.

Cependant, l'absence de traitement ou un traitement inadéquat, peuvent avoir des conséquences graves (otites graves, phlegmon de l'amygdale, etc.).

La prudence s'impose donc toujours et l'automédication doit toujours se faire en étroite collaboration avec son médecin de famille.

Après avoir décrit les signes de début, communs à la plupart de ces troubles, nous les étudierons par ordre alphabétique pour la commodité des choses.

◇ LES SIGNES PRÉCURSEURS ◇

Presque toutes les manifestations nez-gorge-oreilles débutent par un *stade inflammatoire* qui se traduit par une douleur, une congestion locale, souvent une rougeur, parfois un gonflement, et quelquefois une sécrétion, un écoulement clair.

Dès le début de ces symptômes, *trois remèdes* sont indiqués : **BELLADONNA 5 CH**, 3 granules toutes les heures, **FERRUM PHOSPHORICUM 5 CH**, 3 granules toutes les heures. Les prises doivent être espacées dès l'amélioration, et après deux jours de ce traitement vous ne devez pas prendre, plus de deux à trois fois, 3 granules de chaque remède par jour.

PYROGÉNIUM 9 CH, 1 dose chaque jour pendant trois jours, pour prévenir systématiquement l'infection.

Si ce traitement reste insuffisant, et si d'autres troubles plus précis apparaissent, il est possible de faire plus.

Mais, doit-on faire plus sans consulter ?

La réponse à cette question dépend de votre « culture » homéopathique, de votre sang-froid, de la connaissance que vous avez de vos maladies, ou de celles de vos enfants, et des bonnes relations que vous entretenez avec votre médecin.

Si vous vous intéressez à l'homéopathie, et donc à votre santé, mais si vous êtes totalement débutant, et donc hésitant, et si les livres homéopathiques, notamment les matières médicales, vous laissent perplexes, nous vous recommandons de ne pas faire plus et de consulter, si tout ne rentre pas dans l'ordre, dans les 48 heures.

Par contre, si vous avez commencé l'étude de l'homéopathie, si vous avez déjà reçu quelques conseils de votre médecin homéopathe qui est prêt à vous guider et si de bons livres d'homéopathie vous sont partiellement accessibles, vous pouvez alors adapter votre traitement à l'évolution de vos symptômes ou des symptômes de vos enfants.

◊ INFLAMMATION DES SINUS (SINUSITES) ◊

Les sinusites sont des inflammations aiguës ou chroniques des muqueuses de ces cavités des os de la face et du front que sont les sinus. Elles peuvent se manifester d'un seul côté ou des deux côtés. Elles peuvent être localisées à l'os maxillaire supérieur (de chaque côté de l'aile du nez) ou à tous les sinus (incluant les sinus du front). Le plus souvent d'origine infectieuse, elles se caractérisent alors par une douleur plus ou moins violente au niveau et à la pression des sinus, un nez bouché, une sécrétion purulente dans le nez et l'arrière-gorge associée parfois à de la fièvre.

PRÉCAUTIONS ET PLACE DE L'HOMÉOPATHIE

L'homéopathie présente une gamme de remèdes très utiles pour lutter contre les sinusites. Cependant, il est conseillé de recourir aux conseils d'un médecin homéopathe surtout si les crises se répètent. Parfois, la thérapeutique classique à base d'antibiotiques sera nécessaire et dans les cas chroniques un acte chirurgical (soins dentaires, ponction, drainage) peut être très utile.

Le début de la crise sera traité comme tout début d'infection nez-gorge-oreilles en associant **BELLADONNA 5 CH, FERRUM PHOSPHORICUM 5 CH** et **PYROGÉNIUM 9 CH** (cf. p. 161). Si le début a été particulièrement brutal avec éternuements violents en série et écoulement nasal abondant d'un liquide clair, on remplacera **FERRUM PHOSPHORICUM** par **ACONIT 9 CH**, 3 granules toutes les demi-heures et espacement des prises dès l'amélioration.

Dès que l'écoulement devient purulent on choisira parmi les remèdes les plus fréquemment actifs :

HÉPAR SULFUR 9 CH, 3 granules trois fois par jour, si le pus est épais, jaunâtre, et que le patient présente une hypersensibilité au froid avec obstruction du nez au grand air.

KALI BICHROMICUM 7 CH, 3 granules trois fois par jour, si le pus est jaune verdâtre, adhérent, visqueux, formant des bouchons difficiles à expulser avec obstruction du nez et éternuements au grand air.

MERCURIUS SOLUBILIS 7 CH, 3 granules trois fois par jour, si le pus est jaune verdâtre strié de sang avec écoulements aggravés la nuit et par la chaleur, sueurs, soif importante, augmentation de la salivation et langue chargée.

HYDRASTIS 7 CH, 3 granules trois fois par jour, si le pus est jaunâtre, épais, visqueux, filant, avec obstruction du nez à la chaleur et écoulement important dans l'arrière-gorge.

Les médicaments de terrain les plus souvent utilisés sont : **LACHESIS, PULSATILLA, SILICEA, THUYA, AURUM METALLICUM, MERCURIUS SOLUBILIS.**

◇ INFLAMMATION DE LA GORGE (ANGINES) ◇

La gorge devient vraiment douloureuse, en avalant. Elle est simplement rouge ou bien rouge avec quelques points blancs. Une sensation de sécheresse s'installe. La langue « se charge ».

Vous arrêtez **FERRUM PHOSPHORICUM** (cf. les signes précurseurs, page 161). Vous conservez **BELLADONNA 5 CH**, 3 granules toutes les deux heures. Vous ajoutez **MERCURIUS SOLUBILIS 5 CH**, 3 granules toutes les deux heures. Vous conservez **PYROGÉNIUM 9 CH**, 1 dose par jour.

Si des ganglions apparaissent, en grande quantité, sous la mâchoire et le long du cou, en même temps qu'une grande fatigue, vous ajouter **PHYTOLACCA 7 CH**, 3 granules deux fois par jour.

Localement, faites des bains de bouche en utilisant de l'eau tiède dans laquelle vous avez mis quelques gouttes de **TEINTURE-MERE DE PHYTOLACCA.**

◇ LES OTITES ◇

Vous ressentez une douleur d'oreille. Continuer le traitement initial, composé de **BELLADONNA, FERRUM PHOSPHORICUM** et **PYROGÉNIUM** (cf. les signes précurseurs, page 161), auquel vous ajoutez **CAPSICUM 7 CH**, 3 granules 4 fois par jour, et **ARSENICUM ALBUM 7 CH**, 3 granules 4 fois par jour.

◇ LES POUSSÉES DENTAIRES ◇

Cet état inflammatoire survient chez un enfant qui présente une poussée dentaire. L'enfant salive beaucoup.

Continuer le traitement initial composé de **BELLADONNA, FERRUM PHOSPHORICUM** et **PYROGÉNIUM** (cf. les signes précurseurs, page 161), auquel vous ajoutez **CHAMOMILLA 15 CH**, 3 granules matin et soir, et au cours des accès douloureux 3 granules tous les quarts d'heure.

◇ LES RHINO-PHARYNGITES ◇

Vous avez habituellement mal à la gorge et vous savez que, fréquemment, après 24 à 48 heures, l'écoulement devient jaune, épais, non irritant. Il est aggravé par la chaleur d'une pièce et amélioré par l'air frais.

Vous remplacez **BELLADONA** et **FERRUM PHOSPHORICUM** (cf. les signes précurseurs, page 161) par : **PULSATILLA 5 CH, SULFUR IODATUM 5 CH**, 3 granules en prises alternées, toutes les deux heures. Vous continuez **PYROGÉNIUM 9 CH**, 1 dose par jour.

◇ LES RHUMES ET SAIGNEMENTS DE NEZ ◇

Rapidement, après le début du stade inflammatoire, le nez laisse couler un liquide clair non irritant, les yeux pleurent, le tout sur fond d'éternuements fréquents.

Vous associez au traitement initial composé de **BELLADONNA, FERRUM PHOSPHORICUM** et **PYROGÉNIUM** (cf. les signes précurseurs, page 161) : **ALLIUM CÉPA 5 CH, ACONIT 5 CH** (surtout s'il y a une notion de coup de froid brutal et sec, comme le « mistral »), 3 granules en prises alternées toutes les heures, **OSCILLOCOCCINUM 200**, 1 dose chaque jour pendant trois jours. (Ce médicament semble particulièrement efficace en début de grippe.)

Apparition d'un saignement de nez

Ajoutez au traitement initial composé de **BELLADONNA, FERRUM PHOSPHORICUM** et **PYROGÉNIUM** (cf. les signes précurseurs, page 161) : **CHINA 5 CH, MILLEFOLIUM 5 CH**, 3 granules alternés tous les quarts d'heure. Espacer en fonction de l'amélioration.

◇ LA TOUX ◇

(Voir le chapitre « les troubles respiratoires »)

Apport de l'oligothérapie

Les oligo-éléments Zinc, Manganèse, Cuivre, Fer et Sélénium ainsi que les vitamines E, C, A et toutes celles du groupe B sont particulièrement indiqués pour traiter le terrain infectieux et notamment les troubles Nez-Gorge-Oreilles à répétition.

Deux préparations regroupent ces différents micronutriments

et sont très utiles en association avec le traitement homéopathique :

POLLEN ROYAL, déjà cité à propos des allergies (cf. page 86). On donne 2 comprimés à sucer matin et soir pendant 1 mois à raison de plusieurs cures dans l'année.

OLIGOFORME RL 6, à raison d'1 gélule à avaler 4 fois par jour dès le début des symptômes, pendant 5 jours.

LA NUTRITION

◊ L'OBÉSITÉ ◊

Chacun d'entre nous, qu'il soit praticien ou patient, a pu lire, durant les années 1978-1979, de nombreux articles parus dans la presse quotidienne et dans la presse médicale, suite à des « accidents » (certains mortels) survenus chez des femme traités pour « obésité » par des médecins qui se baptisaient « obésiologues » ou encore « amaigrisseurs homéopathes » et qui prétendaient utiliser des traitements homéopathiques.

Les choses étant arrivées à ce point, la justice d'abord, le législateur ensuite, durent intervenir d'une part pour condamner les fautes professionnelles médicales, d'autre part pour interdire la fabrication de « certaines mixtures » contenant (et c'est là que se situe l'habile et dangereuse escroquerie) à la fois des principes actifs allopathiques extrêmement puissants comme des diurétiques (qui font uriner), des anorexigènes (qui coupent l'appétit) ou des hormones thyroïdiennes (qui aident à brûler les graisses), et des médicaments purement homéopathiques.

Malgré ces interventions, il semble qu'une certaine ambiguïté persiste encore sur les « possibilités miraculeuses » de l'homéopathie dans le domaine du traitement de l'excès pondéral.

Il est cependant tout à fait clair que la spécialité « d'obésiologue » ou « d'amaigrisseur homéopathe » n'existe pas, que la plupart des femmes traitées par ces méthodes n'étaient pas obèses, que les traitements n'avaient rien « d'homéopathiques » et donc que ni les accidents, ni les éventuels résultats (car « elles » maigrissaient… mais à quel prix !) ne peuvent être imputés à la technique homéopathique.

En tant que praticien homéopathe enseignant l'homéopathie à Paris, il me paraît important de faire, aujourd'hui, le point sur ce délicat problème. Pour cela je tenterai de répondre à la question : « Peut-on maigrir par l'homéopathie ? »

POSITION DU PROBLÈME

Qu'est-ce que l'obésité ?

Nous retiendrons la définition suivante : « L'obésité est la perte de l'harmonie, imposée au corps par une surcharge graisseuse, sur telle ou telle partie ou sur l'ensemble du corps. »

Cette définition présente l'avantage de tenir compte de la répartition de la masse graisseuse et introduit immédiatement la notion de subjectivité de l'obésité.

Par ailleurs, il semble inutile de revenir en détail sur la définition de l'homéopathie. Ces notions ont été largement exposées dans la première partie de cet ouvrage. Rappelons, cependant, qu'elle est à la fois une méthode thérapeutique et une conception médicale.

Comme conception médicale, l'homéopathie repose sur deux notions :

— la notion de totalité individuelle qui appréhende l'organisme comme un tout somatique et psychique ;

— la notion de dynamisme qui postule que l'organisme est en recherche permanente d'équilibre intérieur suite aux agressions incessantes du monde extérieur.

L'homéopathie est donc une méthode très précise, qui utilise des médicaments préparés avec le même soin que les médicaments allopathiques et en appliquant des règles d'utilisation qui impliquent, de la part du praticien, un effort permanent d'analyse des symptômes les plus spécifiques de chaque personne (réactions individuelles du malade), et de synthèse de cet ensemble symptomatique pour identifier le ou les médicaments indiqués.

Le médecin homéopathe est donc, avant tout, à l'écoute de son patient et, singulièrement dans le cas de l'obésité, il cherchera avec obstination à déterminer l'ensemble des éléments somatiques et psychiques qui sont les facteurs de cette obésité.

Attitude du praticien homéopathe devant un obèse

Quel que soit le type d'obésité présentée par la personne qui consulte, il importe pour le praticien homéopathe de se rappeler :

— qu'il n'y a pas de traitement purement homéopathique de

l'obésité. Des prescriptions diététiques sont toujours nécessaires, et il est parfois utile d'associer un traitement allopathique ;

— qu'il n'y a pas de « recettes », mais que, au contraire, selon les principes mêmes de l'homéopathie, chaque personne obèse doit être considérée en fonction de sa réalité individuelle ;

— que, bien évidemment, le praticien homéopathe est avant tout un médecin, et donc qu'il doit se livrer à un examen complet et établir un diagnostic précis avant de déterminer une thérapeutique.

Recherche du ou des remèdes de fond

Par son interrogatoire minutieux, et par son examen attentif, le praticien homéopathe cherchera d'abord à déterminer le ou les remèdes de fond, appelés encore remèdes de terrain ou polychrestes. Il déterminera ce ou ces remèdes en faisant coïncider, plus ou moins complètement, la grille des renseignements recueillis pendant la consultation avec une ou plusieurs des grilles connues des médicaments homéopathiques.

Quelques exemples, très résumés, permettront de bien comprendre ce temps capital de la consultation homéopathique. Pour chaque cas, nous développerons surtout les comportements des personnages.

— *Premier cas :* cet homme se présente comme un obèse du haut du corps. L'abdomen est rebondi, tendu, et les membres sont normaux… il a, comme dit Corman des « vestibules ouverts » : les yeux sont gros, la bouche large et charnue, les narines dégagées, les lobes des oreilles rouges et gonflés, le teint coloré, la peau chaude.

Malgré sa corpulence, c'est un actif. Optimiste, son comportement montre une forte composante sensuelle. Il est gourmand, très attiré par les sucreries. Il aime la vie sous toutes ses formes. Expansif, extraverti, il n'est pas agressif et sait se montrer conciliant.

Il aime et a besoin d'être aimé, est animé d'une vraie générosité sur fond d'émotivité, ce qui lui donne parfois une apparence de faiblesse naïve qui ne recouvre pas sa réalité. On comprend qu'un tel sujet ait une tendance à la pléthore !

Le médicament qui correspond à cette grille d'observation est **SULFUR**.

— *Deuxième cas :* cet industriel présente également une obésité du haut du corps, type sulfur. C'est un impulsif, agité, très actif, mais avec excès. Excessif, il l'est en tout : dans ses comportements alimentaires, dans ses discussions, dans ses rapports avec le personnel. Il mange trop, boit trop, dort mal, se réveille mal reposé, ne supporte pas la contradiction. Il aime la vie, mais il en fait toujours trop.

Lorsque la fatigue se fait sentir, un court somme d'un quart d'heure lui permet de récupérer… et de se relancer dans ses excès.

Le médicament qui correspond à cette grille est **NUX VOMICA**.

— *Troisième cas :* cet individu a toujours été corpulent, depuis l'enfance. Il était un gros bébé un peu mou, un enfant gras au gros appétit, il s'est développé en largeur pour devenir un adulte pléthorique. C'est un calme dans l'exercice physique comme dans l'exercice intellectuel. On peut même dire de lui qu'il est lent, ce qui lui vaut souvent une réputation de négligence et de paresse. Mais par ailleurs il est patient et persévérant. Il invente peu et préfère se référer à des modèles intellectuels qui le sécurisent. Il n'aime guère la nouveauté ni les changements. Au physique, il est frileux et toujours aggravé par le froid. Le médicament qui correspond à cette grille d'observation est **CALCAREA CARBONICA**.

— *Quatrième cas :* cette femme montre une obésité prédominante entre la taille et les genoux, au niveau des fesses, du bassin et à la racine des cuisses. Elle a une tendance à la dépression avec des périodes de fébrilité impatiente qui lui donnent un comportement pressé.

Elle est très sensible et impressionnable, notamment hypersensible à la musique qui la fait pleurer. Elle a tendance à ressasser des obsessions, des idées fixes, il lui arrive d'avoir des hallucinations. Sur le plan physique, elle est frileuse, sensible à l'humidité et se porte mieux à la chaleur.

Le médicament qui correspond à cette grille d'observation est **THUYA**.

— *Cinquième cas :* cette jeune femme se désole d'un excès de poids général, avec prédominance entre la taille et les genoux. D'une extrême timidité, elle a un caractère doux, silencieux et soumis. Facilement triste et découragée, elle pleure pour un rien et recherche la consolation. Il suffit alors d'un peu d'attention et de sympathie pour dissiper très rapidement son chagrin.

Elle a des idées mais en change vite. Son attachement à sa mère est excessif. Elle recherche une protection, une dépendance. Physiquement, elle souffre d'une très mauvaise circulation veineuse qui est un des facteurs de son obésité. Elle aime le grand air et le mouvement et son état est aggravé par la chaleur.

Le médicament qui correspond à cette grille est **PULSATILLA**.

Les remèdes symptomatiques

Une fois déterminé le remède de fond, ou les deux remèdes de fond si nous avons affaire à une personnalité mixte, nous avons à notre disposition un grand nombre de remèdes que nous choisirons en fonction de leur similitude avec des symptômes particuliers de chacun des patients et de leur obésité.

Il faudrait citer ici une grande partie de la matière médicale. Nous ébaucherons seulement quelques exemples.

Quelques remèdes veineux : **AESCULUS** (varices, ulcères variqueux et hémorroïdes qui saignent peu), **ARNICA** (grand médicament des traumatismes, tropisme veineux), **NUX VOMICA** (hémorroïdes très douloureuses chez des constipés avec prurit anal), **PULSATILLA** (varices, varicosités, lourdeur des jambes), **SÉPIA** (varices et hémorroïdes chez une femme solitaire, pessimiste et irritée par la consolation).

Notons ici que nous retrouvons deux médicaments déjà cités comme remèdes de fond. il n'y a rien là de paradoxal. Il faut simplement se rappeler que le médicament utilisé comme remède de fond sera toujours à haute dilution alors que le même médicament utilisé comme remède symptomatique le sera à basse dilution.

Quelques remèdes des troubles hépato-digestifs : **NUX VOMICA** (dyspepsies, indigestions en général), **GRAPHITES** (dyspepsie avec constipation chez un sujet triste, mélancolique, atone), **LYCOPODIUM** (aérogastrie sous-ombilicale chez un hépatique constipé), **CARBO VÉGÉTABILIS** (aérogastrie sus-ombilicale), NUX MOSCHATA (très grande flatulence : « tout se transforme en gaz »).

Quelques remèdes des douleurs articulaires : BRYONIA (douleurs améliorées par le repos), RHUS TOXICODENDRON (douleurs améliorées par le mouvement), RUTA (douleurs périarticulaires), DULCAMARA (douleurs très aggravées par l'humidité).

En résumé

Nous avons vu que nous pouvions répondre à la fois par oui et par non à la question posée en tête de ce chapitre.

NON, nous ne pouvons pas maigrir par l'homéopathie, considérée comme intervention miraculeuse. Il nous faudra modifier nos habitudes alimentaires, modifier nos comportements, comprendre nos motivations inconscientes. Et cela demande effort et persévérance.

OUI, nous pouvons maigrir par l'homéopathie, en utilisant les médicaments homéopathiques d'une part comme traitement de terrain visant à rééquilibrer notre métabolisme et nos réactions psychologiques, et d'autre part comme traitement symptomatique pour compenser toutes les manifestations secondaires à l'état de pléthore.

Ainsi considérée, la thérapeutique homéopathique a parfaitement droit de cité dans l'arsenal des moyens utilisables chez l'obèse. Et il est fort souhaitable que les praticiens et les patients en testent l'efficacité. Il suffit pour cela d'apprendre un peu d'homéopathie.

LES OS ET LES ARTICULATIONS

◊ LES AFFECTIONS ARTICULAIRES ET PÉRIARTICULAIRES (RHUMATISMES) ◊

On appelle *rhumatismes* des affections douloureuses des articulations et des tissus qui maintiennent l'articulation. Ces états sont associés soit à l'inflammation, soit à la dégénérescence, soit à ces deux manifestations simultanées de la région articulaire.

PRÉCAUTIONS ET PLACE DE L'HOMÉOPATHIE

Dans tous les cas, un diagnostic doit être établi avec précision. On distingue, en effet, les rhumatismes aigus, et les rhumatismes chroniques. Les rhumatismes aigus peuvent être dus à une infection, à une inflammation localisée, isolée, à une inflammation à distance d'une infection (c'est le cas du rhumatisme articulaire aigu), à une poussée aiguë transitoire d'une maladie chronique (c'est le cas de la polyarthrite rhumatoïde). Les rhumatismes chroniques sont dus soit à une autre maladie articulaire, soit à la dégénérescence arthrosique.

Le recours à un médecin est donc nécessaire. Cependant, l'homéopathie peut toujours être utilisée soit pour traiter les symptômes aigus, en attendant la venue du praticien et un diagnostic plus précis, soit pour traiter l'état chronique.

Traitement des manifestations aiguës

Quatre médicaments sont utilisés pour le *stade de début* des rhumatismes aigus.

ACONIT **9 CH,** 3 granules toutes les heures, si les douleurs articulaires apparaissent brutalement, souvent suite à une exposition au vent sec. Ces douleurs sont très violentes, intolérables, aggravées la nuit.

L'articulation est rouge, chaude, extrêmement sensible au contact, avec sensations de fourmillements ou d'engourdissements. Le patient est agité, anxieux, persuadé qu'il va mourir et a très soif. Il est fébrile mais ne transpire pas.

BELLADONNA 7 CH, 3 granules toutes les heures, si des douleurs du même type que celles d'ACONIT (sans la notion de vent comme facteur déclenchant) surviennent chez un patient abattu, fatigué et immobile. Il est fébrile et transpire.

FERRUM PHOSPHORICUM 7 CH, 3 granules toutes les deux heures, si les douleurs sont d'intensité moyenne, les articulations légèrement rouges et enflées, chez un malade faible et abattu. La fièvre est peu élevée et le visage présente souvent des poussées de congestion alternant avec des phases de pâleur.

APIS MELLIFICA 9 CH, 3 granules toutes les heures, si les douleurs sont comme celles d'une brûlure avec gonflement important de l'articulation (œdème), chez un patient qui n'a pas soif malgré la fièvre.

Dans les quatre cas, on diminue la fréquence des prises en fonction de l'amélioration.

Quatre remèdes sont utilisés pour le *stade d'état*, c'est-à-dire de rhumatisme aigu installé. Ces remèdes prendront le relais des quatre précédents si l'amélioration n'a pas été obtenue.

BRYONIA 7 CH, 3 granules trois fois par jour, si la douleur est très vive, lancinante, sur une articulation gonflée, rouge, chaude, dont la peau est tendue, brillante. Le patient, fébrile, est totalement immobile dans son lit car le moindre mouvement l'aggrave. Il a très soif.

MERCURIUS SOLUBILIS 7 CH, 3 granules trois fois par jour, si les douleurs sont très intenses avec articulation rouge, tendue, à tendance suppurative chez un patient en mauvais état général, fébrile, agité, transpirant et salivant abondamment.

PULSATILLA 7 CH, 3 granules trois fois par jour, si les douleurs sont comme des tiraillements, des pesanteurs dans l'articulation qui est augmentée de volume avec une peau violacée. La localisation de l'atteinte articulaire est variable dans le temps.

RHUS TOXICODENDRON 7 CH, 3 granules trois fois par jour, si l'articulation présente une raideur douloureuse, une ankylose améliorée par le mouvement. Le patient est globalement endolori et change continuellement de place dans son lit.

Traitement des manifestations chroniques

Cela implique nécessairement un traitement de terrain et donc le recours à un médecin homéopathe. Les médicaments les plus souvent utilisés sont les suivants : **THUYA, NATRUM SULFURICUM, MÉDORRHINUM, SULFUR, CALCAREA CARBONICA, CALCAREA FLUORICA, CALCAREA PHOSPHORICA.**

Apport de l'oligothérapie

Les oligo-éléments Zinc, Manganèse, Cuivre, Magnésium, Cobalt, Silicium, Fluor et Sélénium ainsi que les vitamines E, C, A et toutes celles du groupe B sont particulièrement indiqués pour aider à traiter les manifestations ostéo-articulaires et les poussées d'arthrose.

Deux préparations regroupent ces différents micronutriments.

OLIGOCEAN, déjà cité, 2 gélules à avaler chaque matin en cure d'1 mois à renouveler plusieurs fois dans l'année.

OLIGOFORME ARTI 7, qui contient outre les micronutriments adaptés au métabolisme articulaire, du cartilage de poisson microdosé. Il faut prendre 1 gélule à avaler le matin ou le soir avant le repas, en cure de 20 jours par mois, plusieurs fois dans l'année.

◊ L'ARTHROSE ◊

L'arthrose est une atteinte dégénérative des surfaces articulaires. Cette dégénérescence est due au vieillissement, mais des facteurs héréditaires interviennent et, selon les personnes, l'arthrose peut se manifester sur un mode mineur ou, au contraire, par des troubles très importants.

PRÉCAUTIONS ET PLACE DE L'HOMÉOPATHIE

Les traitements classiques proposent pour l'arthrose une gamme de médicaments anti-inflammatoires et antalgiques qui, s'ils calment les manifestations douloureuses, n'empêchent pas l'évolution vers l'aggravation. De plus, bon nombre de ces produits présentent des effets secondaires, notamment des intolérances digestives qui justifient, pour leur utilisation, de nombreuses précautions.

Le traitement homéopathique, au contraire, est d'une parfaite innocuité. Il s'agit toujours d'un traitement du terrain arthrosique et sa mise en œuvre impose le recours à un médecin homéopathe.

Les médicaments les plus souvent utilisés sont les suivants : **THUYA, NATRUM SULFURICUM, KALI CARBONICUM, CALCAREA FLUORICA, RADIUM BROMATUM, CAUSTICUM, MÉDORRHINUM, TUBERCULINUM RESIDUUM, SULFUR, CALCAREA CARBONICA, CALCAREA PHOSPHORICA**. Il faut noter que ce traitement du terrain sera utilement complété par l'utilisation de plusieurs oligoélements, notamment le cuivre, le manganèse, le soufre, le fluor, l'or, l'argent, le magnésium et le potassium.

Les poussées aiguës d'arthrose seront traitées comme les rhumatismes aigus.

Apport de l'oligothérapie

Mêmes recommandations qu'à la page 175.

◇ LES RHUMATISMES LOCALISÉS ◇

Les lumbagos

Le lumbago est dû à une contracture musculaire douloureuse de la région lombaire. La cause de cette contracture peut être purement musculaire mais peut aussi être un rhumatisme des vertèbres lombaires ou un traumatisme.

Les remèdes homéopathiques les plus utilisés sont :

KALI CARBONICUM 7 CH, 3 granules trois à cinq fois par jour, pour des tiraillements lombaires, avec brusques sensations de coups d'aiguillons qui irradient dans le dos. Le patient se sent faible, transpire, et a des frissons. Son état s'aggrave la nuit et par temps froid.

BERBERIS 7 CH, 3 granules trois à cinq fois par jour, pour des douleurs de meurtrissures, avec raideur et impotence de la région lombaire, qui irradient à gauche. Ces douleurs sont parfois accompagnées de sensations de piqûres très localisées.

ARNICA et RUTA, à utiliser en cas de traumatisme, éventuellement en association avec l'un des deux précédents remèdes. (Cf. le chapitre « les traumatismes » page 210.)

En cas de lumbagos d'apparition chronique, il est nécessaire de recourir au traitement du terrain rhumatisant ou arthrosique.

Les torticolis

Le torticolis est dû à une contracture musculaire douloureuse des muscles de la région postérieure du cou. Il est l'équivalent, au niveau du cou, du lumbago. La cause de cette contracture peut être purement musculaire mais peut être aussi un rhumatisme des vertèbres cervicales ou un traumatisme.

Les remèdes homéopathiques les plus utilisés sont :

LACHNANTES 5 CH, 3 granules trois à cinq fois par jour, pour des raideurs de la base du cou et des douleurs irradiant soit vers la tête, soit vers la colonne vertébrale.

ACTÉA RACÉMOSA 7 CH, 3 granules trois à cinq fois par jour, pour des contractures musculaires du cou, et du dos, avec hypersensibilité de la région, sensation de crampes et d'élancements.

ARNICA et RUTA à utiliser en cas de traumatisme, éventuellement en association avec l'un des deux précédents remèdes. (Cf. le chapitre « les traumatismes » page 210.)

Les tendinites

Les tendinites sont des inflammations des tendons qui servent à accrocher les muscles sur les os. Elles sont, le plus souvent, la conséquence de traumatismes (soit choc direct, soit mouvements répétés inhabituels).

PRÉCAUTIONS ET PLACE DE L'HOMÉOPATHIE

Lorsque la cause d'une tendinite est un traumatisme violent, il importe toujours de vérifier qu'il n'y a pas fracture associée, ou rupture partielle du tendon. Une fois éliminés ces éventuels troubles associés, les remèdes homéopathiques les plus utiles sont :

RUTA 7 CH, 3 granules trois à cinq fois par jour, à utiliser dans tous les cas.

BRYONIA 7 CH, 3 granules trois à cinq fois par jour, si la région articulaire est gonflée et douloureuse au mouvement.

RHUS TOXICODENDRON 7 CH, 3 granules trois à cinq fois par jour, si la douleur et la raideur sont améliorées par le mouvement.

La goutte

La goutte est une forme particulière de rhumatisme, liée à un trouble du métabolisme de l'acide urique. Les patients atteints de cette maladie ont une déficience en un système enzymatique qui permet de débarrasser le sang des excès d'acide urique. Des dépôts d'acide urique (sous forme de sels) se forment alors dans les articulations qui deviennent inflammatoires et très douloureuses.

PRÉCAUTIONS ET PLACE DE L'HOMÉOPATHIE

Les crises de goutte étant particulièrement douloureuses, le patient recherche un mieux-être immédiat. Le traitement classique allopathique de la crise aiguë, prescrit par un médecin, est donc souvent nécessaire. Cependant, on peut toujours essayer les remèdes homéopathiques qui deviennent, pour le traitement du terrain, les remèdes majeurs.

Traitement de la crise

COLCHICUM 3 x, 5 à 10 gouttes toutes les heures peut, parfois, remplacer la colchicine classique.

Traitement du terrain

Il réclame l'intervention d'un médecin homéopathe. Les médicaments les plus utilisés sont : URIC ACIDUM, LYCOPODIUM, BENZOIC ACID, LEDUM PALUSTRE, LITHIUM CARBONICA.

Apport de l'oligothérapie

Mêmes recommandations qu'à la page 175.

LA PEAU

◊ L'ACNÉ JUVÉNILE ◊

L'acné juvénile est due à l'infection secondaire des glandes sébacées de la peau (glandes qui sécrètent en permanence le sébum qui recouvre et protège la peau). Ces glandes s'infectent parce qu'elles ont augmenté de volume sous l'action de produits hormonaux qui interviennent au moment de la puberté. Cette augmentation de volume entraîne la formation de petits kystes qui peuvent être fermés ou ouverts à la peau. Dans ce dernier cas on parle de comédons (ou points noirs).

PRÉCAUTIONS ET PLACE DE L'HOMÉOPATHIE

Plusieurs remèdes homéopathiques sont actifs contre l'acné. Cependant, la lésion élémentaire décrite ci-dessus peut se développer et se compliquer. Le médecin devra donc être consulté pour ces acnés importantes qui peuvent, à certains moments, justifier le recours temporaire aux antibiotiques.

Le remède du début

SELENIUM 7 CH, 3 granules deux fois par jour. Ce remède correspond à l'époque du début de la puberté, avec apparition des points noirs sur une peau grasse. Le cuir chevelu transpire abondamment et la tendance est à la chute des cheveux. Tous les symptômes sont aggravés par l'exposition au soleil.

Les remèdes de l'acné installée

EUGENIA JAMBOSA 7 CH, 3 granules deux fois par jour. Remède de l'acné simple avec comédons ou papules (comédons infectés) indurés, parfois centrés par un point blanc de pus. La peau est douloureuse autour des papules.

KALIUM BROMATUM 7 CH, 3 granules deux fois par jour. Les lésions sont les mêmes que précédemment, mais elles sont brûlantes, piquantes et apparaissent surtout à la face, à la poitrine et aux épaules.

CALCAREA PICRATA 7 CH, 3 granules deux fois par jour. Les lésions sont les mêmes, mais elles sont localisées dans les endroits où la peau est presque directement en contact avec l'os : régions du front, du conduit de l'oreille, du coccyx.

LEDUM PALUSTRE 7 CH, 3 granules deux fois par jour. Les lésions sont les mêmes, mais elles sont localisées dans la région du nez et du front.

Les remèdes des cicatrices de l'acné

ANTIMONIUM TARTARICUM 9 CH, 3 granules deux fois par jour. Ce remède est indiqué pour les cicatrices bien limitées, de petites tailles, ayant l'aspect d'un cratère rouge violacé.

GRAPHITES 15 CH, 3 granules deux fois par jour. Ce remède convient pour les cicatrices dites chéloïdes c'est-à-dire très boursouflées et disgracieuses.

Les remèdes de terrain les plus souvent utilisés

THUYA, SULFUR, NATRUM MURIATICUM, SULFUR IODATUM, SILICEA, TUBERCULINUM RÉSIDUUM, FOLLICULINUM, HEPAR SULFUR, LYCOPODIUM, SEPIA, PSORINUM, PULSATILLA, NUX VOMICA.

Ces remèdes seront choisis par le médecin homéopathe.

◇ LES BRÛLURES ◇

L'homéopathie ne peut traiter que les brûlures simples, localisées. Selon le stade on utilisera : APIS MELLIFICA 7 CH, 3 granules toutes les demi-heures si la peau est rosée, pique et brûle, à espacer selon les résultats ; RHUS TOXICODENDRON 9 CH, 3 granules toutes les demi-heures si une petite cloque apparaît, à espacer selon les résultats ; CANTHARIS 15 CH, 3 granules toutes les demi-heures si une grosse cloque apparaît, à espacer selon les résultats. Toute brûlure un peu étendue nécessite l'intervention urgente d'un médecin.

◊ LES CICATRICES ET DÉMANGEAISONS (PRURIT) ◊

Les cicatrices

Les cicatrices sont parfois disgracieuses, épaisses, formant un bourrelet (on dit qu'elles sont chéloïdes).

Un médicament homéopathique permet, très fréquemment, d'atténuer de façon remarquable cet aspect : **GRAPHITES 15 CH**, 3 granules par jour pendant au moins six mois.

Dans le cas de cicatrices de brûlures, ajouter à **GRAPHITES** : **CAUSTICUM 9 CH**, 3 granules par jour pendant le même temps.

Si les cicatrices sont rouge violacé, ajouter à **GRAPHITES** : **LACHESIS 9 CH**, 3 granules par jour pendant le même temps ; **SULFURIC ACIDUM 9 CH**, 3 granules par jour pendant le même temps.

Les démangeaisons

Il existe de très nombreux médicaments homéopathiques contre les démangeaisons que seul un médecin homéopathe peut choisir. Cependant, fréquemment, la peau démange sans qu'il y ait de lésions apparentes. Le prurit se déplace sur tout le corps et il est aggravé, voir déclenché, par les contrariétés. Dans ce cas, il faut essayer : **STAPHYSAGRIA 15 CH**, 3 granules tous les soirs pendant un mois. A reprendre à chaque crise.

◊ LA DERMITE FESSIÈRE DU NOURRISSON ◊

Inflammation de la peau des fesses du nourrisson, souvent entretenue par une hygiène insuffisante.

Le traitement : il consiste d'abord dans le respect des règles d'hygiène : changer le bébé plus souvent, le laver, le sécher soigneusement, et utiliser du talc avant de mettre la couche.

Lorsque les légions sont installées, un remède donne d'excellents résultats : **MÉDORRHINUM 15 CH**, 1 dose tous les quinze jours.

◊ LES ENGELURES ◊

Les engelures sont des lésions de la peau provoquées par le froid. Elles sont caractérisées par une enflure douloureuse, rouge violacé, accompagnée parfois de crevasses, qui atteint principalement les mains, les pieds, le nez et les oreilles.

Les remèdes de la phase aiguë

AGARICUS MUSCARIUS 5 CH, 3 granules trois fois par jour, est indiqué pour des engelures qui piquent comme des aiguilles et sont très sensibles à la pression et à l'air froid.

ARNICA MONTANA 5 CH, 3 granules trois fois par jour, pour des engelures plus violacées qui donnent une sensation de meurtrissures, de contusion, et sont très sensibles au toucher.

NITRI ACIDUM 7 CH, 3 granules trois fois par jour, pour des engelures qui piquent comme une multitude d'aiguilles, avec douleur aggravée le soir et la nuit. Ces lésions s'ulcèrent et saignent facilement.

PETROLEUM 7 CH, 3 granules trois fois par jour, pour des engelures avec démangeaisons et brûlures comme du feu, peau épaissie et crevassée, qui apparaissent chaque hiver, et sont aggravées par l'humidité.

En cas de doute sur le choix d'un remède, il est possible d'en associer deux. L'association la plus classique pour les engelures est **AGARICUS** plus **PETROLEUM**.

Les remèdes du terrain

Pour éviter que les engelures ne reviennent à chaque période froide, il est indispensable d'utiliser les médicaments de terrain qui ont une action profonde. Les plus fréquemment utilisés sont : **PULSATILLA, ARSENICUM ALBUM, SULFUR, NUX MOSCHATA, SEPIA.**

◊ L'HERPÈS ◊

L'herpès est une maladie infectieuse chronique due à l'herpès virus. Après une première infection, qui se manifeste par une forte éruption de vésicules dans et autour de la bouche ou au niveau des organes génitaux, le virus reste vivant mais silencieux dans l'organisme.

A l'occasion de divers événements extérieurs (forte insolation, exposition au froid, aux rayons ultra-violets, etc.) ou intérieurs (choc affectif, chagrin, grande joie, deuil, etc.) le virus se réveille et provoque une nouvelle infection appelée *infection récurrente*. Ces crises de récurrence, qui peuvent survenir très fréquemment, sont extrêmement gênantes et fatigantes.

PRÉCAUTIONS ET PLACE DE L'HOMÉOPATHIE

Il n'existe aucun médicament efficace pour supprimer la récurrence herpétique. Le *zovirax* (acyclovir), médicament allopathique, empêche bien la survenue des crises pendant la durée de la prise, mais les récurrences reviennent dès l'arrêt du médicament. Certains remèdes homéopathiques, pris au bon moment, arrêtent la crise, et les remèdes de terrain en diminuent la fréquence.

Traitement de la crise de récurrence herpétique

Premier cas : *la récurrence au niveau du pourtour de la bouche et au niveau de la peau en général.*

La crise de récurrence s'annonce, le plus souvent, par des petits signes que l'on appelle *prodromes.* Ainsi, avant que n'apparaissent les vésicules, une région au bord des lèvres devient sensible avec impression de démangeaisons et de brûlures. Le traitement homéopathique doit être pris au moment de ces prodromes. Il est très efficace dans l'immense majorité des cas.

Quel est ce traitement ?

VACCINOTOXINUM 15 CH, 1 dose uniquement au moment des prodromes.

APIS MELLIFICA 15 CH, 3 granules six fois, à dix minutes d'intervalle, dans l'heure qui suit la prise de VACCINOTOXINUM.

RHUS TOX 9 CH, 3 granules deux fois par jour, pendant huit jours, à prendre uniquement si les vésicules apparaissent après la prise des deux précédents médicaments.

Deuxième cas : *la récurrence au niveau des organes génitaux.*

Les prodromes sont parfois absents dans le cas de la récurrence* génitale. De plus, leur manifestation est souvent curieuse : on peut en effet observer des démangeaisons et des brûlures comme pour l'herpès des lèvres, mais aussi des douleurs sciatiques, l'apparition de ganglions à l'aine, une grande fatigue inexplicable, des douleurs dans la vessie, etc. Il est donc plus difficile de savoir à quel moment prendre son traitement. Cependant, en cas de doute, il vaut mieux prendre le traitement pour rien, car il est totalement dénué d'effets secondaires, que de risquer l'éclosion de la poussée d'herpès.

Le traitement

VACCINOTOXINUM 15 CH, 1 dose unique au moment des prodromes.

CROTON TIGLIUM 9 CH et **APIS MELLIFICA 15 CH,** 3 granules de chacun des 2 remèdes, six fois à dix minutes d'intervalle, dans l'heure qui suit la prise de VACCINOTOXINUM.

RHUS TOX 9 CH, 3 granules deux fois par jour, en cas d'apparition des vésicules.

Les résultats de ce traitement sont moins constants que dans le cas de la récurrence autour des lèvres. Cela tient beaucoup au fait que les remèdes sont souvent pris trop tard par rapport au début de la crise.

Nota : il est important de signaler que même si les remèdes sont pris après le début de l'éruption, ils auront généralement pour effet d'écourter considérablement la crise.

Le traitement de terrain dans la récurrence herpétique

Les médicaments les plus fréquemment utilisés sont : NATRUM MURIATICUM, NATRUM CARBONICUM, SEPIA, AURUM MURIATICUM, SULFUR, VACCINOTOXINUM, CAUSTICUM, GRAPHITES, MERCURIUS SOLUBILIS.

◊ L'IMPÉTIGO ◊

L'impétigo est une affection primitivement microbienne de la peau. Cette affection suppure en raison d'une infection. L'impétigo se voit souvent à partir d'une plaie infectée.

PRÉCAUTIONS ET PLACE DE L'HOMÉOPATHIE

Les bactéries les plus fréquemment rencontrées dans l'impétigo sont le staphylocoque doré et le streptocoque. Si les lésions d'impétigo sont très étendues il peut être nécessaire d'avoir recours aux traitements par antibiotiques, donc au médecin. Le plus souvent le traitement homéopathique donnera de bons résultats.

Les remèdes correspondant aux lésions de l'impétigo sont les suivants :

ANTIMONIUM CRUDUM **5 CH,** 3 granules deux fois par jour, remède qui correspond à la fois aux légions de l'impétigo avec croûtes et pus jaunâtres, et au caractère glouton d'un enfant difficile.

MEZEREUM 5 CH, 3 granules deux fois par jour, remède d'impétigo qui démange beaucoup, localisé à la face, au dos des mains, au cuir chevelu.

GRAPHITES 7 CH, 3 granules deux fois par jour, remède d'impétigo chez des enfants gros, frileux, constipés.

A ces trois remèdes, il faut ajouter deux remèdes des suppurations :

HÉPAR SULFUR 15 CH, 3 granules par jour.
PYROGENIUM 9 CH, 3 granules par jour.

Les remèdes de terrain

Les remèdes de terrain les plus fréquemment prescrits sont : **SULFUR, LYCOPODIUM, SILICEA, THUYA, MEDORRHINUM.**

◇ L'INSOLATION ET LE COUP DE CHALEUR ◇

Accident causé par l'irradiation solaire ou une chaleur excessive, insolations et coups de chaleur sont caractérisés par des maux de tête intenses, une tendance au sommeil, une diminution des sécrétions, des vomissements et, dans les cas graves, de l'hallucination, du délire et une perte de connaissance.

PRÉCAUTIONS ET PLACE DE L'HOMÉOPATHIE

Consulter d'emblée si les troubles sont graves.

Deux grands médicaments homéopathiques : **APIS MELLIFICA 15 CH,** 3 granules tous les quarts d'heure. Espacer suivant l'amélioration. Ce médicament est indiqué en cas d'absence de soif chez un patient se plaignant de sensation de cuisson et de démangeaisons.

BELLADONNA 7 CH, 3 granules tous les quarts d'heure. Espacer suivant l'amélioration. Ce médicament est indiqué en cas de soif vive chez un patient se plaignant de sensation de battements congestifs au niveau de la tête.

◇ LES MYCOSES ◇

Les mycoses sont des infections dues à des champignons. La peau qui est directement en contact avec le monde extérieur est particulièrement prédisposée à ce type d'infections qui se localisent sur toute la surface du revêtement cutané avec une prédilection pour les plis, le cuir chevelu et les ongles.

PRÉCAUTIONS ET PLACE DE L'HOMÉOPATHIE

De nombreux remèdes homéopathiques sont actifs contre les mycoses cutanées mais pour être efficaces, ils doivent toujours être prescrits associés à un traitement de terrain.

En attendant de consulter son médecin homéopathe, il est recommandé de prendre : **PSORINUM 9 CH**, 1 dose par semaine le matin à jeun et **TRICOPHYTON RUBRUM 9 CH**, 1 dose par semaine le matin à jeun. Ce traitement peut être poursuivi plusieurs mois.

Les remèdes de terrain les plus souvent utilisés sont : **THUYA, NATRUM SULFURICUM, DULCAMARA, CALCAREA CARBONICA, GRAPHITES, MEDORRHINUM, ANTIMONIUM CRUDUM, ARSENICUM ALBUM, PSORINUM, LYCOPODIUM.**

◇ LES PIQÛRES D'INSECTES ◇

PRÉCAUTIONS ET PLACE DE L'HOMÉOPATHIE

En fonction de la localisation (muqueuse buccale, pharynx avec risque d'œdème, trajet veineux) ou si le sujet est connu comme allergique, consulter immédiatement un médecin.

Dans tous les cas, application locale de **CALENDULA TM PURE**, sauf pour les morsures d'araignées où l'on utilise **LEDUM PALUSTRE TM PURE.**

Traitement : **APIS MELLIFICA 15 CH**, 3 granules tous les quarts d'heure, puis espacer selon l'amélioration.

LEDUM PALUSTRE 7 CH, 3 granules toutes les demi-heures, puis espacer selon l'amélioration.

◇ LES PLAIES ◇

On appelle plaie toute détérioration des téguments (tissus qui recouvrent le corps et en assurent les limites).

PRÉCAUTIONS

Toujours vérifier les dates des dernières vaccinations antitétaniques.

Montrer au médecin les plaies avec risques d'atteintes tendineuses, et les plaies qui continuent à faire souffrir malgré un traitement antiseptique local.

DANS TOUS LES CAS

Désinfection soigneuse locale avec une solution de 30 gouttes de **CALENDULA TM** dans un demi-verre d'eau.

Faire prendre, à titre préventif, 1 dose de **PYROGENIUM 9 CH** chaque jour pendant la durée de la cicatrisation.

Coupures nettes et piqûres

— Coupure nette par instrument tranchant : **STAPHYSAGRIA 7 CH**, 3 granules trois fois par jour pendant la cicatrisation.

— Piqûres par instrument pointu (aiguille) : **HYPERICUM 7 CH**, 3 granules 3 fois par jour pendant les phénomènes douloureux.

◊ LES TROUBLES DE LA TRANSPIRATION ◊

Excrétion anormale en quantité ou en qualité de la sueur, par les glandes sudoripares de la peau.

PRÉCAUTIONS ET PLACE DE L'HOMÉOPATHIE

La transpiration est une fonction naturelle, et très utile, de certaines glandes de la peau. Tous les traitements qui visent à supprimer la transpiration sont donc dangereux. Les remèdes homéopathiques présentent l'avantage de réguler les transpirations excessives et d'atténuer les transpirations d'odeur trop forte ou désagréable.

Les remèdes cités ci-dessous ne sont que des indications qui seront complétées par un traitement de terrain.

Remèdes des transpirations de tout le corps

CALCAREA CARBONICA 9 CH, 3 granules par jour, remède de transpiration généralisée chez un enfant rond, potelé, joufflu, et en bonne santé. La transpiration est plus importante au niveau de la tête et des pieds. Elle laisse une auréole sur l'oreiller. Cet enfant est par ailleurs souvent fragile sur le plan respiratoire.

Le remède peut être utilisé chez l'adulte de forte ossature, ralenti aussi bien physiquement que psychiquement.

CHAMOMILLA 9 CH, 3 granules par jour, remède de transpiration généralisée *chez l'enfant* au moment où il s'endort. La transpiration est plus forte au niveau de la tête.

KALI CARBONICUM 9 CH, 3 granules par jour, remède de transpiration généralisée au moindre effort.

MERCURIUS SOLUBILIS 9 CH, 3 granules par jour, remède de transpirations généralisées dans la deuxième enfance. La sueur sent mauvais et tache le linge.

SILICEA 15 CH, 3 granules par jour, remède de la transpiration généralisée chez un enfant menu, à croissance ralentie. Les sueurs surviennent plutôt la nuit et n'ont pas d'odeur. Une recrudescence des sueurs est signe d'une baisse de l'état général. On retrouve ces mêmes caractéristiques chez l'adulte.

IODUM **9 CH,** 3 granules par jour, remède de transpiration généralisée abondante chez un sujet maigre, nerveux, agité, au teint jaunâtre. Les sueurs tachent souvent le linge en bleu.

Remèdes des transpirations localisées

CALCAREA CARBONICA **9 CH,** 3 granules une fois par jour, remède des transpirations localisées à la tête et aux pieds chez l'enfant, et à n'importe quel endroit du corps chez l'adulte qui présente le type sensible (cf. pages 383 et 384, le sujet calcarea carbonica).

CHAMOMILLA **15 CH,** 3 granules une fois par jour, remède des transpirations localisées à la tête, en s'endormant, chez l'enfant.

THUYA **9 CH,** 3 granules une fois par jour, remède de la transpiration localisée aux mains, qui sont humides en toutes saisons, et donnent la sensation de mains moites et froides. Cette sudation constante peut gêner l'élève à l'école. Chez l'adulte, *thuya* est le remède de la transpiration localisée aux organes génitaux.

SEPIA **9 CH,** 3 granules une fois par jour, remède de la transpiration qui tache le linge, localisée aux aisselles.

CIMICIFUGA **9 CH,** 3 granules une fois par jour, remède de la transpiration des mains chez la jeune fille ou la femme qui présentent des troubles veineux avec coloration bleutée des chevilles et des jambes.

◊ LES VERRUES ◊

Les verrues sont constituées par de petites excroissances de chair de couleurs et de consistances variables, qui peuvent se trouver sur tout le corps mais plus fréquemment sur les mains et sur les pieds.

PRÉCAUTIONS ET PLACE DE L'HOMÉOPATHIE

Il faut éviter de les gratter, de les couper ou de les écorcher car elles peuvent alors repousser plus abondamment.

Remèdes symptomatiques : il en existe six qui donnent souvent d'excellents résultats.

Le remède, qui correspond à toutes les verrues dures, recouvertes d'une épaisse couche cornée, est ANTIMONIUM CRUDUM. On l'utilise à la dilution **5 CH**, 3 granules deux fois par jour.

Si la verrue de type ANTIMONIUM CRUDUM présente, en outre, une teinte jaunâtre et des fissures douloureuses (impression de piqûre) et qui saignent, il faut ajouter **NITRICUM ACIDUM 7 CH**, 3 granules deux fois par jour.

Si la verrue est plane, saigne très facilement, est localisée sous les ongles ou sur la face, il faut utiliser **CAUSTICUM 7 CH**, 3 granules deux fois par jour.

Dans le cas de verrues de type ANTIMONIUM CRUDUM, localisées autour des ongles, il faut ajouter **GRAPHITES 7 CH**, 3 granules deux fois par jour.

Si la verrue est plane, transparente ou brunâtre, et siège au dos des mains ou sur le dos, le remède indiqué est **DULCAMARA 7 CH**, 3 granules deux fois par jour.

Si les verrues sont situées dans la région ano-génitale, saignent facilement et démangent, le remède indiqué est **SABINA 7 CH**, 3 granules deux fois par jour.

Nota : le remède de terrain le plus souvent utile est **THUYA** que l'on donnera une fois par semaine, à la dilution **15 CH** en dose.

◊ LE ZONA ◊

Le zona est une maladie infectieuse caractérisée par une éruption de vésicules, le long du trajet d'un nerf. Il est dû au virus zona-varicelle et se manifeste parfois de nombreuses années après que le sujet ait fait cette dernière maladie.

PRÉCAUTIONS ET PLACE DE L'HOMÉOPATHIE

Bien que très fatigant par les douleurs et les insomnies qu'il occasionne, le zona n'est pas, le plus souvent, une maladie grave. Cependant, lorsqu'il s'agit d'un zona ophtalmique, la surveillance de l'œil doit être assurée par un spécialiste.

En l'absence de tout autre traitement, les remèdes homéopathiques sont les moyens de choix pour raccourcir la durée de la maladie, et surtout pour éviter les névralgies particulièrement pénibles et tenaces qui peuvent survenir plusieurs années après l'éruption.

Les remèdes du début

Prendre *le plus vite possible*, dès le début des signes, c'est-à-dire lorsque la peau manifeste une augmentation de la sensibilité avec sensations de brûlures sur un trajet nerveux, avant l'apparition de l'éruption ou dès l'apparition des premières vésicules, **STAPHYLOCOCCINUM 15 CH**, 1 dose unique. Puis, six à douze heures plus tard, une dose unique de **SULFUR 15 CH**.

Les remèdes de l'éruption déclarée

A ce stade, l'aspect de l'éruption permet de choisir les remèdes.

RHUS TOXICODENDRON 7 CH, 3 granules six fois par jour si les vésicules sont petites, de la taille d'une tête d'épingle, contiennent un liquide clair, et reposent sur une peau rouge, brûlante et qui démange. La démangeaison est améliorée par des compresses d'eau chaude.

RANONCULUS BULBOSUS 7 CH, 3 granules six fois par jour si les vésicules sont bleutées et contiennent un liquide mélangé de sang. Elles démangent beaucoup et provoquent de vives douleurs fulgurantes.

CANTHARIS 7 CH, 3 granules six fois par jour si les vésicules sont grosses et rassemblées en paquets confluents, entraînent brûlures et démangeaisons, améliorées par les applications froides.

ARSENICUM ALBUM 7 CH, 3 granules six fois par jour si les vésicules brûlent très fort (comme des charbons ardents) avec des recrudescences nocturnes, entre une heure et trois heures du matin, et sont améliorées par des applications chaudes. Le malade est alors agité, anxieux et très affaibli par sa maladie.

PRUNUS SPINOSA 7 CH, 3 granules six fois par jour lorsque l'éruption se manifeste dans la zone ophtalmique.

MEZEREUM 7 CH, 3 granules six fois par jour lorsque les vésicules contiennent un liquide épais, blanc ou jaunâtre, ou lorsque le stade des croûtes avec pus jaunâtre est atteint. Ce dernier remède correspond donc à un stade plus avancé.

Notons que deux ou trois remèdes peuvent être pris simultanément si la distinction est difficile à faire entre eux.

Les remèdes des douleurs qui surviennent après le zona

Rappelons que ces douleurs surviennent rarement si le zona a été traité par l'homéopathie. Elles sont plus fréquentes chez les vieillards. Les remèdes les plus utiles sont les suivants :

HYPERICUM 30 CH, 3 granules quatre fois par jour, et au moment des élancements douloureux. Ce remède convient bien aux douleurs qui suivent le trajet d'un nerf, et qui sont aggravées par le mouvement et les secousses.

KALMIA LATIFOLIA 15 CH, 3 granules quatre fois par jour et au moment des élancements douloureux. Ce remède est adapté aux douleurs fulgurantes comme des décharges électriques, suivies d'une phase d'engourdissement de la région. Il est particulièrement efficace dans les névralgies de la face.

MAGNESIA PHOSPHORICA 15 CH, 3 granules quatre fois par jour et au moment des élancements douloureux. Ce remède convient aux douleurs à début et fin brusques, intolérables, qui arrachent des cris au malade et sont calmées par la chaleur.

CAUSTICUM 15 CH, 3 granules quatre fois par jour et au moment des élancements douloureux. Ce remède correspond aux douleurs avec sensation d'écorchures, de brûlures comme si la peau était à vif, qui sont améliorées par le temps humide et chaud, et aggravées par le froid sec.

Apport de l'oligothérapie

Les oligo-éléments Zinc, Manganèse, Cuivre, Magnésium, Silicium et Sélénium ainsi que les vitamines E, C, A et toutes celles du groupe B sont particulièrement indiqués pour traiter les problèmes de peau.

Deux préparations regroupent ces différents micronutriments et sont très utiles en association avec le traitement homéopathique :

MICROLEV qui contient, dans une gélule, de la levure de bière microdosée qui apporte toutes les vitamines du groupe B. On donne 2 gélules le soir avant le repas pendant 1 mois à raison de plusieurs cures dans l'année.

OLIGOFORME P 8 qui contient les autres micronutriments cités, à raison d'1 gélule à avaler avant l'un des repas, 20 jours par mois. Il est bon de faire plusieurs cures dans l'année.

LE SYSTÈME NERVEUX ET LE COMPORTEMENT

On appelle troubles du comportement les modifications en exagération ou en diminution du comportement habituel d'un individu sur le plan émotionnel, affectif ou psychologique.

PRÉCAUTIONS ET PLACE DE L'HOMÉOPATHIE

Il est clair que ce chapitre comprend un grand nombre de situations qui nécessitent l'intervention médicale. La persistance des anomalies, l'absence d'autocritique, l'installation d'un état dépressif sont autant de facteurs qui imposent le recours au spécialiste.

L'homéopathie peut cependant, en automédication, intervenir de façon utile sur des symptômes débutants. Nous décrirons quelques situations de ce type.

◇ L'INDIGNÉ REFOULÉ ◇

Les troubles surviennent, suite à des contrariétés rentrées, ou sur un sentiment d'indignation refoulée, après une injustice.

STAPHYSAGRIA **15 CH**, 3 granules matin et soir, pendant un à deux mois.

◇ L'HYPERSENSIBLE ◇

Le sujet présente des malaises bizarres, « comme s'il allait tomber ». Il est hypersensible aux odeurs. Il a des sensations de fourmillements, d'engourdissements.

MOSCHUS 7 CH, 3 granules matin et soir, un mois.
CALCAREA PHOSPHORICA 9 CH, 3 granules le soir, un mois.

◊ L'IRRITABLE ◊

Le sujet est irrité pour tout ce qui l'entoure : famille, camarades de travail, employés. Le bruit lui est difficilement supportable. Il a envie de quelque chose « d'indéfinissable ». Il n'est calmé qu'en marchant, en bougeant. Il est très sensible au vent.
CHAMOMILLA 15 CH, 3 granules deux fois par jour pendant un à deux mois.

◊ LES TROUBLES DU SOMMEIL ◊

L'insomnie est caractérisée par une diminution ou une absence du sommeil.

PRÉCAUTIONS ET PLACE DE L'HOMÉOPATHIE

L'insomnie n'est qu'un symptôme. Il faut donc toujours chercher plus loin. Très souvent, seul un traitement de fond en viendra à bout, surtout si elle est installée depuis des années.
L'homéopathie permet, en automédication, d'enrayer les petites insomnies débutantes et évite ainsi de rentrer dans le cercle des somnifères avec ses conséquences d'accoutumance.
Les conseils d'hygiène de vie sont ici d'une grande valeur :
— alimentation régulière et équilibrée ;
— diminution ou arrêt des excitants ;
— exercices respiratoires (yoga) et exercices physiques (marche).
Dans tous les cas, systématiquement, prendre le soir au coucher l'une des deux compositions suivantes :

Première composition : **VALERIANA 1 D + TILIA TOMENTOSA 1 D**, à parts égales. 15 à 20 gouttes au coucher.

Deuxième composition : **CHAMOMILLA TM + ESCHOLTZIA TM + PASSIFLORA TM + TILIA TOMENTOSA 1 D**, à parts égales. 15 à 20 gouttes au coucher.

◇ LA SPASMOPHILIE ◇

Sous ce *vocable ambigu* se trouvent rassemblés un *grand nombre de symptômes d'une grande banalité* qui ne mettent jamais la vie du patient en danger, mais qui altèrent fortement la qualité de sa vie sociale et professionnelle. On peut observer ainsi l'apparition :

— d'une hyperémotivité avec anxiété ;

— d'une sensation de « boule » dans la gorge, avec sécheresse de la bouche ;

— d'une fatigabilité de la voix ;

— d'une oppression respiratoire, avec sensation de respiration bloquée ;

— de tremblements avec fatigue, le matin au lever ;

— de maux de tête, notamment au niveau de la nuque avec vertiges et insomnies ;

— de sensations brutales de « coups de pompe » ;

— de picotements avec fourmillements des extrémités et crampes musculaires ;

— de douleurs de la colonne vertébrale, aggravées à l'effort ;

— d'une fatigabilité exagérée à l'effort musculaire ;

— de palpitations avec souvent bouffées de chaleur ;

— de troubles vésiculaires ;

— de crampes au niveau de l'estomac et de l'intestin et de troubles visuels ;

— d'une grande fragilité des ongles, des cheveux et des dents.

Sur cette trame de fond de petits maux, des crises aiguës peuvent apparaître qui sont le plus souvent des crises nerveuses comme la « crise de nerfs » souvent accompagnée d'un évanouissement très bref, avec contracture de certains groupes musculaires (tétanie).

PRÉCAUTIONS ET PLACE DE L'HOMÉOPATHIE

Il est clair que tous ces symptômes peuvent faire partie de la description de nombreuses maladies. Il est donc très difficile de porter seul le diagnostic de simple spasmophilie. Il est alors indispensable de consulter son médecin homéopathe qui, après avoir éliminé des affections plus graves entreprendra un traitement du terrain.

En attendant cette consultation, il est possible de prendre ensemble les médicaments suivants :

GELSEMIUM 15 CH, 1 dose par semaine un matin à jeun.

GELSEMIUM 7 CH, 3 granules matin et soir avant les repas sauf le jour de prise de la dose.

IGNATIA 9 CH, 3 granules le matin à jeun.

CALCAREA PHOSPHORICA 9 CH, 3 granules le soir avant le repas.

Ajouter, selon le cas :

— Suite d'excès alimentaires : **NUX VOMICA 7 CH**, 3 granules tous les soirs.

— Suite de soucis : **IGNATIA 15 CH**, 3 granules tous les matins.

— Suite de fatigue physique : **RHUS TOXICODENDRON 9 CH**, 3 granules tous les matins et **ARNICA 9 CH**, 3 granules le soir au coucher.

— Suite de voyages ou de veilles prolongées : **COCCULUS 5 CH**, 3 granules tous les soirs.

— En cas de réveil durant la nuit, suite à un cauchemar : **HYOSCYAMUS 9 CH**, 3 granules tous les soirs avant le coucher.

◇ LE TRAC ÉVÉNEMENT ◇

Que ce soit à l'occasion d'un examen ou simplement pour affronter une situation nouvelle, le « trac » fait partie de notre vie quotidienne. L'homéopathie est particulièrement bien adaptée à cette situation car elle apaise sans endormir, c'est-à-dire en assurant la conservation de tous les moyens intellectuels.

L'idéal est de commencer le traitement 15 jours avant l'événement : commencer par prendre 3 doses en échelle (cf. la posologie, p. 28) de **SILICEA 9 CH, SILICEA 12 CH, SILICEA 15 CH**, le matin à jeun trois jours de suite.

Une semaine avant l'événement, prendre 3 doses en échelle de : **ARNICA 9 CH, ARNICA 12 CH, ARNICA 15 CH**, le matin à jeun trois jours de suite et **IGNATIA 15 CH**, 1 dose tous les deux jours le matin à jeun.

A partir du quatrième jour du compte à rebours prendre : **KALI PHOSPHORICUM 15 CH**, 3 granules deux fois par jour matin et soir.

La veille et le jour de l'événement, prendre :

— la veille : **GELSÉMIUM 7 CH**, 3 granules trois fois dans la journée, avant les repas ;

— le jour même : **GELSÉMIUM 7 CH**, 3 granules toutes les dix minutes dans l'heure qui précède l'événement.

Nota : si ce « programme » vous paraît trop « chargé » faites-en, au moins, la partie : **IGNATIA** et **GELSÉMIUM**.

◇ LE TRAC QUI DURE ◇

La situation de trac qui dure au-delà de l'événement :

GELSÉMIUM 7 CH, 3 granules deux fois par jour matin et soir, **IGNATIA 9 CH**, 3 granules tous les matins à jeun, **GELSÉMIUM 15 CH**, 1 dose par semaine le matin à jeun.

Apport de l'oligothérapie

Les oligo-éléments Zinc, Manganèse, Cuivre, Magnésium, et Sélénium ainsi que les vitamines E, C, A et toutes celles du groupe B sont particulièrement indiqués pour traiter la fatigue nerveuse sous toutes ses formes et le trac en particulier.

Deux préparations regroupent ces différents micronutriments

et sont très utiles en association avec le traitement homéopathique :

OLIGOCEAN, déjà cité (cf. pages 97, 104, 120) utilisé à raison de 2 gélules à avaler chaque matin en cure d'1 mois à renouveler 6 fois par an.

MICROLEV, déjà cité (cf. pages 88, 120). On donne 2 gélules le soir avant le repas pendant 1 mois à raison de plusieurs cures dans l'année.

LES TROUBLES RESPIRATOIRES

◊ L'ASTHME ◊

Voir le chapitre « l'allergie ».

◊ LES ACCÈS DE TOUX ◊

La toux est un acte réflexe de rejet de l'air contenu dans les poumons (expiration forcée), suite à une irritation de la muqueuse respiratoire.

PRÉCAUTIONS ET PLACE DE L'HOMÉOPATHIE

La toux n'est qu'un signe. Il importe donc devant une toux qui traîne, et qui ne cède pas à une thérapeutique simple, de consulter son médecin. Cependant, il est toujours possible d'utiliser les remèdes homéopathiques pour calmer une toux, d'autant plus que ceux-ci seront souvent, en même temps, efficaces sur la maladie.

Les remèdes de la toux sèche (pas d'expectoration)

Au cours des affections du nez, du pharynx, des sinus

BELLADONNA 7 CH, 3 granules quatre fois par jour, remède des affections fébriles, d'apparition brutale avec forte fièvre, et toux sèche, violente plus forte la nuit. Le patient a soif, sa peau est moite. Il transpire.

NUX VOMICA 7 CH, 3 granules quatre fois par jour, remède des toux sèches nocturnes qui empêchent le sommeil car elles sont aggravées couché. Elles accompagnent souvent une rhinopharyngite avec nez bouché la nuit et écoulement très liquide le jour.

SANGUINARIA 7 CH, 3 granules quatre fois par jour remède des toux sèches, avec sensation de chatouillement incessant, aggravées la nuit en position couchée, et améliorées en position assise.

Au cours des laryngites

ACONITUM NAPELLUS 7 CH, toutes les deux heures jusqu'à amélioration, remède de la toux sèche laryngée, d'apparition nocturne, brutale, faisant suite à une exposition au vent froid ou au courant d'air. Le sujet est agité, anxieux, il ne transpire pas, mais a soif d'eau froide.

SPONGIA TOSTA 5 CH, 3 granules en prises très rapprochées toutes les dix minutes, remède qui fait suite à ACONIT pour la toux laryngée aggravée avec sensation de brûlure intense du larynx, améliorée par les boissons chaudes.

SAMBUCUS NIGRA 7 CH, 3 granules en prises très rapprochées toutes les dix minutes, souvent en alternance avec SPONGIA, remède de la toux laryngée, d'apparition brutale, nocturne, avec difficulté à l'expiration, bleuissement de la face et des extrémités. Le nez est bouché. Le sujet respire la bouche ouverte. La crise se passe lorsqu'il s'assied dans le lit mais reprend dès qu'il est couché.

Au cours des trachéites

RUMEX CRISPUS 5 CH, 3 granules toutes les deux heures, remède de toux trachéale sèche, continuelle, avec sensation de chatouillement incessant au creux du cou, aggravé par l'air froid et amélioré par la chaleur.

STICTA PULMONARIA 5 CH, 3 granules toutes les heures, remède de la toux trachéale sèche qui succède à une rhinophraryngite. Le sujet a une sensation de pincement et de lourdeur à la racine du nez. La toux est aggravée au début de la nuit et par l'inspiration.

Au cours des trachéo-bronchites

BRYONIA ALBA 7 CH, 3 granules trois fois par jour, remède majeur de l'inflammation aiguë, étend son action sur tout l'arbre respiratoire, et est très actif sur les toux sèches des trachéo-bronchites, aggravées par le mouvement et la chaleur, et améliorées par l'immobilité. La toux s'accompagne de douleurs thoraciques violentes, de maux de tête, d'une grande soif et de sueurs abondantes qui soulagent le malade.

HEPAR SULFUR 15 CH, 1 dose tous les trois jours, également remède majeur de l'inflammation de l'arbre respiratoire, trouve souvent son indication à la suite d'ACONIT et de SPONGIA, sur une toux initialement sèche qui devient progressivement grasse.

CHAMOMILLA 15 CH, trois fois par jour est le remède de la trachéo-bronchite du nourrisson, au moment de la poussée dentaire. La toux est sèche, constante, déchirante, aggravée de 21 heures à minuit, mais elle ne réveille pas l'enfant.

Les remèdes de toux spasmodiques, quinteuses

DROSERA 9 CH, 3 granules quatre fois par jour est le remède de toux survenant en séries, par quintes, au cours de l'évolution de laryngites et de trachéo-bronchites qui arrivent au stade de l'expectoration. Le sujet a de la peine à reprendre son souffle entre les quintes, sa face est violacée, et les efforts infructueux d'expectoration entraînent des vomissements.

COCCUS CACTI 9 CH, 3 granules après chaque quinte de toux, remède des toux quinteuses brèves avec paroxysmes, aggravées avant minuit. Le visage du malade est pourpre, et les efforts de vomissements ramènent une expectoration faite d'un mucus abondant, visqueux et clair. La toux est aggravée par la chaleur, et améliorée par l'ingestion de liquide froid.

IPECA 9 CH, 3 granules quatre fois par jour, remède des toux spasmodiques accompagnées de nausées et de vomissements qui ne soulagent pas le malade. Cette toux est aggravée par le mouvement et le grand air, améliorée par le repos et la chaleur. Notons un petit signe fidèle : la langue, malgré l'état infectieux, est nette et propre.

CUPRUM 7 CH, 3 granules après chaque quinte, remède des toux spasmodiques sèches, incessantes, accompagnées d'un bleuissement de la face, de contractures et, parfois, de spasmes laryngés.

Les remèdes des toux grasses

FERRUM PHOSPHORICUM 7 CH, 3 granules quatre fois par jour, est le remède des toux avec expectoration de mucus contenant des stries de sang. Cette toux s'observe au début de processus infectieux à début lent, avec fièvre peu élevée.

KALIUM BICHROMICUM 7 CH, 3 granules quatre fois par jour, remède des toux pénibles, profondes qui ramènent une expectoration jaunâtre, visqueuse, adhérente, parfois sanguinolente. Cette toux est améliorée par la chaleur du lit.

MERCURIUS SOLUBILIS 7 CH, 3 granules quatre fois par jour, est le remède des toux avec expectoration verdâtre, mucopurulente, chez un sujet avec atteinte de l'état général.

PULSATILLA 7 CH, 3 granules trois fois par jour, est le remède de la toux grasse le jour, et sèche la nuit, avec expectoration jaune, épaisse. Cet état succède souvent à une rhino-pharyngite non traitée. Le malade est amélioré par le mouvement et l'air frais.

HEPAR SULFUR 15 CH, 3 granules deux fois par jour, est le remède vu précédemment pour les toux sèches. En effet, l'action d'**HEPAR SULFUR** couvre, en grande partie, la gamme des toux dans les infections de l'arbre respiratoire. Lorsque la toux est grasse on le donne plus fréquemment.

DULCAMARA 7 CH, 3 granules trois fois par jour, est le remède des toux dont l'expectoration est provoquée ou aggravée par le temps humide.

SILICEA 15 CH, 3 granules par jour, est un remède des toux avec expectoration purulente chronique (comme on en voit dans la dilatation des bronches).

IPECA 9 CH, 3 granules quatre fois par jour, est un remède de la toux spasmodique comme nous l'avons déjà vu, et aussi des toux grasses ramenant une expectoration mucopurulente abondante avec nausées et vomissements qui ne soulagent pas le malade.

ANTIMONIUM TARTARICUM 5 CH, 3 granules quatre fois par jour, est le remède de la toux grasse, pénible de la bronchite qui ne ramène que peu d'expectoration. Le patient a de la peine à respirer et il est amélioré lorsqu'il arrive à cracher. Les nausées et vomissements sont fréquents mais, contrairement au cas d'IPECA, la langue est ici épaisse, recouverte d'un enduit blanchâtre.

◊ LA BRONCHITE AIGUË ◊

La bronchite aiguë est une inflammation de la muqueuse de la trachée, et des bronches. Cette inflammation peut être plus ou moins étendue. Bien que son origine soit, le plus souvent, infectieuse, elle peut aussi être de cause allergique, chimique ou mécanique.

PRÉCAUTIONS ET PLACE DE L'HOMÉOPATHIE

Une bronchite est une affection sérieuse qui *impose la consultation d'un médecin*. Les remèdes homéopathiques ont leur place dans son traitement, et nous citerons ceux qui sont le plus souvent utilisés en fonction du stade de la maladie. L'association de ces remèdes avec des produits allopathiques, et notamment des antibiotiques, est parfaitement possible si l'état infectieux est sévère.

Les remèdes de la phase de début : **ACONITUM NAPELLUS, BELLADONNA, FERRUM PHOSPHORICUM, PYROGÉNIUM** (cf. le chapitre « le nez, la gorge et les oreilles » page 160).

Les grands remèdes de la bronchite installée avec toux sèche : **BRYONIA, HEPAR SULFUR, CHAMOMILLA, PHOSPHORUS**.

Les grands remèdes de la bronchite avec toux grasse : **FERRUM PHOSPHORICUM, MERCURIUS SOLUBILIS, HEPAR SULFUR, PULSATILLA**.

Les remèdes de l'évolution vers la bronchite asthmatiforme : **ANTIMONIUM TARTARICUM, IPECA, BLATTA ORIENTALIS**.

Les remèdes des séquelles de toux persistantes : **SULFUR IODATUM, LYCOPODIUM**.

◇ LA BRONCHITE CHRONIQUE ◇

La bronchite chronique est une inflammation permanente de la muqueuse de la trachée et des bronches. Cette inflammation peut être plus ou moins étendue.

La bronchite chronique s'installe, le plus souvent, progressivement, avec comme facteur favorisant le tabagisme.

PRÉCAUTIONS ET PLACE DE L'HOMÉOPATHIE

Toutes les bronchites chroniques sont infectées. Ces malades passent l'automne et l'hiver à tousser en expectorant un pus jaune verdâtre. On conçoit donc immédiatement que la présence du médecin est nécessaire pour tenter de retrouver un état plus satisfaisant. Avant tout traitement ; l'arrêt du tabagisme est une condition indispensable à l'efficacité des remèdes.

Les remèdes homéopathiques utilisés sont ceux déjà cités pour la bronchite aiguë, en insistant sur les médicaments des suppurations comme **HEPAR SULFUR, SILICEA, MERCURIUS SOLUBILIS, PHOSPHORUS, PYROGÉNIUM.**

Nous donnerons une seule indication pratique. Elle concerne deux remèdes très efficaces pour fluidifier les crachats qui sont toujours facteurs de surinfection. On peut donc prendre :

COCCUS CACTI 6 X
QUEBRACHO 6 X } mélange à parts égales

3 granules du mélange des deux remèdes, deux fois par jour, pendant des mois.

◇ LES PLEURÉSIES ◇

Les pleurésies sont des inflammations de la plèvre, ce sac à double paroi qui enveloppe les poumons. Selon l'importance de l'atteinte, on distingue des pleurésies sèches, sans épanchement de liquide entre les parois de la plèvre, des pleurésies séro-fibrineuses, dans lesquelles un liquide jaune clair apparaît entre les feuillets de la plèvre, des pleurésies purulentes, au cours desquelles du pus se forme dans l'espace des deux parois pleurales.

PRÉCAUTIONS ET PLACE DE L'HOMÉOPATHIE

Il n'est évidemment pas question de traiter une pleurésie, quel qu'en soit le stade, sans le secours d'un médecin. Tous les moyens du diagnostic devront être mis en œuvre pour en identifier la cause. Dans tous les cas, il est possible et souhaitable d'associer remèdes homéopathiques et allopathiques, et notamment les antibiotiques en cas de suppuration.

Au stade de début, dans la **pleurésie sèche**, un médicament domine le tableau : **BRYONIA.**

Au stade de la **pleurésie séro-fibrineuse** on peut utiliser : **CANTHARIS, APIS MELLIFICA, ARSENICUM ALBUM, MERCURIUS SOLUBILIS.**

Au stade de la **pleurésie purulente**, les grands remèdes seront ceux des suppurations : **HÉPAR SULFUR, ARSENICUM ALBUM, FERRUM PHOSPHORICUM, PYROGENIUM.**

◊ LA PNEUMONIE ET LA BRONCHO-PNEUMONIE ◊

Ces deux affections sont des atteintes inflammatoires congestives d'une partie ou de la totalité du poumon, avec envahissement des alvéoles pulmonaires par un liquide clair ou du plasma sanguin. Elles sont dues à une infection.

PRÉCAUTIONS ET PLACE DE L'HOMÉOPATHIE

Il s'agit, de nouveau, de maladies graves qui *nécessitent l'intervention médicale*, et souvent le recours à des traitements par antibiotiques. Cependant la thérapeutique homéopathique peut très bien trouver sa place.

Quelques remèdes de la phase de début : **ACONIT, FERRUM PHOSPHORICUM, BELLADONNA** et **BRYONIA.**

Quelques remèdes de la phase de congestion effective : **ANTIMONIUM TARTARICUM, VERATRUM VIRIDE, ARSENICUM ALBUM, PHOSPHORUS.**

Quelques remèdes de la convalescence : **SULFUR IODATUM, NATRUM MURIATICUM, KALI CARBONICUM, CALCAREA PHOSPHORICA, PULSATILLA.**

◇ LA TUBERCULOSE PULMONAIRE ◇

La tuberculose pulmonaire est une maladie infectieuse due au bacille de Koch. Le développement du bacille, au dépend du tissu pulmonaire, entraîne progressivement la destruction de celui-ci.

PRÉCAUTIONS ET PLACE DE L'HOMÉOPATHIE

La découverte d'antibiotiques extrêmement actifs contre le bacille tuberculeux et très peu toxiques, impose leur utilisation dans le traitement de cette affection autrefois redoutée. Ils assurent la guérison rapide et définitive. L'homéopathie trouve sa place comme traitement d'appoint de l'état général du malade.

Apport de l'oligothérapie

Se reporter aux conseils de la page 149.

LES TRAUMATISMES

On appelle traumatisme tout syndrome (ensemble de signes) consécutif à l'action violente d'un agent extérieur sur l'organisme.

PRÉCAUTIONS ET PLACE DE L'HOMÉOPATHIE

Nécessité d'une consultation médicale dans deux cas :
— si le traumatisme a été accompagné de perte de connaissance, même brève, ou de troubles de la conscience même légers ;
— s'il s'agit d'un traumatisme osseux, accompagné d'une douleur vive avec nausées, surtout s'il y a douleur en un point très précis, et si le mouvement actif est difficile.

◇ CAS GÉNÉRAL ◇

Dans tous les cas : **ARNICA 7 CH**, 3 granules toutes les demi-heures ; espacer selon l'amélioration.

Ce traitement permet d'attendre le diagnostic radiologique s'il est nécessaire, favorise la résorption de l'hématome, diminue ou prévient les effets du choc cardio-vasculaire.

Localement, sur l'hématome, appliquer trois fois par jour de la pommade **ARNICA** (pas sur les plaies).

ARNICA doit être utilisé même à distance du traumatisme. Il faut alors prendre une dilution d'autant plus élevée que l'on s'éloigne de la date de l'accident. Ainsi on préconisera **ARNICA 9 CH** à raison de 3 granules 3 fois par jour, après 8 jours, **ARNICA 15 CH** à raison d'1 dose par jour, après 15 jours.

◊ LE CRÂNE ET LE GLOBE OCULAIRE ◊

Traumatisme crânien

Prendre NATRUM SULFURICUM 7 CH, 3 granules trois fois par jour, jusqu'à disparition des troubles.

Traumatisme du globe oculaire

L'exemple typique en est la balle de tennis dans l'œil avec « œil au beurre noir ». Après examen oculaire soigneux par un spécialiste, faire prendre : LEDUM PALUSTRE 7 CH, 3 granules trois fois par jour.

◊ LES ENTORSES ET FOULURES ◊

Prendre RHUS TOXICODENDRON 7 CH, 3 granules trois fois par jour, et RUTA 7 CH, 3 granules trois fois par jour.

◊ LES FÊLURES ET FRACTURES ◊

Une fois le traitement classique assuré, le traitement homéopathique permet une consolidation plus rapide :

Prendre CALCAREA PHOSPHORICA 7 CH, 3 granules trois fois par jour, et OSTEOCYNESINE, 3 comprimés deux fois par jour pendant la durée de la consolidation.

(OSTEOCYNESINE est un mélange à parts égales de CALCAREA

OSTREICA 3 D, de CALCAREA FLUORICA 3 D, de CALCAREA PHOSPHORICA 3 D, et de SULFUR IODATUM 4 CH).

◇ LES OPÉRATIONS ◇

L'homéopathie atténue le choc opératoire, diminue les risques hémorragiques et facilite la cicatrisation.

— 48 h avant l'intervention prendre : ARNICA 7 CH, 3 granules matin et soir, CHINA 7 CH, 3 granules matin et soir ;

— pendant 15 jours après l'intervention : les mêmes médicaments matin, midi et soir ;

— si intervention sur l'abdomen, prendre : RAPHANUS 5 CH, 3 granules matin, midi et soir, dès la montée des gaz (mais pas avant).

◇ LES SEINS ET LES ORGANES GÉNITAUX ◇

Prendre BELLIS PERENNIS 7 CH, 3 granules 3 fois par jour.

Rappel : dans tous les cas prendre ARNICA 7 CH.

GUIDE DES REMÈDES

DESCRIPTION DE LA MATIÈRE MÉDICALE

La matière médicale est le recueil des remèdes homéopathiques. Celle étudiée dans cet ouvrage est une matière médicale simplifiée. Destinée au grand public, elle comporte les cent quatre-vingt-six remèdes cités dans la partie « les traitements ».

Chaque médicament est décrit succinctement : origine, expérimentations du produit de base, définitions des symptômes caractéristiques auxquels il s'applique, indications cliniques, morphologie et signes psychiques du type de personne sur lequel le médicament est particulièrement efficient.

Le plus souvent, ces cinq rubriques sont traitées. Lorsqu'il en manque une, c'est qu'elle n'aurait rien apporté d'essentiel pour la connaissance du médicament.

DÉFINITION DE CHAQUE RUBRIQUE

Origine

Cette rubrique donne le nom et la description de la matière première qui a servi pour fabriquer le remède : il s'agit soit d'un nom de plante, soit d'un nom de molécule chimique, soit d'un nom d'animal, ou encore de la description d'une origine complexe.

Expérimentations du produit de base

Cette rubrique est tout à fait fondamentale. Elle résume tout ce qu'il faut savoir sur l'expérimentation du produit de base qui est parfois toxique, alors que la dilution homéopathique le rend totalement inoffensif.

Les observations faites au cours de deux cents années de pratique, par les médecins homéopathes, sont notées dans ce chapitre. On peut alors constater que certains remèdes manifestent une action dans des domaines autres que ceux attendus, selon la loi de similitude, par les observations de la toxicologie ou les résultats des expérimentations. L'usage a donc consacré ces nouvelles indications.

Définitions des symptômes

Dans ce paragraphe sont consignées les caractéristiques particulières, individuelles du remède. Ces indications sont tout à fait essentielles pour le choix des médicaments homéopathiques. Mais il faut savoir qu'il n'est pas indispensable que toutes ces caractéristiques soient retrouvées chez le malade pour utiliser le remède. Quelques-unes d'entres elles suffisent.

Indications cliniques

Cette rubrique est la conséquence logique des deux précédentes. Elle regroupe les symptômes, syndromes (ensemble de symptômes) et maladies sur lesquels le remède a une action selon la loi de similitude.

On voit que cette rubrique peut se déduire des deux précédentes.

Morphologie et signes psychiques

Cette rubrique est souvent absente. Elle décrit le type de personne (type sensible) sur lequel le médicament présente son activité maximale. Tous les médicaments homéopathiques n'ont pas un type sensible.

COMMENT UTILISER CETTE MATIÈRE MÉDICALE ?

Cette matière médicale est un outil de travail.

Il est recommandé de lire et d'étudier chaque médicament à propos d'une indication proposée dans le chapitre « Traitements » ou à propos d'une utilisation. Cela permet de se familiariser avec ces notions nouvelles.

Mais il faut aussi apprendre la matière médicale. Une attention particulière doit être portée au chapitre « Expérimentations du produit de base ». En effet, la seule connaissance de ce chapitre permet de faire des rapprochements fructueux selon la loi de similitude.

Lorsque cette matière médicale élémentaire est parfaitement connue, il est possible d'aborder l'étude d'ouvrages plus importants sans s'y perdre !

A

◊ *ACONITUM NAPELLUS* ◊

Origine : plante de la famille des Renonculacées (renferme un alcaloïde très toxique : l'aconitine) dont on utilise la plante entière fleurie.

Expérimentations du produit de base
Manifestations aiguës, violentes au niveau :
— circulatoire : battements de cœur, congestion, hypertension, pouls rapide et dur, hémorragies ;
— nerveux : excitation, angoisse, peur de la mort, névralgies.

Définitions des symptômes
Signes : coup de froid intense chez un sujet jeune (souvent coup de vent froid et sec). Refroidissement après chaleur intense (insolation).
Circonstances : Aggravations : froid brutal. Au milieu de la nuit. Couché du côté douloureux.
Améliorations : par apparition de la transpiration.

Indications cliniques
— Tous les états fébriles aigus, à leur début, quelle que soit la cause : coryza, angine, laryngite, bronchite, pleurésie, pneumonie, rhumatisme... L'indication d'ACONITUM cesse dès que le malade transpire.
— La crise d'hypertension aiguë des anxieux.
— Les névralgies avec douleurs très aiguës, intolérables, engourdissements et fourmillements.
— Les états agités anxieux très aigus.
— L'arrêt des règles après un coup de froid.

Morphologie et signes psychiques
Sujet jeune dynamique.

◊ ACTEA RACEMOSA ◊

(Voir CIMICIFUGA).

◊ AESCULUS HIPPOCASTANUM ◊

Origine : le marronnier d'Inde dont on utilise la graine.

Expérimentations du produit de base
— Encombrement veineux général centré sur le foie et la veine porte, avec hémorroïdes et congestion de tous les organes du petit bassin.
— Douleurs lombaires et surtout sacro-iliaques.

Définitions des symptômes
Signes : sensations de pesanteur, de plénitude dans le petit bassin. Sensations d'aiguilles dans le rectum.
Circonstances : Aggravations : par le sommeil, par la chaleur, au réveil.
Améliorations : par le froid, par l'exercice modéré.

Indications cliniques
Chez une personne congestive veineuse : hémorroïdes qui saignent peu, congestion prostatique, varices et ulcères variqueux, céphalées congestives, congestion conjonctivale.

Morphologie et signes psychiques
Sujet lent et passif.

◊ AGARICUS MUSCARIUS ◊

Origine : le champignon appelé amanite muscarine ou agaric tue-mouche ou encore fausse oronge, de la famille des Agaricacées que l'on utilise en entier.

Expérimentations du produit de base

— Atteinte de l'appareil digestif avec des diarrhées intenses.

— Atteinte profonde du système nerveux avec excitation cérébrale proche de l'ivresse alcoolique, délire, hallucinations, spasmes, tremblements, convulsions et contractions musculaires involontaires.

— Au niveau de la peau, apparition d'éruptions rouges qui démangent, avec sensations de gelures et de piqûres.

Définitions des symptômes

Signes : sensations de faiblesse mentale profonde, symptômes d'ivresse, spasmes musculaires, tremblements et convulsions, maladresse des mouvements et incoordination. Engelures qui brûlent et qui démangent. Diarrhées avec flatulence et faux besoins.

Circonstances : Aggravations : par le surmenage intellectuel, par le froid, par les excès sexuels.

Améliorations : par le mouvement lent, par le sommeil.

Indications cliniques

Les tics et spasmes musculaires de l'enfant, surtout lorsqu'il est fatigué. Les tremblements et notamment les tremblements séniles. Les engelures pruriantes et brûlantes. L'intoxication alcoolique. Les troubles oculaires spasmodiques. La faiblesse intellectuelle à tous les âges.

Morphologie et signes psychiques

Enfant lent à apprendre, présentant des difficultés scolaires, sujet aux tics.

Adulte paresseux, rebuté par le travail intellectuel, ayant tendance à la dépression, sujet aux tremblements.

◊ AGNUS CASTUS ◊

Origine : le gattilier commun, petit arbre de la famille des Verbénacées dont on utilise le fruit.

Expérimentations du produit de base

— Dépression des fonctions sexuelles aussi bien chez l'homme que chez la femme.

— Forte dépression psychique avec perte importante du tonus.

Définitions des symptômes

Signes : impuissance sans désirs chez l'homme. Frigidité chez la femme.

Circonstances : Rien à signaler.

Indications cliniques

Impuissance et frigidité sans désirs sexuels. Absence de montée de lait chez une accouchée récente.

Morphologie et signes psychiques

Homme sans désirs sexuels, impuissant, souvent fatigué et usé par des excès sexuels antérieurs.

Femme insatisfaite par des rapports sexuels normaux.

◊ ALLIUM CEPA ◊

Origine : l'oignon, plante potagère bien connue dont on utilise le bulbe.

Expérimentations du produit de base

Appareil respiratoire : irritation de toutes les muqueuses.

Intestin : coliques avec gaz.

Système nerveux : inflammation douloureuse des nerfs sensitifs.

Œil : irritation de la conjonctive.

Définitions des symptômes

Signes : écoulement très liquide, comme de l'eau, qui débute par de nombreux éternuements, brûlant, irritant la lèvre supérieure et l'orifice des narines, alors que l'écoulement des yeux n'est pas irritant.

— Toux rauque, spasmodique, avec douleur déchirante dans le larynx.

Circonstances : Aggravations : le soir. Par la chaleur ou dans une chambre chaude.

Améliorations : au frais ou au grand air.

Indications cliniques
— Rhumes, grippes, coryzas aigus, manifestations aiguës des rhumes des foins, coqueluche au début.

◊ AMBRA GRISEA ◊

Origine : l'ambre gris, produit de type calculs biliaires et pancréatiques rejeté par le cachalot.

Expérimentations du produit de base
Apparition d'une hypersensibilité nerveuse, d'une spasmodicité générale très marquées et d'une fragilité capillaire avec tendance hémorragique.

Définitions des symptômes
Signes : insomnies dues aux soucis malgré un besoin permanent de repos, crampes musculaires, toux spasmodique, palpitations cardiaques, constipations spasmodiques, prurit génital, écoulements de sang entre deux périodes de règles.
Circonstances : Aggravations : la musique, la contrariété, le moindre ennui, la présence d'une personne étrangère, le matin. Améliorations : l'air froid, les boissons et aliments froids.

Indications cliniques
L'hypersensibilité nerveuse avec perte de connaissance, le trac, les hémorragies entre les règles chez les femmes, les hémorragies faciles chez l'homme, les spasmes de tous les organes chez les sujets du type sensible, la dépression avec manque de réaction, la sénilité précoce.

Morphologie et signes psychiques
Enfants fragiles nerveusement ou adultes accablés et vieillis par les soucis et les chagrins. Bouleversés pour un rien, d'une timidité maladive, hypersensibles à tout, instables, ils se replient dans la tristesse et une forme d'indifférence avec perte du goût de vivre.

◇ AMMONIUM CARBONICUM ◇

Origine : le carbonate d'ammonium.

Expérimentations du produit de base

Atteinte des muqueuses respiratoires et digestives avec production de sécrétions épaisses et excoriantes.

On observe ensuite l'apparition d'hémorragies de sang noir par le nez, les intestins, l'utérus et une évolution rénale vers l'urémie.

Définitions des symptômes

Signes : rhume sec avec nez bouché et toux entre 2 et 3 h du matin. Difficulté respiratoire avec encombrement bronchique et expectoration difficile. Saignements de nez. Gonflement des gencives.

Circonstances : Aggravations : à 3 heures du matin pour la toux, par l'effort, dans une chambre chaude, par le temps et les applications humides.

Améliorations : couché sur le ventre ou le côté douloureux, par temps sec et chaud.

Indications cliniques

Rhume avec nez bouché et tendance aux saignements de nez. Asthme de 3 h du matin. Emphysème et bronchites des gens âgés.

Morphologie et signes psychiques

Sujet qui réagit mal et qui a tendance à être gras lymphatique et apathique.

◇ AMMONIUM MURIATICUM ◇

Origine : le chlorure d'ammonium.

Expérimentations du produit de base

Action sur les muqueuses inverses de celle d'AMMONIUM CARBONICUM : augmentation des sécrétions qui sont claires et abondantes.

Définitions des symptômes

Signes : rhume avec écoulement abondant qui irrigue les lèvres et éternuements. Perte de l'odorat et du goût et impression de nez bouché. Constipation rebelle avec beaucoup de gaz. Selles dures, difficiles à émettre avec brûlures au niveau de l'anus et du rectum. Douleurs sciatiques. Sensation de rétraction des muscles.

Circonstances : Aggravations : par le froid. En position assise (pour la sciatique).

Améliorations : en marchant et couché (pour la sciatique).

Indications cliniques

Le rhume avec sécrétions abondantes. La constipation. La sciatique et les rhumatismes.

Morphologie et signes psychiques

Type sensible proche d'AMMONIUM CARBONICUM : individu gras et indolent qui manque de réactivité.

◊ AMYL NITROSUM ◊

Origine : le nitrite d'amyle.

Expérimentations du produit de base

Toxicologie : par blocage de l'hémoglobine qui sert au transport de l'oxygène, apparition de maux de tête, nausées, vomissements, suivis de cyanose (bleuissement du corps), puis de gêne respiratoire avec coma et mort.

Expérimentation humaine : congestion cérébrale aiguë avec vasodilatation, sensations de chaleur intense au visage et sur le reste du corps, et augmentation de la perception du bruit cardiaque sans augmentation du pouls.

Définitions des symptômes

Signes : face rouge et chaude. Violents battements des artères carotides. Maux de tête, tempes battantes. Le pouls n'est pas accéléré. Pas d'hypertension. Forts battements de cœur.

Pas de caractéristiques.

Indications cliniques

Tous les troubles aigus par dilatation des vaisseaux sanguins : maux de tête, bouffées de chaleur, cœur tumultueux.

◊ *ANACARDIUM ORIENTALE* ◊

Origine : arbre de la famille des Anacardiacées qui pousse en Inde, dont on utilise le fruit.

Expérimentations du produit de base

Action sur le système nerveux avec perte de la mémoire, dépression et dédoublement de la personnalité.

Douleurs de l'estomac et du duodénum.

Définitions des symptômes

Signes : hallucinations surtout de l'odorat. Maux de tête avec troubles du caractère. Colère, violence verbale et troubles de la mémoire. Délire de persécution. Impressions bizarres de pénétration du corps par des objets, de serrements.

Douleurs de l'estomac et troubles digestifs surtout quand le sujet est à jeun, améliorés en mangeant.

Circonstances : Aggravations : par le travail intellectuel. Quand il a faim.

Amélioration : en mangeant.

Indications cliniques

Fatigue intellectuelle chez un sujet au caractère difficile. Maux de tête chez les étudiants. Boulimie de l'obèse.

Morphologie et signes psychiques

Le type sensible est un intellectuel, étudiant ou adulte.

Individu fatigué sur le plan intellectuel avec impression étrange de dédoublement de personnalité, tenant parfois des propos désagréables voire injurieux sans s'en rendre compte.

◊ ANTIMONIUM CRUDUM ◊

Origine : le trisulfure d'antimoine.

Expérimentations du produit de base
— Irritation du tube digestif, principalement de l'estomac.
— Éruptions sur la peau et épaississement corné de la peau.

Définitions des symptômes
Signes : désir de mets ou de boissons acides pourtant mal supportés.
Circonstances : Aggravations : par le bain froid. Par la chaleur rayonnante (poêle ou soleil). Par l'excès alimentaire et les plats acides. Par temps humide et froid.
Améliorations : par les applications chaudes et les bains chauds. Par le repos. Par le plein air.

Indications cliniques
— *Tube digestif :* excès alimentaire de l'enfant et de l'adulte, avec langue chargée d'un enduit blanchâtre et épais, renvois, nausées, vomissements qui ne soulagent pas, diarrhées.
— *Peau :* éruptions de vésicules ou de pustules avec tendance à l'impétigo.
— Verrues cornées et dures.

Morphologie et signes psychiques
Enfant ou adulte gras, glouton, sujet à l'impétigo, irascible et grognon.

◊ ANTIMONIUM TARTARICUM ◊

Origine : l'antimoniotartrate acide de potassium.

Expérimentations du produit de base
— Irritation de la muqueuse de l'arbre respiratoire avec production de sécrétions bronchiques abondantes et épaisses.
— Action secondaire sur la peau : éruptions du type de la variole.

Définitions des symptômes

Signes : abattement, pâleur, somnolence, faiblesse.

Grande accumulation de sécrétions dans l'arbre respiratoire.

Désirs de mets acides (fruits) qui l'aggravent.

Aversion pour le lait.

Circonstances : Aggravations : par le froid humide. Par la chaleur de la chambre. En position couchée. Par le lait et les acides.

Améliorations : par l'air frais. Par l'expectoration. En position assise.

Indications cliniques

— Affections pulmonaires. Affections aiguës ou chroniques avec difficultés d'expectoration et difficultés pour respirer : bronchites, asthme, emphysème avec râles, respiration très bruyante, peu d'expectoration et tendance à l'asphyxie.

— Nausées constantes avec anxiété importante.

— Acnés pustuleuses.

◇ *APIS MELLIFICA* ◇

Origine : l'abeille entière.

Expérimentations du produit de base

Toxicologie : la piqûre d'abeille avec action brutale du venin, œdème (infiltration des tissus par du liquide) rosé, piqûre brûlante améliorée par le froid. L'œdème peut se généraliser et entraîner des épanchements dans la plèvre, le péricarde, les méninges. Le rein peut être touché par l'œdème.

Définitions des symptômes

Signes : œdème et épanchements d'apparition brutale avec douleurs piquantes, brûlantes. Absence de soif. Peau sèche alternant avec des phases de transpiration.

Circonstances : Aggravations : par la chaleur, le toucher, la pression.

Améliorations : par le froid, les applications froides, le grand air.

Indications cliniques

— *Tout œdème* d'apparition brutale avec les modalités du remède.

— *Sur la peau :* les piqûres d'insectes, les furoncles, les panaris, les coups de soleil, l'urticaire, l'érysipèle (maladie de la peau due à un streptocoque).

— *Sur les muqueuses :* les conjonctivites, les kératites, les angines avec œdème, les vaginites.

— *Sur les séreuses* (séreuse : sac d'« emballage » des organes comme le poumon, le cœur, les intestins, le système nerveux) : pleurésie, péricardite, méningite ourlienne (ourlienne veut dire : des oreillons), hydarthrose, tous les œdèmes méningés.

— *Au niveau rénal :* néphrite aiguë.

◇ *ARALIA RACEMOSA* ◇

Origine : l'Aralia à grappes de la famille des Araliacées dont on utilise la racine.

Expérimentations du produit de base
Irritation spasmodique de l'appareil respiratoire.

Définitions des symptômes
Signes : rhinites avec écoulement aqueux et irritant avec éternuements. Toux spasmodique.
Circonstances : Aggravations : du coucher jusqu'à 23 h. Par les courants d'air. Par le froid.

Indications cliniques
La rhinite allergique non saisonnière avec toux spasmodique qui apparaît au coucher ou vers 23 h. Asthme du même type.

◇ *ARGENTUM NITRICUM* ◇

Origine : le nitrate d'argent.

Expérimentations du produit de base

— Atteinte profonde du système nerveux : fatigue très marquée, tremblements, convulsions. Trouble de la coordination des mouvements et même paralysie.

— Inflammation des muqueuses allant jusqu'à l'ulcération : larynx, pharynx, estomac, intestin et organes génitaux.

Définitions des symptômes

Signes : sensation d'écharde fixée dans la muqueuse chez un sujet précipité, anxieux. Sensation d'élargissement d'une partie du corps. Désir de sucreries. Nombreux renvois après les repas.

Circonstances : Aggravations : par la chaleur sous toutes ses formes. Pendant les règles. Par les sucreries. Par le travail intellectuel.

Améliorations : par le frais et le froid. Par la pression forte, un bandage serré (surtout pour les maux de tête).

Indications cliniques

— *Système nerveux :* le trac par anticipation. Le surmenage cérébral et les maux de tête qui en découlent. Le vertige des hauteurs. Certains tremblements.

— *Muqueuses :* conjonctivites, angines, laryngites, pharyngites avec impression d'écharde dans la gorge (raclement de gorge incessant).

Aérophagie, douleurs d'estomac, ulcère d'estomac avec ballonnements et éructations. Diarrhées émotives. Entérites, rectocolites. Métrites (inflammation de l'utérus).

Morphologie et signes psychiques

Le plus souvent, sujet maigre, abattu d'aspect vieux et flétri. il est toujours agité, pressé, anxieux donc souvent inefficace.

Facilement tremblant, il est sensible au trac. Il a peur du vide et est alors soumis aux vertiges.

◇ ARNICA MONTANA ◇

Origine : plante de la famille des Composées dont on utilise la plante entière fleurie.

Expérimentations du produit de base

— *Localement :* endolorissement et courbatures des muscles. Altérations des vaisseaux capillaires avec ecchymoses.

— *Sur le plan général :* état fébrile avec manque de dynamisme.

Définitions des symptômes

Signes : sensations de contusions, de courbature, de douleurs musculaires. Impression que le lit est trop dur.

Circonstances : Aggravations : par le plus léger attouchement. Par le mouvement. Par le temps humide.

Améliorations : par le repos, couché, la tête basse.

Indications cliniques

Les traumatismes

Tous les traumatismes généraux ou localisés doivent évoquer ARNICA.

Suites opératoires, suites de couche, pour la mère et pour l'enfant, les petites hémorragies, tous les chocs, chutes et accidents, les cœurs « forcés » des sportifs, l'enrouement des chanteurs ou des orateurs, suite de travaux pénibles, de longues marches.

Certaines fièvres

Quelle que soit la cause de la fièvre, le malade s'agite dans un lit qui lui paraît trop dur, il déteste être touché, il a des frissons, une soif vive. Son faciès est rouge congestionné alors que le nez et le reste du corps sont froids. L'haleine est fétide. Des ecchymoses apparaissent.

Il s'agit là d'un tableau infectieux grave.

◊ ARSENICUM ALBUM ◊

Origine : l'anhydride arsénieux.

Expérimentations du produit de base

Toxicologie : ulcération et nécrose des muqueuses digestive, respiratoire, urogénitale.

Atteinte des tissus nobles : reins, foie, glandes surrénales.

Atteinte du système nerveux : paralysie, convulsions, coma.

Expérimentation humaine : baisse progressive des fonctions vitales avec diminution de l'appétit, baisse des fonctions de nutrition, amaigrissement, asthénie (fatigue et perte des forces) et anémie (diminution des globules rouges).

— Inflammation progressive des muqueuses digestive, respiratoire, des séreuses, de l'oreille moyenne avec exsudation irritante.

— Atteinte de la substance grise de la moelle épinière qui se traduit par des crampes, des tremblements, des paralysies.

— Signes cutanés : sécheresse de la peau, indurations, éruptions squameuses.

Définitions des symptômes

Signes : douleurs brûlantes améliorées par la chaleur. Sécrétions âcres, brûlantes, agressives, de mauvaise odeur. Soif fréquente de petites quantités d'eau froide. Association anxiété-agitation-faiblesse. Frilosité. Nausées à l'odeur ou à la vue des aliments.

Circonstances : Aggravations : entre 1 h et 3 h du matin. Par le froid.

Améliorations : par la chaleur sous toutes ses formes, à l'extérieur comme à l'intérieur.

Indications cliniques

Indications aiguës

— États infectieux graves septiques ; gastro-entérites aiguës, type choléra, intoxications alimentaires ; cystites aiguës ; métrites, vaginites ; douleurs névralgiques brûlantes aggravées par la chaleur ; asthme, coryzas aigus ou spasmodiques, alternant avec éruptions cutanées ; infections cutanées aiguës, brûlantes : furoncles, anthrax, etc.

Indications chroniques

— Manifestations « psoriques » périodiques.

La psore est une façon de réagir à la maladie définie par les caractères suivants : périodicité, alternance, tendance particulière aux parasitoses, longue convalescence après les maladies, manque de réactions favorables à des remèdes homéopathiques bien indiqués.

Les maladies : asthme, coryza spasmodique, les dermatoses (maladies de la peau) chroniques comme les eczémas secs, les états d'anxiété, d'asthénie, de dépression.

Nota : les principaux remèdes de la psore sont :

— SULFUR, ARSENICUM ALBUM, LYCOPODIUM, CALCAREA CARBONICA, PSORINUM.

◊ ARSENICUM IODATUM ◊

Origine : l'iodure d'arsenic.

Expérimentations du produit de base
L'expérimentation révèle l'action de l'arsenic et de l'iode
— pour l'arsenic, action sur l'état général avec amaigrissement, pâleur, faiblesse et action sur les muqueuses avec sécrétions irritantes, comme de l'eau dans les manifestations aiguës, épaisses et jaunâtres dans les manifestations chroniques ;
— pour l'iode, action sur les ganglions lymphatiques avec augmentation de leur volume.

Définitions des symptômes
Signes : amaigrissement malgré un appétit conservé, avec asthénie profonde et agitation anxieuse. Sensation de brûlure interne au niveau des muqueuses. Pouls faible, rapide, irrégulier. Difficultés respiratoires. Présence de ganglions durs, peu douloureux. Rhinites avec écoulement soit limpide, soit purulent mais toujours irritant, brûlant. Éruptions d'eczéma avec démangeaisons.
Circonstances : Aggravations : par la faim. Par les températures extrêmes.
Amélioration : après avoir mangé.

Indications cliniques
Les eczémas secs, l'athérosclérose, les poussées d'amaigrissement, de faiblesse, d'asthénie avec apparition de ganglions durs et peu douloureux chez des sujets nerveux dont l'appétit est conservé, les rhinites chroniques avec sécrétions brûlantes, irritantes, chez les sujets du type précédent.

Morphologie et signes psychiques
Les sujets particulièrement sensibles au remède sont amaigris malgré un bon appétit, impatients, nerveux. Ils ont un besoin intense d'air frais et sont moins frileux que les sujets de

type ARSENICUM ALBUM. Leur peau est sèche et épaissie par un grattage intense, conséquence des démangeaisons violentes.

◊ AURUM METALLICUM ◊

Origine : l'or métallique.

Expérimentations du produit de base

— Action sur le psychisme : dépression, dégoût de la vie.

— Action sur le système cardio-vasculaire : tendance à l'hypertension, à la congestion, à l'accélération du rythme cardiaque.

— Tendance à l'hypertrophie et à l'induration des tissus glandulaires et lymphatiques. Fibromes utérins.

— Actions sur les os avec notamment apparition de caries au niveau dentaire.

Définitions des symptômes

Signes : dépression profonde avec tendance suicidaire. Palpitations violentes avec bouffées de congestion à la tête. Induration testiculaire (surtout droite). Frilosité. Impression de ne voir que la moitié inférieure des objets. Fibromes utérins.

Circonstances : Aggravations : la nuit, par le froid, l'hiver. Améliorations : l'été, par le chaud, par la fraîcheur locale.

Indications cliniques

— L'hypertension artérielle chez les personnes présentant un excès pondéral ;

— les syndromes d'angine de poitrine avec extra-systoles ;

— les infections et suppurations nez-gorge-oreilles ;

— les ostéites dentaires avec ganglions gonflés ;

— les syndromes dépressifs des obèses hypertendus ;

— les fibromes utérins.

Morphologie et signes psychiques

Il s'agit d'un sujet gros (homme ou femme), souvent marqué par l'alcoolisme, irritable, facilement en colère, hypersensible, anxieux, déprimé et souvent mélancolique.

◇ AURUM MURIATICUM NATRONATUM ◇

Origine : chlorure d'or et de sodium.

Indications cliniques

Ce remède est utilisé, en association, pour traiter les fibromes utérins qui saignent peu. Il donne des résultats remarquables.

◇ AURUM MURIATICUM KALIMUM ◇

Origine : chlorure d'or et de potassium.

Indications cliniques

Ce remède est utilisé, en association, pour traiter les fibromes utérins qui saignent beaucoup. Il donne des résultats remarquables.

◇ AVIAIRE ◇

Origine : Aviaire est un biothérapique fabriqué à partir de la tuberculine obtenue après culture d'une souche de Mycobactérium d'origine aviaire (bacille tuberculeux des oiseaux).

Expérimentations du produit de base

Proche de Tuberculinum K mais avec action plus douce.

Indications cliniques

Les otites aiguës. Les bronchites récidivantes avec toux incessante. Les crises d'asthme après maladies infectieuses (rougeole, grippe...).

Morphologie et signes psychiques
Le type sensible est un enfant affaibli qui a peu d'appétit.

◊ *AVENA SATIVA* ◊

Origine : l'avoine fourragère, plante de la famille des Graminées dont on utilise la partie aérienne fleurie.

Indications cliniques
AVENA SATIVA est un très bon petit remède tonifiant et fortifiant à utiliser dans toutes les fatigues avec perte de l'appétit, dans les suites de maladies infectieuses et dans les difficultés scolaires par baisse de l'attention.

Utiliser en basse dilution (3 X ou 4 X).

B

◊ BARYTA CARBONICA ◊

Origine : le carbonate de baryum.

Expérimentations du produit de base
— Action sur le développement général de l'individu avec retard physique et psychique.
— Action sur les parois artérielles : sclérose et hypertension.
— Hypertrophie amygdalienne et sclérose prostatique.

Définitions des symptômes
Signes : grande frilosité, lenteur intellectuelle.
Circonstances : Aggravations : par le moindre froid.

Indications cliniques
— Les retards scolaires. Les retards de développement physique et surtout intellectuel.
— Les amygdales augmentées de volume.
— L'hypertension artérielle par artériosclérose.
— Les adénomes prostatiques.

Morphologie et signes psychiques
Enfant en retard pour tout, facilement effrayé par les étrangers.

◊ BELLADONNA ◊

Origine : *Atropa belladonna,* de la famille des Solanacées dont on utilise la plante entière fleurie.

Expérimentations du produit de base
En cas d'intoxication : fièvre importante, chute du pouls, sécheresse des muqueuses, abattement, délire violent, paralysie, coma et mort.

Expérimentation humaine
Violence et brutalité d'apparition des symptômes.
Congestion vasculaire intense, locale et générale.
Sécheresse des muqueuses.
Spasmes.

Définitions des symptômes

Signes : rougeur, chaleur, tumeur, douleur. Battements artériels. Hypersensibilité générale et locale. Violence extrême des symptômes. Sécheresse des muqueuses.

Circonstances : Aggravations : par le moindre agent extérieur (bruit, lumière, froid, courant d'air, toucher, ébranlement…).

Améliorations : par le repas et la chaleur.

Indications cliniques

Toutes les affections à début brutal et violent.

Toutes les congestions intenses générales ou locales.

Exemple : *Toutes maladies infectieuses de l'adulte ou de l'enfant avec :* — visage rouge congestionné, température à 39°/40° en clochers, sueurs chaudes, maux de tête battants, abattement ou délire, éruption.

Toutes maladies locales avec : rougeur brillante, tumeur brusque, douleur pulsatile, chaleur importante, rayonnante.

Exemple : *un abcès au début.*

Sécheresse des muqueuses : toux sèches. Angines. Spasmes.

◊ BELLIS PERENNIS ◊

Origine : la souche du médicament est la pâquerette, de la famille des Composées dont on utilise la plante entière fleurie.

Expérimentations du produit de base

L'action est proche de celle d'ARNICA MONTANA (voir ce médicament).

Définitions des symptômes

Voir ARNICA MONTANA.

Indications cliniques

L'action thérapeutique de BELLIS PERENNIS n'est pas meilleure que celle d'ARNICA MONTANA qui reste le grand remède des suites de traumatisme.

Son utilisation est cependant conseillée, en association avec ARNICA, dans les cas de traumatismes du sein et du petit bassin.

◇ BENZOÏC ACID ◇

Origine : l'acide benzoïque.

Expérimentations du produit de base

Irritation de la vessie. Douleurs articulaires qui se déplacent. Palpitations par période, vers 2 h du matin.

Définitions des symptômes

Signes : urines foncées, peu abondantes, à odeur forte qui imprègne les vêtements. Calculs de l'arbre urinaire à base d'urates. Douleurs articulaires passagères qui sautent d'une articulation à l'autre.

Circonstances : Aggravations : vers 2 h du matin.

Amélioration : par l'augmentation de l'émission urinaire.

Indications cliniques

Crises de goutte. Calculs rénaux. Affections inflammatoires de la prostate. Palpitations la nuit.

Morphologie et signes psychiques

Sujet rhumatisant avec tendance aux crises de goutte et aux calculs. Les manifestations articulaires sont plus fortes lorsque l'émission d'urine est plus faible.

◇ BERBERIS VULGARIS ◇

Origine : l'épine vinette, arbrisseau de la famille des Berbéridacées dont on utilise l'écorce de racine sèche.

Expérimentations du produit de base
— Action prépondérante sur les reins et la vessie : diminution de l'élimination, engorgement.
— Action plus secondaire sur le foie.
— Action sur la peau avec irritations rouges qui démangent.

Définitions des symptômes
Signes : douleurs piquantes, brûlantes, changeant constamment de place en irradiant à distance. Sensation de « bouillonnement ». Douleurs de la région lombaire irradiant en descendant, surtout à gauche. Troubles urinaires avec sable rouge dans les urines.
Circonstances : Aggravations : au mouvement, aux secousses.
Amélioration : au repos.

Indications cliniques
— Engorgement du foie et du rein des gros mangeurs, avec colique hépatique, douleur de la région de la vésicule, constipation ou diarrhées, hémorroïdes, fissures anales.
— Lithiase de l'urètre avec colique néphrétique surtout gauche, besoins pressants d'uriner avec douleurs irradiant dans le dos, variabilité des urines.
— Manifestations de la goutte ou de rhumatismes.
— Éruptions brûlantes qui démangent à la face dorsale des mains et à l'anus.

Morphologie et signes psychiques
Individu bien en chair, de bonne santé apparente mais souffrant d'états rhumatismaux, ou goutteux chroniques avec troubles hépatiques et rénaux.

◇ BLATTA ORIENTALIS ◇

Origine : la blatte, insecte à la vie nocturne, de la famille des Blattidés. On utilise l'animal entier vivant.

Indications cliniques
L'asthme avec hypersécrétion, accumulation de mucosités et expectoration très difficile. Bronchites chroniques asthmatiformes.

◊ BORAX ◊

Origine : le borate de sodium.

Expérimentations du produit de base
— Irritation inflammatoire des muqueuses avec tendance à provoquer des ulcérations à type d'aphtes.
— Au niveau de la peau : éruptions de type vésiculaire qui suppurent facilement.
— Au niveau du système nerveux : hypersensibilité et irritabilité avec crainte de tout mouvement d'inclinaison en avant ou de descente (escalier, ascenseur).

Définitions des symptômes
Signes : aphtes dans la bouche, sur la langue, la face interne des joues très douloureuses au contact. La peau est malsaine et tend à suppurer avec apparition de nombreuses vésicules.
Pas de circonstances particulières.

Indications cliniques
Les aphtoses buccales.
L'herpès génital.

◊ BOTHROPS ◊

Origine : serpent de la famille des Crotalidés dont on utilise le venin.

Expérimentations du produit de base
Augmentation de la coagulabilité du sang avec apparition de thromboses (obstruction).
D'autres expérimentations font état d'hémorragies de sang noir.

Indications cliniques
Tous les risques de thrombose des vaisseaux : phlébites, coronarites, infarctus.
Les hémorragies notamment cérébrales avec hémiplégie.

◇ BRYONIA ALBA ◇

Origine : la bryone blanche, plante de la famille des Cucurbitacées dont on utilise la racine.

Expérimentations du produit de base

L'expérimentation montre : une sécheresse des muqueuses surtout respiratoires et digestives. Tarissement des sécrétions à ce niveau, qui rend compte de la grande soif ; une exsudation (apparition de liquide) dans les séreuses (emballage des organes) avec éventuellement atteinte des organes correspondants : plèvre, péricarde, péritoine, synoviales.

BRYONIA correspond au second stade de l'inflammation : il vient après ACONIT et BELLADONNA.

Définitions des symptômes

Signes : sécheresse des muqueuses. Soif de grandes quantités d'eau froide à longs intervalles. Douleurs aiguës, piquantes, déchirantes avec hypersensibilité au toucher.

Circonstances : Aggravations : par le moindre mouvement. Par la chaleur sous toutes ses formes. Par le toucher.

Améliorations : par le repos, l'immobilité. Par des applications froides, des boissons froides. Par la pression forte. Couché du côté douloureux.

Indications cliniques

Affections inflammatoires aiguës ou chroniques, fébriles ou non, survenant sur froid humide et touchant principalement les séreuses : pleurésie, pleuro-pneumonie, arthrites rhumatismales aiguës, trachéite et bronchite avec toux sèche, douloureuse, mastites aiguës (douleurs des seins).

La fièvre à début progressif chez un malade abattu qui recherche l'immobilité, avec sécheresse extrême de toutes les muqueuses, soit intense, transpiration aigre qui soulage, maux de tête aggravés par le moindre mouvement.

Affections abdominales : embarras gastriques, cholécystites aiguës, constipation chronique.

Morphologie et signes psychiques

Nous sommes tous justiciables de BRYONIA, mais souvent le type sensible est un sujet brun, robuste, musclé, gros mangeur, craignant la chaleur, et facilement colérique.

C

◊ CACTUS GRANDIFLORUS ◊

Origine : cactus originaire du Mexique dont on utilise les jeunes tiges.

Expérimentations du produit de base
Action principale sur le cœur avec sensation de serrement, de constriction.

Définitions des symptômes
Signes : impression d'une barre de fer, d'un étau autour du cœur.
Circonstances : Aggravations : couché sur le côté gauche. En marchant. En montant un escalier.
Améliorations : au grand air.

Indications cliniques
Les douleurs d'angine de poitrine. Les sportifs qui s'entraînent trop et fatiguent leur cœur. Les fumeurs.

◊ CALADIUM ◊

Origine : Dieffenbachia seguine, de la famille des Aracées, dont on utilise la plante entière.

Expérimentations du produit de base
Impuissance. Asthénie nerveuse.

Définitions des symptômes
Signes : impuissance malgré un désir accru sur fond de tristesse et de dépression. Tabagisme malgré une intolérance au tabac. Perte de mémoire avec nausées.

Indications cliniques
Impuissance avec excitation sexuelle.

◊ CALCAREA CARBONICA ◊

Origine : le carbonate de chaux.

Expérimentations du produit de base
L'expérimentation a montré une action :
Sur le tissu osseux, avec déformations et proliférations ; sur le tissu lymphoïde (ganglions et organes), notamment les ganglions du cou ; sur la circulation avec tendance à la congestion ; sur la production de polypes à différents niveaux : nez, vagin, vessie, etc.

Définitions des symptômes
Signes : sensation générale de froid. Froid objectif de la peau. Aversion pour le froid. Excrétions d'odeur aigre et acide. Désirs d'aliments indigestes. Désirs d'œufs, de glaces, de sucreries. Aversion pour la viande. Désir intense ou aversion pour le lait qui est mal supporté.
Circonstances : Aggravations : par le froid sous toutes ses formes. Par l'effort musculaire et intellectuel. A la pleine lune.
Améliorations : par le temps sec. Quand il est constipé.

Indications cliniques

Chez l'enfant :
— Rhino-pharyngites, angines, otites, bronchites à répétition.
— Eczéma du nourrisson.
— Trouble de la croissance (retard de la marche).
— Troubles digestifs.

Chez l'adulte :
— Obésité, goutte, prédiabète.
— Lithiase urinaire ou hépatique.
— Certaines formes d'hypertension.
— Eczémas, migraines, arthrose.
— Les polypes.

Morphologie et signes psychiques

L'enfant. Gros bébé gras, apathique qui transpire abondamment du cuir chevelu. Il est très sensible au froid et fait facilement angines, rhumes, otites, rhino-pharyngites. Il présente un gros appétit, assimile mal et le manifeste au niveau de la peau.

L'adulte. Individus brévilignes, courts, trapus, dont le développement s'est fait surtout en largeur.

Méthodiques, organisés, ils peuvent devenir apathiques en cas de maladies. Ils sont vite découragés.

Gros mangeurs, ils sont voués à l'obésité, à la lithiase, à l'hypertension.

◊ CALCAREA FLUORICA ◊

Origine : le fluorure de calcium.

Expérimentations du produit de base

L'expérimentation montre :

— des troubles de la nutrition osseuse ;

— des indurations ganglionnaires et glandulaires ;

— une action de relâchement des tissus de soutien : hyperlaxité, descente d'organes, varices, hernies ;

— des indurations de la peau avec gerçures, excroissances et tendance aux suppurations.

Définitions des symptômes

Signes : lésions dures, pierreuses. Suppurations avec sécrétions jaunâtres. Hyperlaxité. Indurations nodulaires.

Circonstances : Aggravations : au début du mouvement. Par le temps froid et humide.

Améliorations : par la chaleur. Par l'excès de mouvement.

Indications cliniques

Troubles de la croissance (scoliose). Instabilité et retard scolaire. Entorses à répétition. Descentes d'organes. Varices et eczémas variqueux. Adénopathies indurées. Indurations bénignes du sein, des ovaires ou de l'utérus.

Morphologie et signes psychiques

Individus moyens ou petits, présentant souvent des os déformés, une hyperlaxité des ligaments, des dents implantées irrégulièrement, enclins aux entorses et aux descentes d'organes.

◇ CALCAREA PHOSPHORICA ◇

Origine : le phosphate tricalcique.

Expérimentations du produit de base

Action sur la nutrition en général :

— trouble de la croissance du tissu osseux (dentitions, retard de consolidation des fractures) ;

— amaigrissement, rachitisme, fatigue ;

— anémie et engorgement du système lymphatique.

Définitions des symptômes

Signes : douleurs localisées aux extrémités des os. Excrétions albumineuses (pertes vaginales). Désir vif de jambon, de viandes salées, de lard.

Circonstances : Aggravations : par l'humidité froide, par la consolation, en pensant à ses maux.

Améliorations : en été, par temps chaud et sec.

Indications cliniques

Enfance : rachitisme, amaigrissement, troubles de la dentition, ganglions chroniques et tendance aux rhino-pharyngites chroniques.

Adolescence : épiphysites (inflammation des extrémités des os) de croissance, acné, convalescence, maux de tête des écoliers.

Age adulte : consolidation des fractures. Démangeaisons séniles.

Morphologie et signes psychiques

Individus grands et maigres, aux os allongés mais droits. Sujets vite fatigués par le travail intellectuel mais intelligents et souvent enthousiastes. Nerveux et agités, ils ont peu de goût pour un travail suivi.

◊ CALCAREA PICRATA ◊

Origine : le picrate de calcium.

Indications cliniques
Petit remède de l'eczéma du conduit auditif.

◊ CALENDULA OFFICINALIS ◊

Origine : le médicament est préparé à partir du souci des jardins, plante de la famille des Composées dont on utilise la haute partie aérienne.

Expérimentations du produit de base
Il n'y a pas d'expérimentation de type homéopathique. Le médicament est surtout utilisé dans sa concentration allopathique.

Indications cliniques
— *Usages externe :* CALENDULA est l'antiseptique et le cicatrisant des homéopathes.
Il est utilisé soit sous forme d teinture-mère pure ou légèrement diluée, soit sous forme de pommade ou de spécialités composées.
— *Usage interne :* action antalgique et antiseptique sur les plaies lacérées et infectées. On l'utilise en basses dilutions (**4 ou 5 CH**).

◊ CANTHARIS ◊

Origine : la cantharide ou mouche espagnole, insecte de l'ordre des Coléoptères que l'on utilise en entier sous forme desséchée.

Expérimentations du produit de base

La toxicologie et l'expérimentation révèlent une triple action :

— sur l'arbre génito-urinaire : état inflammatoire aigu avec sensation intense de brûlure ;

— sur les séreuses (sacs « d'emballage » de certains organes : plèvre, péritoine, méninges, séreuses articulaires) production d'une exsudation (apparition d'un liquide) ;

— sur la peau : lésions à type de vésicules très brûlantes.

Définitions des symptômes

Signes : douleurs très violentes, cuisantes, brûlantes de la région rénale irradiant vers la vessie. Douleur avant, pendant et après la miction.

Apparition sur la peau de grosses vésicules brûlantes et qui démangent.

D'une façon générale, sensation de cuisson, de brûlures intenses.

Circonstances : Aggravations : en urinant. Par le contact, quel qu'il soit, des parties atteintes.

Améliorations : par la chaleur et les applications chaudes.

Indications cliniques

Appareil génito-urinaire : les cystites aiguës (affections inflammatoires de la vessie ; les néphrites (affections inflammatoires du rein) ; les rétentions d'urine d'origine inflammatoire.

Peau : les brûlures au deuxième degré. Toutes les éruptions brûlantes. Certains eczémas.

Les séreuses : tous les épanchements importants avec douleurs brûlantes améliorées par la chaleur.

◊ CAPSICUM ANNUUM ◊

Origine : il s'agit du piment des jardins, plante de la famille des Solanacées dont on utilise le fruit sec.

Expérimentations du produit de base

— Action d'irritation avec inflammation et sensation de brûlure intense au niveau des muqueuses digestive, respiratoire et urinaire.

— Inflammations douloureuses de l'oreille et de la mastoïde.

Définitions des symptômes
Signes : sensations de brûlure comme par du piment. Grande frilosité. Soif d'eau froide.
Circonstances : Aggravations : par le froid, le contact.
Amélioration : par la chaleur.

Indications cliniques
— Les otites et mastoïdites, surtout au début.
— Les affections du rhino-pharynx avec sensation de brûlure des muqueuses comme par du poivre.

◇ CARBO VEGETABILIS ◇

Origine : le charbon de bois.

Expérimentations du produit de base
L'expérimentation montre :
— une action sur l'appareil digestif avec flatulence ;
— un ralentissement progressif de la circulation avec congestion du système veineux et hémorragies des muqueuses ;
— une perte progressive des forces avec faiblesse générale, prostration et tendance à l'accident cardiaque.

Définitions des symptômes
Signes : sensation de brûlure interne et de froid externe avec besoin d'être éventé. Faiblesse extrême. Tout le corps est froid, même l'haleine. Écoulements irritants et fétides. Flatulence gastrique importante et douloureuse. Oppression constante. Aversion pour les aliments gras, la viande, le lait.
Circonstances : Aggravations : par les aliments gras et les laitages. Le soir. L'hiver. Par la chaleur humide. Par le vin.
Améliorations : par le froid. En étant éventé.

Indications cliniques
CARBO VÉGÈTALIS est le remède des états graves des personnes âgées. Il est donc indiqué :
— dans les cas d'asthénie chronique et de cachexie chez le vieillard ;

— dans tous les cas d'asphyxie chez le vieillard : asthme, défaillance cardiaque.

Les autres indications du remède sont :

— la coqueluche à son début, chez un enfant fatigué ;

— les flatulences gastriques et l'aérophagie ;

— certains ulcères variqueux.

Morphologie et signes psychiques

Sujet fatigué, faible, âgé, qui digère mal et qui présente un ballonnement au-dessus du nombril. Il ne supporte pas l'alcool, est frileux et a besoin d'être éventé.

◊ CARDUUS MARIANUS ◊

Origine : le Chardon Marie, plante de la famille des Composées dont on utilise le fruit sec.

Expérimentations du produit de base

Action sur le foie avec congestion et hypertrophie de l'organe, ce qui entraîne un encombrement de la circulation veineuse vers le foie (circulation de la veine porte).

Indications cliniques

Il s'agit d'un remède de « drainage » qui améliore le fonctionnement du foie lorsque celui-ci est en difficulté, donc dans toutes les maladies hépatiques. On l'utilisera en complément des grands remèdes de terrain.

◊ CAULOPHYLLUM ◊

Origine : il s'agit d'une plante de la famille des Berbéridées dont on utilise les parties souterraines sèches.

Expérimentations du produit de base

L'expérimentation montre :

— une action sur les ovaires et l'utérus avec douleurs spasmodiques et troubles des règles ;
— une action sur les petites articulations avec douleurs intermittentes qui changent facilement de lieu.

Définitions des symptômes
Rien de particulier à dire.

Indications cliniques
CAULOPHYLLUM est un petit remède indiqué :
— dans les troubles des règles avec douleurs surtout le premier jour et écoulement peu abondant ;
— dans les douleurs des petites articulations, lorsqu'elles changent de place très souvent ;
— pour préparer l'accouchement.

◊ CAUSTICUM ◊

Origine : ce remède, inventé par Hahnemann, est obtenu par distillation d'un mélange de chaux fraîchement éteinte et de bisulfate de potassium.

Expérimentations du produit de base
L'expérimentation faite par Hahnemann lui-même a montré :
— l'apparition d'une grande faiblesse générale ;
— des paralysies localisées à la face, au larynx et aux sphincters (muscles des orifices) ;
— des paralysies plus étendues mais d'apparition lente et progressive avec dépression de tout le système nerveux et hypersensibilité ;
— une tendance à fabriquer des tissus fibreux : sclérose, raideur, rétraction et apparition de verrues.

Définitions des symptômes
Signes : constipation avec besoins inefficaces. Rétention urinaire avec désirs inefficaces d'uriner. Émissions involontaires d'urines. Enrouement aggravé le matin et amélioré par une gorgée d'eau froide. Toux sèche avec sensation de plaie le long de la trachée. Apparition de verrues sous les ongles. Sensations de brûlures avec endolorissement, de douleurs déchirantes,

d'écorchures. Désirs de mets fumés ou relevés. Aversion pour les sucreries. Latéralité droite prédominante.

Circonstances : Aggravations : par temps froid et sec. En pensant à ses maux.

Améliorations : Par temps humide et chaud. En buvant une gorgée d'eau froide.

Indications cliniques

Appareil digestif : constipation avec besoins inefficaces.

Appareil urinaire : émissions involontaires d'urine en toussant, en éternuant, en riant, dans le sommeil. Paralysie de la vessie avec rétention urinaire et désirs inefficaces.

Appareil respiratoire : enrouement aggravé le matin et amélioré par une gorgée d'eau froide. Toux sèche avec sensation de plaie à vif le long de la trachée.

Peau : verrues sous les ongles. Plaies anciennes suite à des brûlures. Cicatrices vicieuses par brûlures.

Morphologie et signes psychiques

Individu maigre, âgé, triste et mélancolique, souvent querelleur, pleurant pour un rien.

◇ CHAMOMILLA ◇

Origine : la camomille allemande ou *matricaire*, de la famille des Composées, dont on utilise la plante entière fleurie.

Expérimentations du produit de base

— Augmentation de la sensibilité à la douleur.

— Troubles digestifs.

— Irritation caractérielle : le sujet devient méchant, hargneux, capricieux, toujours insatisfait.

Définitions des symptômes

Signes : sensation de douleurs intolérables avec engourdissement. Agitation. Somnolence le jour, insomnie la nuit.

Circonstances : Aggravations : par la colère. Par la chaleur (douleurs dentaires). De 21 h à minuit.

Améliorations : porté dans les bras ou roulé en voiture. Par la chaleur (sauf la douleur dentaire).

Indications cliniques

Les troubles de la dentition.

Poussée dentaire douloureuse chez un nourrisson sage qui devient coléreux et insupportable.

Parfois cette poussée de fièvre est accompagnée de diarrhée et d'une petite bronchite.

Troubles du caractère et du comportement. Très utile chez les hypersensibles, coléreux et insatisfaits.

Les douleurs intolérables.

Quelle que soit la cause de la douleur si les caractéristiques et les modalités du médicament sont présentes.

Morphologie et signes psychiques

— Le nourrisson sage fatigué par ses poussées dentaires.
— L'enfant capricieux et coléreux.
— L'adulte nerveux, hypersensible à la douleur, insatisfait.

◊ CHEIRANTHUS CHEIRII ◊

Origine : la giroflée violier.

Indications cliniques

Ce petit médicament est très actif et fidèle dans les douleurs ou les troubles inflammatoires dus à la dent de sagesse.

◊ CHELIDONIUM MAJUS ◊

Origine : il s'agit de la grande chélidoine, de la famille des Papavéracées, dont on utilise la plante entière fleurie.

Expérimentations du produit de base

— Action élective sur le foie : gonflement douloureux. Irradiation de la douleur jusqu'à l'angle de l'omoplate droite.

Définitions des symptômes

Signes : douleur à la pointe de l'omoplate droite. Latéralité droite. Teinte jeune d'or des selles, des urines, de la langue, des pertes vaginales… Aversion pour le fromage.

Circonstances : Aggravation : par le mouvement.

Améliorations : par le repos. En mangeant ou buvant chaud.

Indications cliniques

Les troubles hépato-digestifs.

◊ CHINA ◊

Origine : CHINA désigne le quinquina, ecorce d'arbre de la cordillère des Andes. Le principal produit contenu dans le quinquina est la quinine. Ce remède présente pour les homéopathes un intérêt historique très particulier car Hahnemann eut l'idée de l'utiliser pour expérimenter sur l'homme sain, ce qui lui permit d'élaborer toute sa pratique de l'homéopathie.

Expérimentations du produit de base

Toxicologie : Apparition progressive et successive de : bourdonnements d'oreille avec hypersensibilité de tous les sens ; troubles gastro-intestinaux avec diarrhée ; hypotension avec vertiges, maux de tête, affaiblissement cardiaque et mort.

Expérimentation humaine :

— Première phase, courte, d'excitation.

— Deuxième phase, plus longue, d'asthénie, avec diminution lente mais progressive de la vitalité et apathie, indifférence, découragement.

Cette décroissance des forces psychique et physique est analogue à celle rencontrée dans : les fièvres prolongées ; les suites de pertes de liquides du corps : hémorragies, sueurs, diarrhées, vomissements, suppurations, lactation prolongée…

Définitions des symptômes

Signes : hypersensibilité au toucher (surtout du cuir chevelu). Maux de tête pulsatiles. Bourdonnements d'oreille. Périodicité : un jour sur deux.

Circonstances : Aggravations : périodiquement (souvent un jour sur deux). Au moindre contact. Par la perte de liquide du corps.

Amélioration : par la chaleur.

Indications cliniques

Indications aiguës : hémorragies et diarrhées.

Indications chroniques : les hémorragies chroniques. Toutes les convalescences après états fébriles et après hémorragies.

Type sensible : sujet débilité et faible.

Les sujets dynamiques et nerveux ont rarement besoin de CHINA.

◊ CIMICIFUGA ◊

Origine : cette plante de la famille des Renonculacées s'appelle également ACTAEA RACEMOSA. On utilise les parties souterraines.

Expérimentations du produit de base

L'expérimentation provoque une excitation du système neuromusculaire, surtout chez la femme, avec spasmes et douleurs de l'utérus et des ovaires ; et une excitation du système nerveux central.

Définitions des symptômes

Signes : troubles des règles avec douleurs proportionnelles à l'intensité du flux de sang. Cycles irréguliers. Douleurs à type de crampes, fulgurantes, avec tressaillements musculaires. Douleurs du tendon d'Achille.

Circonstances : Aggravations : par le froid humide. Pendant les règles et en fonction de leur abondance.

Améliorations : par le grand air. En mangeant. Par la chaleur.

Indications cliniques

Tous les troubles des règles si le trouble est proportionnel à l'écoulement.

Les troubles psychiques de la grossesse.

Les douleurs rhumastismales à type de crampes et les tendinites.

La régulation du travail pendant l'accouchement.

Morphologie et signes psychiques

Il s'agit le plus souvent d'une femme d'une loquacité incessante et incohérente, triste et découragée en dehors des périodes d'excitation.

Les troubles psychiques alternent souvent avec les troubles physiques (rhumatismes).

◊ CINA ◊

Origine : il s'agit d'une plante, le *Semen contra*, qui renferme comme principe actif de la santonine. On utilise les capitules non épanouies.

Expérimentations du produit de base

Intoxication aiguë : — convulsions de la moitié du corps avec difficultés respiratoires, incontinence d'urine, coma et mort par arrêt respiratoire.

— Parallèlement, trouble de la vision des couleurs.

Expérimentation : — troubles abdominaux analogues à ceux observables au cours des infections par parasites.

— Apparition d'un strabisme (la personne ou l'enfant louche).

Définitions des symptômes

Signes : sensations de démangeaisons anales et nasales. Sensations de faim constante insatiable et de douleurs autour du nombril, pinçantes, tiraillantes. Sommeil agité avec terreurs nocturnes.

Circonstances : Aggravations : à la nouvelle lune. Par le toucher.

Amélioration : couché sur le ventre.

Indications cliniques

— Manifestations nerveuses de l'enfant souvent en rapport avec des parasites (ascaris).

— Irritabilité nerveuse de l'enfant. Instabilité. Troubles caractériels.

— Énurésie (enfant qui continue à uriner la nuit au lit après l'âge de 3 ans).

— Douleurs abdominales périodiques à type de crampes.

— Toux spasmodique périodique (parfois indiqué dans la coqueluche).

Morphologie et signes psychiques

Enfant grognon, désagréable, très têtu, exigeant et jamais satisfait. Il déteste être touché ou regardé.

Cet enfant a souvent des cernes bleuâtres autour des yeux. Il bâille fréquemment, grince des dents la nuit et dort d'un sommeil agité.

◊ COCCULUS INDICUS ◊

Origine : le médicament est fabriqué à partir de l'*Anamirta cocculus*, arbre de la famille des Ménispermacées dont on utilise le fruit sec.

Expérimentations du produit de base

— Troubles du système neuro-végétatif avec nausées, vomissements et sensation de vertige violent.

— Troubles du système nerveux central avec faiblesse paralytique.

— Troubles des règles avec grande faiblesse, nausées et vertiges.

Définitions des symptômes

Signes : sensation de vertiges nauséeux avec grande lassitude, surtout en voiture, bateau ou chemin de fer. Sensation de grande faiblesse et de paralysie localisée (genoux qui lâchent...). Aversion pour tout aliment. Désir de boissons froides.

Circonstances : Aggravations : par l'insomnie, les veilles. Par le mouvement passif (voiture, train, bateau). Par la fumée de tabac.

Amélioration : par la chaleur.

Indications cliniques

— Le mal des transports, surtout s'il est amélioré par la chaleur.

— L'insomnie après surmenage.

— Les vomissements de la grossesse.

— Les troubles des règles avec grande faiblesse, nausées et vertiges.

— Les nausées et vertiges en général.

Morphologie et signes psychiques
Il s'agit souvent d'une femme très faible et présentant un état nauséeux avec vertiges.

◊ COCCUS CACTI ◊

Origine : la cochenille du Mexique, insecte de l'ordre des Hémiptères, dont on utilise la femelle.

Expérimentations du produit de base
On observe au cours de l'expérimentation : une irritation importante de la muqueuse respiratoire avec sécrétions de mucosités filantes et épaisses ; une inflammation des reins avec, parfois, apparition de caillots de sang noir dans les urines.

Définitions des symptômes
Signes : toux quinteuse déclenchée par un chatouillement laryngé avec expectoration de mucus filant et visqueux.
Circonstances : Aggravations : par la chaleur (chaleur du lit) bien qu'il s'agisse d'un sujet frileux, le matin et le soir vers 23 heures.
Améliorations : dans une chambre froide et en buvant un peu d'eau froide.

Indications cliniques
On utilise essentiellement l'action sur la muqueuse respiratoire : les toux spasmodiques persistantes et la coqueluche.

◊ COLCHICUM AUTUMNALE ◊

Origine : la colchique d'automne, plante de la famille des Liliacées dont on utilise le bulbe récolté au début de l'été.

Expérimentations du produit de base
Actions sur le système nerveux avec état de prostration, sur

la muqueuse digestive avec diarrhée importante et beaucoup de gaz.

Action sur les articulations qui justifie l'utilisation en homéopathie.

Définitions des symptômes

Signes : douleurs aiguës du gros orteil avec hypersensibilité au contact. Gonflement et douleurs des articulations avec passage de l'une à l'autre rapidement. Hypersensibilité aux odeurs.

Circonstances : Aggravations : par le plus petit mouvement Par le froid. La nuit. Par l'exercice mental.

Améliorations : par le repos et la chaleur.

Indications cliniques

Les rhumatismes chez les goutteux.

◇ COLLINSONIA CANADENSIS ◇

Origine : plante de la famille des Labiées dont on utilise le rhizome sec accompagné de racines.

Expérimentations du produit de base

L'expérimentation montre une action proche de celle d'AESCULUS HIPPOCASTANUM (cf ce médicament) :

— congestion dans la région du petit bassin, surtout chez la femme, et congestion de la veine porte et du foie ;

— apparition d'hémorroïdes et de constipation.

Définitions des symptômes

Signes : les hémorroïdes donnent l'impression que le rectum est rempli d'aiguilles. Elles ont tendance à saigner.

Pas de circonstances particulières.

Indications cliniques

Chez une personne congestive veineuse :

— les hémorroïdes qui saignent facilement et notamment les hémorroïdes de la femme enceinte ;

— les varices et principalement les varices vulvaires.

Ce remède est utilisé souvent en association avec AESCULUS HIPPOCASTANUM et HAMAMELIS.

◊ COLOCYNTHIS ◊

Origine : il s'agit de la coloquinte ou concombre amer, plante de la famille des Cucurbitacées dont on utilise la pulpe du fruit desséchée.

Expérimentations du produit de base

— Violente irritation muqueuse surtout digestive.

— Violente irritation nerveuse avec spasmes : spasmes gastriques, biliaires, intestinaux, urinaires…

— Névralgies très violentes au niveau de la face, des nerfs sciatique et crural.

Définitions des symptômes

Signes : douleurs violentes, paroxystiques à type de crampes et discontinues.

Circonstances : Aggravations : par la colère.

Améliorations : plié en deux ou par la flexion. Par la pression forte. Par la chaleur. Par le mouvement.

Indications cliniques

Digestives : diarrhées douloureuses, coliques intestinales, coliques hépatiques.

Urinaires : coliques néphrétiques (surtout gauche).

Troubles des règles.

Névralgies faciales (surtout gauche).

Névralgies sciatiques (surtout gauche).

◊ CONIUM MACULATUM ◊

Origine : la grande ciguë ou ciguë officinalis, plante de la famille des Ombellifères dont on utilise la partie aérienne en fin de floraison.

Expérimentations du produit de base

— Action sur le système nerveux : troubles de la vue, vertiges, paralysie ascendante et mort par atteinte des muscles respiratoires, conscience conservée (cf. la mort de Socrate).

— Induration des ganglions et des tissus glandulaires, surtout génitaux : seins et testicules.

Définitions des symptômes

Signes : vertiges en tournant la tête. Impuissance avec désir sexuel intense. Sueurs abondantes dès le début du sommeil. Très grand désir de sel. Grande soif. Larmoiement intense avec crainte de la lumière. Aversion pour le lait et le pain.

Circonstances : Aggravations : par la continence sexuelle, le froid, la nuit, l'alcool.

Amélioration : par la chaleur.

Indications cliniques

— Les vertiges, l'impuissance par abstinence, l'asthénie nerveuse suite de continence, les mastoses (induration nodulaire des seins).

◊ *CORALLIUM RUBRUM* ◊

Origine : le corail rouge, animal marin des mers chaudes, que l'on utilise entier, desséché.

Expérimentations du produit de base

L'expérimentation permet d'observer une irritation avec écoulement des muqueuses respiratoires au niveau de l'arrière-nez, de la gorge, du larynx, des bronches.

Définitions des symptômes

Signes : accès de toux violente spasmodique, explosive au cours duquel le malade suffoque, devient rouge et vomit des mucosités filantes et épaisses. Sensation d'épuisement après l'accès.

Circonstances : Aggravation : la nuit par l'air froid.

Indications cliniques

Les toux spasmodiques et la coqueluche.

◊ CROTON TIGLIUM ◊

Origine : le Pignon d'Inde, arbuste de la famille des Euphorbiacées. On utilise les semences qui contiennent l'huile de croton.

Expérimentations du produit de base

Irritation de la peau avec apparition de vésicules qui démangent.

Irritation de la muqueuse intestinale avec diarrhées abondantes.

Alternance entre les troubles de la peau et les troubles des organes.

Définitions des symptômes

Signes : éruption de vésicules dont le contenu devient vite purulent. L'évolution se fait vers une croûte jaunâtre avec poussées concomitantes dans une autre région. Démangeaison intense. Sensations de brûlures sur une peau très fragile.

Diarrhée jaune, aqueuse, expulsée brutalement en jet, provoquée par l'ingestion d'une quantité très minime de nourriture ou de boisson.

Alternance des signes cutanés et digestifs.

Circonstances : Aggravations : par le toucher, par la moindre ingestion d'aliments ou de boissons. L'été.

Indications cliniques

Les eczémas des organes génitaux. L'herpès des organes génitaux et de la face. Les inflammations oculaires.

La diarrhée après usage d'antibiotiques.

◊ CUPRUM METALLICUM ◊

Origine : il s'agit du cuivre métallique.

Expérimentations du produit de base

— Phénomènes de spasmes et de crampes sur les muscles lisses ou striés, d'intensités et localisations variables.

— Déclenchement de gastro-entérites.

Définitions des symptômes

Signes : les spasmes : douleurs violentes à début et fin brusques. Périodicité des symptômes. Crampes violentes dans les mollets et les pieds. Convulsions violentes. Toux spasmodique, sèche, coqueluchoïde.

Symptômes digestifs : crampes d'estomac très violentes avec nausées et vomissements. Hoquet.

Circonstances : Aggravation : la nuit. Par le toucher et la pression. A la nouvelle lune.

Amélioration : en buvant de l'eau froide.

Indications cliniques

— Les crampes en général.

— Les manifestations digestives et respiratoires spasmodiques.

— Les convulsions, les spasmes laryngés.

◊ CYCLAMEN EUROPAEUM ◊

Origine : plante de la famille des Primulacées dont on utilise le tubercule.

Expérimentations du produit de base

— Action sur le système nerveux avec maux de tête, vertiges et troubles de la vue.

— Action sur les organes génitaux féminins avec troubles importants des règles.

— Action sur le tube digestif avec de nombreux dégoûts.

Définitions des symptômes

Signes : maux de tête avec troubles visuels, surtout pendant les règles ;

Vertiges : les objets paraissent se déplacer.

Règles irrégulières de sang noir avec nombreux caillots, d'abondance variable, précédées et accompagnées de douleurs.

Aversion très marquée pour le café, mais aussi pour les graisses, le beurre, la viande.

Circonstances : Aggravations : en plein air. Par le café. Par les graisses.

Améliorations : au chaud. Par la venue des règles. Par le mouvement.

Indications cliniques
Les migraines pendant les règles. La migraine ophtalmique en général. Les troubles des règles.

Morphologie et signes psychiques
Jeune femme triste, pleurant facilement, très scrupuleuse et recherchant la solitude.

D

◇ DIOSCOREA VILLOSA ◇

Origine : plante de la famille des Dioscoréacées dont on utilise le rhizome sec récolté en automne.

Expérimentations du produit de base
On observe des douleurs paroxystiques des viscères (estomac, intestins, utérus).

Définitions des symptômes
Signes : coliques aiguës, violentes, survenant par paroxysmes avec sensation de torsion, de broiement.
Circonstances : Aggravation : en se penchant en avant.
Améliorations : en se tenant très droit ou penché en arrière.
Nota : ces circonstances sont inverses de celles de COLOCYNTHIS.

Indications cliniques
Toutes les coliques ou douleurs viscérales paroxystiques ayant les caractéristiques décrites ci-dessus.

◇ DROSERA ROTUNDIFOLIA ◇

Origine : plante de la famille des Droséracées que l'on utilise en entier.

Expérimentations du produit de base
Toxicologie animale : les moutons qui, par accident, mangent DROSERA ROTUNDIFOLIA sont rapidement atteints d'une toux mortelle sans expectoration.
Expérimentation : elle a été faite par Hahnemann lui-même qui a observé :
— une action irritante sur la muqueuse du larynx et des grosses bronches ;

— une augmentation des ganglions lymphatiques.

Définitions des symptômes

Signes : toux sèche, spasmodique, déchirante, aboyante, survenant par accès. La face est violacée pendant les accès et le sujet a de la peine à reprendre sa respiration qui est sifflante. La toux s'accompagne parfois de vomissements alimentaires.

Circonstances : Aggravations : en se couchant. Le soir après minuit. Par la chaleur du lit. En riant.

Indications cliniques

Les toux spasmodiques sèches et la coqueluche au début.

◊ DULCAMARA ◊

Origine : la douce-amère ou *Solanum dulcamara* est une plante de la famille des Solanacées dont on utilise la tige jeune feuillée et fleurie.

Expérimentations du produit de base

L'expérimentation provoque une hypersensibilisation à l'humidité froide avec atteinte inflammatoire des muqueuses digestives et respiratoires, poussée ganglionnaire aiguë, douleurs des muscles et des articulations, apparition de verrues sur la peau et d'éruptions humides qui démangent.

Définitions des symptômes

Signes : frilosité générale. Sensation de meurtrissure. Alternance des éruptions avec rhumatismes et diarrhées. Les symptômes surviennent dans les suites d'exposition à l'humidité froide.

Circonstances : Aggravations : par le froid humide. Par le temps pluvieux. La nuit. Par le repos.

Améliorations : par la chaleur et le temps sec. Par le mouvement.

Indications cliniques

Toutes les manifestations respiratoires, digestives et articulaires en rapport avec une exposition au froid humide (diarrhée, toux sèche ou grasse, ganglions, rhumatismes). Les verrues planes du dos de la main.

Morphologie et signes psychiques
Individu gras et cellulitique, très sensible au froid humide.

E

◊ EQUISETUM HIEMALE ◊

Origine : la prêle d'hiver, plante de la famille des Equisétacées dont on utilise la partie aérienne récoltée au printemps.

Expérimentations du produit de base
Action sur les muqueuses urinaires, principalement au niveau de la vessie.

Définitions des symptômes
Signes : l'enfant urine très abondamment dans son lit, la nuit.
Infections urinaires avec douleurs de la vessie qui ne sont pas soulagées par la miction. Sensation de pesanteur. Douleur pendant et surtout après l'émission d'urines.
Circonstances : Aggravations : par le mouvement. Par la pression.

Indications cliniques
L'énurésie de l'enfant. L'infection urinaire aiguë ou chronique.

◊ ETHINYL-ŒSTRADIOL ◊
◊ PROPIONATE DE TESTOSTÉRONE ◊

Origine : ces deux produits sont des hormones de synthèse.

Indications cliniques
Ces deux produits sont particulièrement efficaces, utilisés en 5 CH, pour combattre les bouffées de chaleur de la ménopause. Ils doivent être utilisés ensemble.

◊ EUGENIA JAMBOSA ◊

Origine : plante de la famille des Myrtacées dont on utilise la semence desséchée.

Indications cliniques
Petit remède d'appoint, utile dans l'acné juvénile et l'acné rosacée notamment chez les éthyliques.

◊ EUPATORIUM PERFOLIATUM ◊

Origine : plante de la famille des Composées dont on utilise la partie aérienne fleurie.

Expérimentations du produit de base
On observe au cours de l'expérimentation l'apparition d'un état de courbatures fébriles avec douleurs osseuses très comparables aux symptômes observés dans certaines grippes.

Définitions des symptômes
Signes : sensations de meurtrissures, de courbatures, de brisure de tout le corps avec douleurs profondes, violentes, aiguës, paraissant siéger dans les os. La pression légère des globes oculaires est douloureuse. Le sujet est agité et a une grande soif d'eau froide. L'ingestion d'eau est souvent suivie de vomissements.
Circonstances : Aggravations : par le mouvement bien que le malade soit agité. Par le froid en se découvrant.
Amélioration : par le chaud.

Indications cliniques
La grippe lorsque les symptômes sont ceux décrits ci-dessus.

◊ *EUPHRASIA* ◊

Origine : plante de la famille des Scrofulariacées que l'on utilise fleurie, en entier.

Expérimentations du produit de base

On observe une action au niveau : de la muqueuse nasale avec sécrétions non irritantes :

— des conjonctives avec sécrétions irritantes.

Définitions des symptômes

Signes : inflammation de la conjonctive et de la cornée avec rougeur et sensation de sable dans les yeux. Écoulement abondant de larmes irritantes. Gonflement, inflammation et ulcération du bord des paupières. Écoulement violent d'un liquide clair et non irritant par le nez. Association fréquente de toux.

Circonstances : Aggravations : par la chaleur. Par le vent. Par la lumière.

Amélioration : dans l'obscurité.

Indications cliniques

Rhinites allergiques type « rhume des foins » et la rougeole.

Les écoulements oculaires et nasaux du type décrits ci-dessus.

◊ FERRUM PHOSPHORICUM ◊

Origine : il s'agit du phosphate de fer.

Expérimentations du produit de base
— États inflammatoires avec fièvre peu élevée. Tendance à la congestion et aux hémorragies localisées. Il correspond aux premiers stades de l'inflammation.

Définitions des symptômes
Signes : température peu élevée. Pouls rapide mais souple et mou. Saignement de nez. Visage alternativement rouge et pâle. Peau moite. Toux sèche spasmodique, très douloureuse. Expectoration jaune.
Circonstances : Aggravations : par le toucher. Par le mouvement. Au petit matin.
Amélioration : par des applications froides.

Indications cliniques
Grand remède de début de la majorité des affections inflammatoires fébriles, au stade congestif.
Maladies éruptives, otites, trachéites et bronchites, rhinopharyngites, grippe au début.
Tendance aux saignements de nez.

◊ FLUORIC ACIDUM ◊

Origine : l'acide fluorhydrique.

Expérimentations du produit de base
On observe :
— une action sur le tissu conjonctif qui est le tissu d'emballage et de soutien des organes : relâchement des fixations des organes, dilatations veineuses et varices, ulcères ;

— une action sur le tissu osseux : caries dentaires, destruction lente des os maxillaires ;

— une action sur la peau : peau rêche et dure avec démangeaisons intenses. Les ongles poussent mal. Les cheveux sont secs, cassants et ternes.

Définitions des symptômes

Signes : varices des membres inférieurs et hémorroïdes avec démangeaisons intenses. Ulcères variqueux indolores à bords enflammés. Fistules osseuses avec démangeaisons intenses au niveau de l'orifice. Démangeaisons violentes localisées au niveau des orifices du corps (anus, vulve notamment). Peau rêche avec éruptions croûteuses, ongles d'épaisseur variable, friables et cassants, cheveux secs, ternes, tombant facilement.

Circonstances : Aggravation : par la chaleur.

Améliorations : par le froid. Par une activité physique intense.

Indications cliniques

Les ulcères variqueux améliorés par le froid, les varices, le prurit ano-vulvaire, les fistules osseuses.

◇ FOLLICULINUM ◇

Origine : cristaux de folliculine.

Définitions des symptômes

Signes : tension douloureuse des seins, maux de tête, migraine, névralgies, dépression dans la période qui précède les règles.

Circonstances : Aggravations : avant les règles. A la ménopause.

Indications cliniques

Signes cliniques dans la période qui précède les règles (syndrome prémenstruel). Excellent régulateur des troubles du cycle menstruel en général.

◊ *FRAXINUS AMERICANA* ◊

Origine : le frêne blanc, arbre de la famille des Oléacées dont on utilise l'écorce des jeunes rameaux.

Expérimentations du produit de base

Action élective sur l'utérus avec congestion et tendance à l'hypertrophie de l'organe.

Indications cliniques

Les fibromes de l'utérus avec sensation de pesanteur dans le bas ventre.

G

◊ GELSEMIUM SEMPERVIRENS ◊

Origine : il s'agit du jasmin de Virginie ou jasmin sauvage, arbuste extrêmement vénéneux de la famille des Loganiacées dont on utilise la partie souterraine.

Expérimentations du produit de base

Intoxication aiguë : fièvre avec baisse du tonus, paralysie des nerfs moteurs qui gagne peu à peu les muscles respiratoires et mort par arrêt cardiaque.

Expérimentation humaine : action élective sur le système nerveux avec une première phase d'excitation (tremblements, crampes) et une deuxième phase d'apathie et de prostration, ralentissement du rythme cardiaque et baisse de la tension, inflammation des muqueuses respiratoires et digestives.

Définitions des symptômes

Signes : tremblements. Faiblesse mentale et physique. Absence de soif dans les états fébriles. Pouls lent au repos. Sensation de courbatures. Congestion du visage. Sensation d'arrêt du cœur.

Circonstances : Aggravations : par les émotions, les mauvaises nouvelles, la chaleur (le soleil), le tabac, l'orage.

Améliorations : par la sueur, les stimulants.

Indications cliniques

Tous les états infectieux avec asthénie profonde et notamment la grippe. Le sujet est prostré et tremblant. Le visage est rouge, cramoisi. Il a des courbatures et des frissons dans le dos. Les maux de tête sont très importants. Il n'a pas soif.

Le trac et ses conséquences.

Les migraines congestives.

Morphologie et signes psychiques

Sujet émotif, tremblant, craintif, enclin au trac qui provoque la diarrhée Il désire être tranquille mais craint la solitude.

◊ GLONOINUM ◊

Origine : c'est la trinitrine ou nitroglycérine.

Expérimentations du produit de base
L'absorption de nitroglycérine provoque des troubles circulatoires avec palpitations, congestion brutale et violente de la tête et alternance de dilatation et constriction des vaisseaux.

Définitions des symptômes
Signes : violence des troubles circulatoires congestifs qui apparaissent brusquement.
Circonstances : Aggravations : par toutes formes de chaleur. Améliorations : au grand air. En serrant la tête dans les mains.

Indications cliniques
Symptômes cardiaques : sensations d'afflux de sang au cœur avec battements carotidiens violents, palpitations avec pouls variable.
Ces symptômes peuvent se voir dans la crise d'hypertension artérielle et dans les troubles vasomoteurs de la ménopause.
Symptômes céphaliques (de la tête) : sensations de violents afflux de sang avec battements dans la tête. Sensation de tête énorme avec chocs explosifs.

◊ GRAPHITES ◊

Origine : le graphite ou plombagine est un charbon minéral presque pur qui constitue la mine de plomb dont on se sert pour fabriquer les crayons noirs.

Expérimentations du produit de base
Action élective : — sur la peau avec apparition d'éruptions eczémateuses suintantes et fissuraires :
— sur le tube digestif avec atonie (manque de tonicité, de mouvement), flatulence et donc constipation. Parfois irritation qui provoque une diarrhée ;
— sur le système endocrinien avec ralentissement des fonc-

tions ovariennes, baisse de la libido (désir) chez l'homme, insuffisance thyroïdienne ;

— sur le système sanguin et circulatoire avec anémie, stase veineuse, stase lymphatique et bouffées de chaleur.

Définitions des symptômes

Signes : frilosité du sujet. Écoulements cutanés ayant l'aspect du miel et irritants. Constipation sans besoins. Fissures sur la peau. Aspect général gras et infiltré.

Circonstances : Aggravations : par le froid. Pendant et après les règles.

Améliorations : en s'enveloppant chaudement. Au grand air (bien que frileux).

Indications cliniques

— *Peau :* eczéma, impétigo, intertrigo (infections des plis cutanés) avec peau sèche, vésicule laissant suinter un liquide épais, collant, filant, jaune, semblable à du miel. Les lésions saignent facilement. Siège fréquent des lésions : derrière les oreilles, dans les plis de flexion, sur les paupières, le cuir chevelu, sur les organes génitaux. Ces lésions sont brûlantes et la démangeaison est aggravée par la chaleur.

Verrues autour des ongles et loupes du cuir chevelu.

Cicatrices chéloïdes (épaisses et indurées).

— *Appareil digestif :* constipation sans envie avec grosses selles. Constipation postopératoire. Troubles de la digestion avec gaz et ballonnement. Hémorroïdes avec fissures anales.

— *Appareil génital :* frigidité. Faiblesse sexuelle. Pertes blanches. État préménopausique.

— *Système circulatoire :* saignements de nez. Bouffées de chaleur de la ménopause.

Morphologie et signes psychiques

Sujet gras, frileux, constipé, anémique et qui digère mal. La peau est malsaine et épaisse. Il est triste, anxieux et impressionnable.

H

◇ HAMAMELIS VIRGINICA ◇

Origine : c'est un petit arbre de la famille des Hamamélidacées dont on utilise la feuille et l'écorce de tige sèche.

Expérimentations du produit de base
Action spécifique sur le système veineux : tendance aux varicosités et varices ; phénomènes inflammatoires veineux avec sensibilité douloureuse et endolorissement ; hémorragie de sang noir qui coagule difficilement.

Définitions des symptômes
Signes : veines dilatées sensibles et douloureuses. Ecchymoses au moindre choc. Hémorragies passives de sang noir qui coagule difficilement. Saignement de nez. Écoulement de sang entre deux périodes de règles.
Circonstances : Aggravation : par la chaleur.

Indications cliniques
Varices et hémorroïdes.
Hémorragies après un traumatisme.
Hémorragies sous-conjonctivales.

◇ HEPAR SULFUR ◇
OU
◇ HEPAR SULFURIS CALCAREUM ◇

Origine : remède conçu par Hahnemann, préparé par calcination en vase clos d'un mélange à parts égales de fleur de soufre et de calcaire d'huître. On obtient alors un sulfure de calcium impur.

Expérimentations du produit de base
Inflammations et suppurations de la peau, des muqueuses et des ganglions lymphatiques. Hypersensibilité du système nerveux.

Définitions des symptômes
Signes : peau sensible au toucher et au froid, qui suppure pour un rien. Furoncles. Laryngites avec toux rauque et douloureuse accompagnée de sueurs. Grosses amygdales qui suppurent. Ganglions au niveau du cou.
Circonstances : Aggravations : par le froid sec. Par le moindre toucher.
Améliorations : par la chaleur.

Indications cliniques
Ce remède devrait être réservé à la prescription médicale. En automédication, il est recommandé de ne l'utiliser qu'en haute dilution à partir de la **15 CH**.
Tous les processus suppuratifs.

Morphologie et signes psychiques
Ce remède est utile chez tous les sujets. Cependant, le type le plus sensible est représenté par une personne très frileuse et indolente, très sensible à la douleur et présentant des suppurations pour un rien. Son caractère est difficile : irascible, impulsive, coléreuse malgré son indolence.

◇ HISTAMINUM ◇

Origine : le dichlorhydrate d'histamine.

Expérimentations du produit de base
On observe des sensations de chaleur, de brûlures, de démangeaisons sur la peau avec apparition d'éruptions d'urticaire très brûlantes.

Indications cliniques
HISTAMINUM n'est pas utilisé en fonction de son expérimentation mais en fonction de la loi de similitude qui exploite le fait que, dans de nombreux phénomènes allergiques, il y a libé-

ration d'histamine par les cellules. Il n'y a donc pas de symptômes particuliers. On utilise ce remède dans de nombreuses affections allergiques :
— les œdèmes allergiques, l'urticaire, l'eczéma, l'asthme, la rhinite allergique, certaines migraines.

◊ *HURA BRAZILIENSIS* ◊

Origine : arbre d'Amérique tropicale appelée « Assacou », de la famille des Euphorbiacées. On utilise le suc.

Expérimentations du produit de base
Action irritante au niveau de la peau et du rectum.

Définitions des symptômes
Signes : douleurs brûlantes au niveau du rectum et de l'anus. Irritation par le passage des selles. Épuisement après l'émission des selles.

Indications cliniques
Toutes les éruptions de la région anale contemporaines d'un trouble du rectum.

◊ *HYDRASTIS CANADENSIS* ◊

Origine : plante de la famille des Renonculacées dont on utilise le rhizome sec accompagné des racines.

Expérimentations du produit de base
L'expérimentation montre une action :
— sur toutes les muqueuses avec augmentation des sécrétions qui deviennent épaisses, jaunes puis vertes, visqueuses et filandreuses :
— sur tout l'appareil digestif avec apparition de troubles de la digestion, atonie de l'estomac pouvant retentir sur la nutrition du sujet.

Définitions des symptômes

Signes : écoulements de toutes les muqueuses (nasale, buccale, gastrique, intestinale, urétrale, vaginale) épais, jaunes puis verts sanguinolents, visqueux et filandreux avec impression de faiblesse intense et amaigrissement. Douleurs brûlantes associées. Apparition d'aphtes sur la muqueuse buccale. Douleurs sourdes de l'estomac avec manque d'appétit et défaillance. Lourdeurs dans la région du foie qui est augmenté de volume. Constipation chronique sans envie avec selles dures recouvertes de mucosités jaunâtres.

Circonstances : Aggravations : la nuit. Par la chaleur. Par le mouvement.

Améliorations : par le repos. Par la pression.

Indications cliniques

— Appareil digestif : insuffisance du foie, gastrite chronique, constipation sans envie.

— Écoulement des muqueuses : rhinites, sinusites, stomatites, aphtoses, herpès, pertes vaginales, urétrites chroniques.

◊ HYOSCYAMUS NIGER ◊

Origine : la jusquiame noire, plante de la famille des Solanacées, qui contient l'hyoscyamine, produit voisin de l'atropine. On utilise la plante entière fleurie.

Expérimentations du produit de base

Action élective sur le système nerveux : phase d'excitation avec spasme, phase asthénique, phase paralytique avec coma.

Définitions des symptômes

Signes : délire aigu, exhibitionnisme, alternant avec des phases de stupeur. Spasmes. Hypersensibilité nerveuse. Excitation sexuelle. Sécheresse des muqueuses. Insomnies. Rires pendant le sommeil.

Circonstances : Aggravations : par la position allongée. Par les émotions et les peurs.

Améliorations : Assis, penché en avant.

Indications cliniques

— Délires aigus, insomnies nerveuses (notamment chez l'enfant), toux spasmodique nocturne aggravée couché.

◊ *HYPERICUM PERFORATUM* ◊

Origine : c'est le millepertuis, de la famille des Hypericacées dont on utilise la plante entière fleurie.

Expérimentations du produit de base

Hypersensibilité douloureuse des terminaisons nerveuses.

Définitions des symptômes

Signes : douleurs lancinantes, avec élancements intolérables le long du trajet du nerf intéressant le territoire traumatisé.

Circonstances : Aggravations : par le contact et les secousses.

Indications cliniques

Tout traumatisme intéressant une terminaison nerveuse.

Les névralgies faciales, les paralysies faciales.

Tout traumatisme cérébro-spinal récent ou ancien.

Les douleurs dans les suites de zona.

Les cicatrices douloureuses.

I

◇ IGNATIA AMARA ◇

Origine : le médicament est fabriqué à partir de la fève de Saint-Ignace, arbuste de la famille des Loganiacées. Les graines contiennent de la strychnine et de la brucine.

Expérimentations du produit de base

Intoxication aiguë : excitation des centres cérébraux avec spasmes, convulsions et mort.

Expérimentation : hyperesthésie de tous les organes des sens (surtout l'audition).

— Hypersensibilité psychique aux émotions.

— Tendance aux spasmes.

— Mauvaise coordination des différentes fonctions de l'organisme.

Définitions des symptômes

Signes : hypersensibilité à la douleur, à toutes les excitations. Présence de symptômes contradictoires et paradoxaux. Sensation de boule dans la gorge. Précipitation anxieuse. Soupirs involontaires. Bâillements spasmodiques. Sensation de faiblesse générale, vide au creux de l'estomac vers 11 heures du matin. Douleurs soudaines, fugaces. Migraines à type de clou enfoncé dans la tête.

Circonstances : Aggravations : par les émotions, les chagrins. Le matin vers 11 heures. Par les odeurs fortes (tabac, café, parfums), par la consolation.

Améliorations : en changeant de position, par la distraction, par la chaleur.

Indications cliniques

IGNATIA est un remède très important d'hypersensibilité nerveuse. Il convient aux patients qui présentent de nombreux symptômes variables dans le temps.

Il s'adresse préférentiellement aux personnalités changeantes, un peu « écorchées vives » qui s'expriment à la fois par des troubles physiques, psychiques et du comportement.

◇ *IODUM* ◇

Origine : l'iode métalloïdique.

Expérimentations du produit de base
Action générale avec amaigrissement malgré l'appétit féroce, palpitations, tremblements, anxiété, dépression, hypersensibilité.

Définitions des symptômes
Signes : très grande sensibilité et très grande irritabilité. Troubles paradoxaux : les aliments légers sont moins bien digérés que les aliments lourds, nausées améliorées en mangeant, hémorroïdes plus aggravées par une selle molle que par une selle dure. Sensation de faiblesse générale. Douleurs d'apparition et disparition soudaine en différents points du corps.
Circonstances : Aggravations : au chaud. Par le repos.
Améliorations : en mangeant. Au grand air. Par le mouvement.

Indications cliniques
Dépressions d'origine émotionnelle. Manifestations névrotiques paradoxales chez des personnes hypersensibles. Troubles spasmodiques : toux, colite…

Morphologie et signes psychiques
Le sujet sensible est maigre bien que boulimique (envie irrésistible de manger), très vite fatigable, intolérant à la chaleur. Il est anxieux, déprimé et ressent un pressant besoin d'activité pour calmer son inquiétude.

◇ *IPECA* ◇

Origine : médicament préparé à partir de la racine d'*Uragoga ipécacuanha*, arbuste de la famille des Rubiacées qui pousse au Brésil.

Expérimentations du produit de base
IPECA agit sur les muqueuses digestives et respiratoires qu'il

irrite, et sur le nerf pneumogastrique (système para-sympathique) en entraînant des spasmes d'expulsion.

— Appareil digestif : nausées, vomissements et diarrhées spasmodiques.

— Appareil respiratoire : inflammations avec écoulement et éternuements incessants. Toux suffocante. Expectoration difficile. Crises d'asthme.

— Possibilités d'hémorragies de sang rouge vif au niveau de ces deux appareils.

Définitions des symptômes

Signes : spasmes viscéraux et musculaires. Hémorragies de sang rouge. Troubles revenant par accès périodiques souvent nocturnes. Langue propre et salivation intense. Nausées importantes.

Circonstances : Aggravations : par le mouvement. Par la variation de la température.

Améliorations : par le repos. Par la pression.

Indications cliniques

Appareil digestif : indigestions avec langue propre, humide et beaucoup de salive. Absence de soif. Dégoût pour tous les aliments. Nausées persistantes et violentes avec vomissements glaireux, muqueux, abondants, qui ne soulagent pas. Parfois vomissements de sang rouge. Coliques avec crampes autour de l'ombilic. Selles dysentériques.

— Nausées de la grossesse avec hypersialorrhée (augmentation de la salivation).

— Rectocolites hémorragiques.

Appareil respiratoire : toux spasmodique avec suffocation et nausées accompagnées de vomissements. Parfois saignements de nez. Indication dans la coqueluche. Grande accumulation de mucus dans les bronches avec difficultés respiratoires au cours de bronchites aiguës. Asthme revenant périodiquement chaque année avec nausées et vomissements.

K

◊ *KALI ARSENICOSUM* ◊

Origine : l'arsenite de potassium.

Expérimentations du produit de base
Action sur la peau avec éruptions sèches et fissures aux plis des coudes et des genoux.

Indications cliniques
Eczéma de type ARSENICUM ALBUM chez un sujet frileux, asthénique et détestant le grand air.

◊ *KALI BROMATUM* ◊

Origine : le bromure de potassium.

Expérimentations du produit de base
Action sur le système nerveux central avec dépression. Action sur la peau avec éruptions d'acné.

Définitions des symptômes
Signes : peau grasse, boutons d'acné durs, pustuleux sur le dos, le visage et la poitrine.
Mémoire très déficiente, indifférence, distraction chez un sujet agité qui remue sans cesse les mains. Insomnies avec terreurs nocturnes chez l'enfant. Baisse de la sensibilité à la douleur.
Circonstances : Aggravations : la nuit. A la nouvelle lune. Par l'effort intellectuel.
Amélioration : en s'occupant physiquement.

Indications cliniques
Retards scolaires et terreurs nocturnes chez les enfants agités. Énurésie. Troubles de la mémoire. Acné pustuleuse.

◊ KALI IODATUM ◊

Origine : l'iodure de potassium.

Expérimentations du produit de base
Inflammation des muqueuses avec écoulement et, parfois, ulcérations.

Définitions des symptômes
Signes : nez gonflé avec sensation de serrement à sa racine. Écoulement nasal brûlant aqueux et abondant accompagnés d'éternuements et de larmoiement.
Circonstances : Aggravations : par la chaleur. La nuit.
Améliorations : par l'air frais et vif. Par le mouvement.

Indications cliniques
Les rhinites aiguës et spasmodiques. Les sinusites frontales aiguës.

◊ KALI NITRICUM ◊

Origine : le nitrate de potassium.

Expérimentations du produit de base
Irritation spasmodique de l'appareil respiratoire avec forte gêne à la respiration. Action sur le cœur avec faiblesse du myocarde et lenteur du pouls.

Définitions des symptômes
Signes : sensation de froid dans la région du cœur chez un sujet faible, frileux au pouls lent et menu. Asthme par temps humide et froid.
Circonstances : Aggravations : par le froid humide. Par la viande de veau.

Indications cliniques
Insuffisance cardiaque avec tendance aux syncopes. Asthme.

◊ *KALIUM BICHROMICUM* ◊

Origine : il s'agit du bichromate de potassium.

Expérimentations du produit de base

L'expérimentation a montré : une inflammation sur toutes les muqueuses (surtout digestives et respiratoires) avec sécrétions abondantes de mucus adhérent, visqueux, jaune verdâtre ; une suppuration de la région nez-gorge-oreilles ; des ulcérations profondes à l'emporte-pièce, sur les muqueuses ; des éruptions diverses sur la peau avec ulcérations profondes ; des douleurs articulaires.

Définitions des symptômes

Signes : alternance et périodicité des troubles. Exemple : alternance rhumatismes et troubles intestinaux. Écoulements adhérents, fibreux, avec fausses membranes. Ulcérations à l'emporte-pièce. Douleurs très localisées et qui changent de lieu sans cesse.

Circonstances : Aggravations : par le froid, par la prise de bière qu'il apprécie cependant, vers 3 heures du matin.

Amélioration : par la chaleur.

Indications cliniques

Appareil digestif : ulcères gastriques ou gastro-duodénaux. Maux de tête d'origine digestive. Migraines localisées au-dessus de l'orbite. Aphtoses buccales.

Appareil respiratoire : rhinites aiguës. Sinusites frontales ou maxillaires. Angines ulcéreuses.

Appareil articulaire : lumbagos. Sciatiques. Douleurs du talon. Tendinites.

Peau : ulcères variqueux. Certains eczémas. Impétigo.

Appareil génital féminin : écoulements verdâtres épais. Infections de l'utérus.

Morphologie et signes psychiques

Sujet plutôt gras, d'aspect florissant.

◊ KALIUM CARBONICUM ◊

Origine : le carbonate de potassium.

Expérimentations du produit de base

On observe :

— une action sur le système nerveux avec dépression morale et hypersensibilité générale ;

— une action sur les muqueuses digestives, respiratoires et génitales dont le fonctionnement normal est perturbé ;

— une action sur le sang avec une anémie qui se traduit par de la faiblesse, de la fatigabilité, des vertiges et une tendance à faire des œdèmes.

Définitions des symptômes

Signes : les *douleurs* sont piquantes, lancinantes, brûlantes, changeantes de place en place et indépendantes des mouvements. Lorsqu'elles sont localisées au niveau de la colonne lombaire ou des articulations, elles s'accompagnent d'une impression de faiblesse (« reins qui manquent », « genoux qui flanchent »). Au niveau de la gorge, le malade a l'impression d'avoir une arête de poisson fichée dans la muqueuse.

Les *sécrétions et excrétions* sont visqueuses, difficiles à expulser. En cas de toux elles sont brusquement expulsées sous forme de petites masses grisâtres, rondes.

Au niveau digestif : ballonnements excessifs même après un repas léger, avec éructations. Constipation avec de grosses selles dures qui provoquent des douleurs piquantes, brûlantes dans la région anale. Hémorroïdes piquantes, saignant abondamment, améliorées par le froid. Désir intense de sucreries et de mets acides.

Au niveau respiratoire : crises d'asthme entre deux et quatre heures du matin.

Au niveau cardio-vasculaire : pouls faible, irrégulier, intermittent. Anémie avec tendance aux œdèmes de la face et surtout de l'angle interne de la paupière supérieure.

Au niveau génital : fatigue après les rapports sexuels chez l'homme. Règles irrégulières. Difficultés d'apparition des règles chez la jeune fille. Suintement constant après règles abondantes. Douleurs lombaires de l'accouchement. Vomissements de la grossesse.

Circonstances : Aggravations : par le froid entre deux et quatre heures du matin. Couché du côté douloureux.

Améliorations : par la chaleur. Assis, penché en avant.

Indications cliniques

— *Génitales :* les pubertés difficiles, les pertes qui durent après une fausse couche, les lombalgies traînantes après grossesse, les lombalgies de la ménopause.

— *Rhumatismales :* lombalgies, arthralgies avec impression de faiblesse.

— *Digestives :* troubles de la digestion avec ballonnements, constipation, hémorroïdes.

— *Respiratoires :* Asthme avec crise entre deux et quatre heures du matin.

— *Cardio-vasculaires :* Anémie.

Morphologie et signes psychiques

Les sujets particulièrement sensibles au remède sont las, fatigués, anémiques. Ils transpirent facilement. Leur face est bouffie et leurs paupières sont gonflées avec une petite boule au niveau de l'angle interne de la paupière gauche. Ce sont des hypersensibles qui sursautent au moindre bruit. Vite découragés, ils sont anxieux pour tout et surtout pour leur santé.

◊ *KALIUM PHOSPHORICUM* ◊

Origine : le phosphate dipotassique.

Expérimentations du produit de base

Grande dépression du système nerveux avec épuisement nerveux. Faiblesse musculaire. Anémie.

Définitions des symptômes

Signes : perte de mémoire et grande fatigue cérébrale. Irritabilité et émotivité. Maux de tête chez les écoliers et les étudiants. Insomnie à la moindre excitation. Vertiges et étourdissements. Désir sexuel augmenté mais puissance diminuée.

Circonstances : Aggravations : par le travail intellectuel. Par les rapports sexuels. Par le froid et le mouvement.

Améliorations : en mangeant. Par la compagnie.

Indications cliniques

— Asthénie physique et psychique après surmenage ou excès sexuel.

— Convalescences.

— Maux de tête et troubles de la mémoire des étudiants. Terreurs nocturnes.

— Impuissance.

◊ *KALMIA LATIFOLIA* ◊

Origine : le laurier des montagnes, arbuste de la famille des Éricacées dont on utilise la feuille.

Expérimentations du produit de base

Douleurs rhumatismales. Névralgies. Douleurs cardiaques avec ralentissement du rythme.

Définitions des symptômes

Signes : névralgies en éclair suivant un trajet nerveux. Névralgies très douloureuses de la face et de l'œil. Douleurs rhumatismales changeant facilement de place.

Circonstances : Aggravations : par le mouvement. Pendant la première partie de la nuit.

Indications cliniques

Les névralgies violentes à type de douleurs lancinantes : sciatiques, cruralgies, névralgies faciales, névralgies dans les suites de zona.

L

◇ LAC CANINUM ◇

Origine : le lait de chienne.

Expérimentations du produit de base
— Action sur les seins avec gonflement et induration.
— Action générale : tendance à faire alterner tous les symptômes qui passent d'un côté à l'autre du corps.

Définitions des symptômes
Signes : gonflement douloureux des seins avant les règles, amélioré pendant les règles.

Indications cliniques
Les troubles des seins avec gonflement et douleurs à certains moments du cycle.
Toutes les manifestations de maladie qui s'expriment en alternance d'un côté et de l'autre du corps.

◇ LACHESIS MUTUS ◇

Origine : le médicament est préparé à partir du venin d'un serpent d'Amérique du Sud nommé *Lachesis mutus*.

Expérimentations du produit de base
Deux actions essentielles :
— sur le système nerveux : phase d'excitation suivie d'une phase de dépression. Action sur les commandes cérébrales des fonctions cardiaques et respiratoires avec ralentissement. Hyperesthésie. Troubles vaso-moteurs (dilatation et constriction des vaisseaux sanguins) ;
— sur le sang : le sang coagule moins bien, ce qui entraîne des hémorragies, des ecchymoses, avec aspect bleu violacé des muqueuses et de la peau.

Définitions des symptômes

Signes : latéralité gauche.

Système nerveux : extrême sensibilité à la chaleur, au bruit et surtout au toucher. Alternance d'excitation et de dépression. Grande volubilité. Caractère jaloux. Insomnie avant minuit. Rêves angoissants de mort.

Symptômes digestifs : langue sèche. Amygdales pourpres, très sensibles. Déglutition très pénible surtout pour les liquides. Hémorroïdes externes violacées, améliorées en saignant. Désirs d'alcool et d'huîtres.

Symptômes respiratoires : sinusite ou rhinite qui commence par des maux de tête et est améliorée par l'écoulement.

Symptômes circulatoires : bouffées de chaleur. Maux de tête congestifs. Migraines surtout à gauche. Certaines hypertensions artérielles. Les douleurs variqueuses.

Symptômes gynécologiques : règles irrégulières, peu abondantes, de sang noir. Tous les troubles sont soulagés dès l'apparition des règles.

Circonstances : Aggravations : pendant et après le sommeil. Avant les règles. Par le retard, l'insuffisance ou la disparition d'un écoulement physiologique ou pathologique. Par la chaleur. Par le toucher.

Améliorations : pendant les écoulements.

Indications cliniques

Grand remède de la ménopause et de ses troubles.

Alcoolisme.

Troubles neuro-psychiques : jalousie, délire de persécution, délire alcoolique.

Morphologie et signes psychiques

Sujet plutôt gras, au visage couperosé. Son comportement présente des phases d'excitation (avec méfiance, jalousie, loquacité) et des phases d'abattement (dépression, anxiété).

Souvent femme en ménopause ou sujet alcoolique.

◊ LACHNANTES TINCTORIA ◊

Origine : plante de la famille des Hémodoracées dont on utilise la racine.

Expérimentations du produit de base
L'expérimentation provoque des douleurs de la nuque et de la tête, une inflammation de la gorge.

Définitions des symptômes
Rien à signaler.

Indications cliniques
Le médicament est utilisé essentiellement dans les douleurs cervicales avec torticolis, surtout à droite.

◊ *LAPIS ALBUS* ◊

Origine : l'hexafluorosilicate de calcium.

Expérimentations du produit de base
Apparition de nodules élastiques dans les tissus glandulaires.

Indications cliniques
Toutes les tumeurs glandulaires (thyroïde, sein) ou génitales bénignes de consistance molle et élastique et notamment les fibromes utérins.

◊ *LEDUM PALUSTRE* ◊

Origine : le lédon des marais ou romarin sauvage, petit arbuste de la famille des Éricacées dont on utilise les rameaux feuillés.

Expérimentations du produit de base
L'expérimentation montre une action sur les articulations (surtout les petites) avec inflammations aiguës, subaiguës ou chroniques, sur les capillaires avec ecchymoses violacées, surtout aux extrémités, sur la peau avec éruptions sèches et démangeaisons.

Définitions des symptômes
Signes : ecchymoses après traumatismes. Rhumatismes qui commencent aux pieds et vont vers le haut.
Circonstances : Aggravations : par le mouvement. Par la chaleur. La nuit.
Améliorations : par le repos. Par le froid.

Indications cliniques
Indications traumatiques. Ecchymoses en général après ARNICA et en particulier traumatisme de l'œil. Blessures par instruments piquants. Piqûres d'insectes (en alternance avec APIS MELLIFICA).
Indications rhumatismales. La goutte du gros orteil. Les douleurs des genoux. La sensibilité douloureuse de la plante des pieds.
Indications cutanées. L'acné rosacée des éthyliques. Les vieux ulcères douloureux.

Morphologie et signes psychiques
Individus robustes, pléthoriques, saignant facilement, au faciès congestif, souvent goutteux ou alcooliques.

◇ *LEPTANDRA VIRGINICA* ◇

Origine : plante de la famille des Scrofulariacées dont on utilise le rhizome frais.

Expérimentations du produit de base
Congestion du foie et de la vésicule biliaire.

Définitions des symptômes
Signes : douleurs dans la région du foie et de la vésicule avec irradiation vers l'omoplate gauche. Selles diarrhéiques très noirâtres.
Circonstances : Aggravation : en buvant de l'eau froide.
Amélioration : couché à plat ventre.

Indications cliniques
Les coliques d'origine hépatique. Les inflammations de la vésicule biliaire.

◊ *LILIUM TIGRINUM* ◊

Origine : le lis tigré de la famille des Liliacées dont on utilise la plante entière fleurie.

Expérimentations du produit de base
Action sur le système nerveux avec dépression. Action ciblée sur les organes génitaux féminins.

Définitions des symptômes
Signes : sensation de pesanteur dans le bas du ventre avec désirs fréquents d'uriner ou d'aller à la selle. Règles peu abondantes avec caillots, ne coulant que pendant les périodes d'activité. Douleurs ovariennes à gauche.
Dépression profonde avec irritabilité, fébrilité. Souvent, manie religieuse avec excitation sexuelle qui aggrave l'état de culpabilité.
Circonstances : Aggravations : par la chaleur. Par le repos. Couché sur le côté droit. Par la consolation.
Améliorations : au grand air. Couché sur le côté gauche. Par l'occupation.

Indications cliniques
Congestion de l'utérus et des ovaires. Fibrome utérin. Descente d'utérus. Troubles de la ménopause.
Manifestations névrotiques avec excitation sexuelle.

◊ *LITHIUM CARBONICUM* ◊

Origine : le carbonate de lithium.

Indications cliniques
Crise de goutte chez un hyperuricémique. Calculs rénaux avec émission d'urine rouge brun.

◊ LUESINUM ◊

Origine : biothérapique préparé à partir de sérosités de chancres syphilitiques. La préparation est évidemment stérilisée.

Définitions des symptômes

Signes : le mode réactionnel de Luésinum correspond à la succession : irritation-ulcération-sclérose quel que soit le lieu de l'organisme.

Circonstances : Aggravation : la nuit.

Amélioration : à la montagne.

Indications cliniques

Les indications sont multiples en fonction de la définition du mode réactionnel. Ce biothérapique ne doit pas être utilisé en automédication mais réservé à la prescription médicale.

◊ LYCOPODIUM CLAVATUM ◊

Origine : plante appelée « pied de loup » de la famille des Lycopodiacées dont on utilise les spores sèches.

Expérimentations du produit de base

Actions essentielles :

— sur le foie et les fonctions digestives avec insuffisance hépatique, altération des cellules hépatiques et atrophie du foie. Paresse gastro-intestinale ;

— sur le rein et le système génital avec un taux d'acide urique élevé, lithiase, urémie et impuissance ;

— sur les muqueuses et la peau avec relâchement et sécheresse ;

— sur le système nerveux avec asthénie physique et psychique. Dépression générale. Faiblesse physique avec vivacité de l'esprit conservée.

Définitions des symptômes

Signes : irritabilité. Sujet maussade et chagrin. Ballonnements après les repas avec lourdeur et sensation de gaz dans la région de l'estomac. Sensation de faim très violente. Désir de sucre et de sucreries. Désir d'huîtres. Intolérance aux oignons. Très grande sensibilité du cuir chevelu. Fréquemment, le pied droit est froid et le pied gauche chaud. Latéralité droite prédominante. Troubles évoluant de droite à gauche.

Circonstances : Aggravations : au réveil. De 17 à 20 heures. Par la chaleur. Par la contradiction.

Améliorations : par le mouvement. Par l'air frais. Par les aliments et les boissons chaudes.

Indications cliniques

Appareil digestif : troubles de la digestion avec flatulence chez un sujet qui ne supporte pas la présence des vêtements serrés autour de la taille et dont l'abdomen est distendu dans la partie inférieure. Ulcère gastro-duodénal avec brûlures de l'œsophage. Lithiase biliaire. Anorexie des enfants. Vomissements des enfants par troubles de l'assimilation des sucres.

Appareil uro-génital : lithiase urinaire. Hypertrophie de la prostate avec difficultés pour uriner. Impuissance avec désirs conservés. Sécheresse vaginale.

Peau, phanères et muqueuses : peau sèche, ridée avec transpiration de mauvaise odeur. Cheveux prématurément gris. Urticaire chronique. Sécheresse du vagin lors de la ménopause.

Migraines : liées aux troubles digestifs, le plus souvent au-dessus de l'orbite droite avec parfois des troubles visuels.

Morphologie et signes psychiques

Sujets peu musclés, à thorax étroit et abdomen distendu. Le visage paraît plus vieux que son âge. Les yeux sont vifs et intelligents. Le caractère est souvent difficile. Ces personnes sont autoritaires, susceptibles et anxieuses.

M

◊ MAGNESIA PHOSPHORICA ◊

Origine : le phosphate de magnésium.

Expérimentations du produit de base
Action spasmogène sur tout le système musculaire aussi bien au niveau de l'appareil locomoteur que des viscères.

Définitions des symptômes
Signes : douleurs à type de spasmes brusques, très intenses, à début et fin brutale, comme des crampes, changeant fréquemment de localisation.
Circonstances : Aggravation : par le froid.
Améliorations : par la chaleur. Plié en deux.

Indications cliniques
Tous les spasmes : diarrhées douloureuses, troubles des règles, névralgies faciales, crampes, coliques hépatiques ou néphrétiques.

◊ MANGANUM ◊

Origine : le manganèse métallique.

Expérimentations du produit de base
— Action générale sur le système nerveux avec dépression physique et psychique.
— Action locale sur le haut appareil respiratoire avec irritation des muqueuses.

Définitions des symptômes

Signes : rhume presque permanent. Enrouement constant par les temps froids humides avec toux. Laryngite avec douleurs irradiant aux oreilles.

Circonstances : Aggravations : par l'humidité et le froid. Avant l'orage.

Amélioration : en étant couché.

Indications cliniques

Les grandes fatigues où il trouve une très bonne indication à condition de l'utiliser en haute dilution.

Les laryngites notamment chez les orateurs et les fumeurs.

◊ MEDORRHINUM ◊

Origine : MEDORRHINUM est un biothérapique obtenu à partir des sécrétions de l'urètre d'un malade atteint de blennorragie (infection génitale à gonocoques).

Expérimentations du produit de base

On observe : une action sur le système nerveux avec agitation et insomnie ; une action sur les muqueuses et la peau ; une action sur les articulations avec apparition de rhumatismes chroniques.

Définitions des symptômes

Signes : le sujet est agité, affairé. Le temps passe toujours trop lentement à son gré. Sa mémoire est diminuée. Il est triste dans la journée et son entrain revient le soir. Il dort fréquemment en « chien de fusil ». Lorsqu'il a de l'asthme, il est amélioré au bord de la mer. Les écoulements vaginaux sont fétides, verdâtres et démangent. Apparition d'un rhumatisme chronique de localisation variable avec grande sensibilité des talons et des plantes des pieds et sensation de chaleur brûlante des mains et des pieds. Lorsque la colonne vertébrale est atteinte, la région lombaire est la plus touchée.

Circonstances : Aggravations : par le froid. Le matin. En pensant à ses maux et à ses malheurs.

Améliorations : au bord de la mer. Couché sur le ventre. Le soir.

Indications chimiques

— Rhino-pharyngites, bronchites, angines à répétition suite à des vaccinations ;
— infections vaginales et utérines ;
— tendance aux verrues ;
— asthme selon les circonstances décrites ;
— rhumatismes ;
— les fesses rouges du nourrisson.

Morphologie et signes psychiques

Le sujet particulièrement sensible au médicament est un individu faible, nerveux, agité, notamment au niveau des jambes et des pieds, maussade le jour et plutôt en forme le soir et la nuit. Il est très fatigable et aime prendre des stimulants (alcool).

◇ *MERCURIUS CORROSIVUS* ◇

Origine : le bichlorure de mercure encore appelé « sublimé corrosif ».

Expérimentations du produit de base

Action violente sur toutes les muqueuses avec ulcérations rapidement extensives. Tendance à provoquer des spasmes violents au niveau des organes creux notamment vessie et rectum.

Définitions des symptômes

Signes : ulcérations de la gorge avec sensation intense de brûlure et douleur violente à la déglutition. Présence d'aphtes dans la bouche. Diarrhées avec selles brûlantes, sanguinolentes et de mauvaise odeur. Besoin douloureux et permanent d'aller à la selle. Infections urinaires avec brûlure de l'urètre. Pertes vaginales très irritantes. Ulcérations des paupières.

Indications cliniques

Les dysenteries graves. Les cystites aiguës. Les pertes vaginales abondantes. Les conjonctivites aiguës. Les orgelets.

◊ *MERCURIUS SOLUBILIS* ◊

Origine : il s'agit de l'azotate de mercure et d'ammonium.

Expérimentations du produit de base

Intoxication aiguë : atteinte de l'estomac et de l'intestin avec vomissements, diarrhées abondantes, parfois sanglantes, atteinte profonde de l'état général.

Atteinte rénale avec émission d'albumine et de sang dans les urines, baisse du débit urinaire.

Mort par troubles du fonctionnement cardio-vasculaire.

Expérimentation : action surtout sur les muqueuses digestives, génito-urinaires, par inflammation.

Apparition successive de :

— haleine fétide ;

— inflammation de la bouche avec ulcérations des muqueuses et ganglions le long du cou ;

— langue épaisse recouverte d'un enduit jaunâtre qui garde l'empreinte des dents ;

— salivation abondante ;

— asthénie avec pâleur et anémie ;

— fièvre en clocher avec frissons et tremblements ;

— sueurs abondantes surtout nocturnes ;

— tendances aux processus suppuratifs et aux ulcérations de grandes surfaces de peau ou de muqueuses.

Définitions des symptômes

Signes : sensations de frissons à fleur de peau, de faiblesse et de tremblements. Sujet précipité, impulsif, anxieux et déprimé. Augmentation de toutes les sécrétions et excrétions avec mauvaise odeur. Ulcérations superficielles qui s'étendent rapidement.

Circonstances : Aggravations : la nuit. Par les températures extrêmes : chaleur du lit ou froid humide.

Améliorations : par le repos. Par la chaleur sèche.

Indications cliniques

— *Appareil digestif :* stomatites. Angines. Oreillons. Entérocolites.

— *Au niveau des muqueuses :* rhino-pharyngites. Furoncle du conduit auditif. Adénites.

— *Appareil génito-urinaire :* cystites aiguës. Leucorrhées. Infections vaginales.

— *Système nerveux :* troubles du comportement chez les sujets sensibles.

Morphologie et signes psychiques
Sujet au psychisme ralenti, sans mémoire.

◊ MEZEREUM ◊

Origine : le *Daphné mezereum* est un arbrisseau de la famille des Daphnoïdes dont on utilise l'écorce de la tige.

Expérimentations du produit de base
On observe :
— une irritation de la peau avec éruptions purulentes formées de vésicules rapidement recouvertes de croûtes ;
— une irritation des muqueuses et du périoste (enveloppe de l'os).

Définitions des symptômes
Signes : éruptions vésiculeuses, croûteuses, brûlantes et qui démangent, plus particulièrement au niveau de la face, du menton, du dos des mains et du cuir chevelu. Démangeaisons qui changent de place après grattage. Douleurs brûlantes dans les os de la face et du nez. Apparition de pus jaunâtre, épais sous les croûtes des lésions. Ces symptômes réapparaissent de façon périodique.
Circonstances : Aggravations : la nuit. Par la chaleur du lit. Au toucher et à la pression. Par le temps froid et humide et en se lavant à l'eau froide.
Amélioration : en plein air.

Indications cliniques
— les sinusites maxillaires douloureuses ;
— l'impétigo ; certains eczémas ; certaines formes de zona ; la vésicule d'herpès.

◊ *MILLEFOLIUM* ◊

Origine : le millefeuille ou « saigne-nez », de la famille des Synanthérées dont on utilise la plante entière fleurie.

Expérimentations du produit de base
L'expérimentation provoque des hémorragies de sang rouge sans douleurs et sans anxiété.

Définitions des symptômes
Rien à signaler.

Indications cliniques
Hémorragies spontanées ou traumatiques quel que soit le siège : nez, larynx, poumon, bouche, estomac, intestin, rein, vessie, utérus.

◊ *MOMORDICA BALSAMINA* ◊

Origine : la balsamine sanglante, de la famille des Cucurbitacées, dont on utilise le fruit.

Expérimentations du produit de base
L'expérimentation déclenche un ballonnement abdominal douloureux localisé à l'angle gauche du côlon, sans tendance diarrhéique.

Définitions des symptômes
Rien à signaler.

Indications cliniques
Toutes les gênes intestinales localisées à l'angle gauche du côlon.

◊ MOSCHUS ◊

Origine : le musc, sécrétion d'une glande spéciale du chevrotin mâle, animal qui ressemble au cerf.

Expérimentations du produit de base
L'expérimentation provoque une hypersensibilité avec phénomènes spasmodiques (boule à la gorge, tendance à la suffocation et aux évanouissements) et excitation sexuelle très importante.

Définitions des symptômes
Signes : défaillance fréquente avec tendance à l'évanouissement. Hyperexcitabilité avec alternance de pleurs et de fous rires. Besoin constant de faire une inspiration profonde. Grande excitation sexuelle.
Circonstances : Aggravation : par le froid.
Améliorations : par le grand air et les frictions.

Indications cliniques
Tous les phénomènes nerveux paroxystiques et de type hystérique.
La nymphomanie (très grande excitation sexuelle).
Les troubles des règles d'origine nerveuse avec évanouissements.

Morphologie et signes psychiques
Il s'agit, le plus souvent, d'une jeune fille ou d'une jeune femme qui décrit des douleurs atroces, insupportables, pour un examen clinique très pauvre.

◊ MUREX PURPUREA ◊

Origine : un mollusque gastéropode des côtes de la Méditerranée dont on utilise une glande desséchée.

Expérimentations du produit de base
Congestion des organes génitaux féminins avec excitation sexuelle considérable.

Définitions des symptômes

Signes : sensation de pesanteur au niveau de bas-ventre avec violente excitation sexuelle aggravée par le moindre attouchement. Pertes vaginales épaisses. Cycle menstruel raccourci.

Indications cliniques

Excitation sexuelle. Troubles des règles et du cycle hormonal. Descente de l'utérus.

◇ MURIATICUM ACIDUM ◇

Origine : l'acide chlorhydrique.

Expérimentations du produit de base

L'expérimentation montre :

— Un état fébrile avec grand épuisement.

— Une irritation très forte de la muqueuse digestive, principalement au niveau de la bouche et de l'anus, avec tendance à l'ulcération et à l'hémorragie.

Définitions des symptômes

Signes : hémorroïdes gonflées et bleues, extrêmement sensibles au toucher. Selles abondantes, foncées, hémorragiques. Gorge rouge foncé avec ulcérations et langue sèche, racornie. En cas d'atteinte de l'état général, épuisement très profond avec relâchement des sphincters qui entraîne l'émission d'urines et de selles involontaires.

Circonstances : Aggravations : par le moindre contact. Par le soleil.

Indications cliniques

Le remède n'est actuellement utilisé que pour le traitement des hémorroïdes bleues, turgescentes, hypersensibles.

N

◇ *NAPHTALINUM* ◇

Origine : le naphtalène extrait des huiles lourdes.

Expérimentations du produit de base
— Action irritative sur la muqueuse respiratoire.
— Action sur les yeux avec opacification de la cornée.

Définitions des symptômes
Signes : rhinite avec de nombreux éternuements et écoulements irritants du nez et des yeux. Asthme amélioré par l'air.

Indications cliniques
Rhinite spasmodique avec écoulement irritant du nez et des yeux. Cataracte.

◇ *NATRUM CARBONICUM* ◇

Origine : le carbonate de sodium.

Expérimentations du produit de base
— Asthénie nerveuse et psychique avec tristesse et intolérance à l'effort intellectuel. Hypersensibilité sensorielle.
— Troubles de la nutrition avec affaiblissement des muscles et des tissus articulaires. Laxité des articulations.
— Diarrhée de couleur jaune orangée.

Définitions des symptômes
Signes : tristesse, lenteur d'idéation, asthénie et frilosité. Dépression. Grande sensibilité à la lumière et au bruit. Maux de tête au moindre effort intellectuel.

Troubles digestifs avec flatulence. Constipation chronique ou diarrhées explosives déclenchées par le lait, les féculents. Faiblesse des articulations. Craquements articulaires.

Circonstances : Aggravations : par la chaleur et le froid, le soleil, le temps orageux, la pleine lune, par l'activité intellectuelle, le bruit et la musique. Aggravations horaires vers 5 h du matin et 23 h.

Amélioration : par le mouvement.

Indications cliniques

Les états de dépression avec les circonstances décrites ci-dessus.

Les diarrhées qui apparaissent en climat chaud, suite à des insolations ou par intolérance à la chaleur.

Les entorses répétées avec œdème modéré de la cheville, survenant par temps chaud.

Morphologie et signes psychiques

Sujet pléthorique, à la peau infiltrée, souvent voûté. Au psychique : sujet faible à tendance paresseuse.

◊ NATRUM MURIATICUM ◊

Origine : le sel marin.

Expérimentations du produit de base

Action sur la nutrition avec blocage de l'assimilation, tendance à l'urémie, hyperacidité gastrique, anémie.

Action sur les muqueuses avec, soit état de sécheresse très marqué, soit écroulement excessif de mucus de consistance anormale.

Action sur la peau avec aspect huileux par augmentation de la séborrhée (sécrétion des glandes de la peau).

Action sur le système nerveux avec syndrome dépressif.

Définitions des symptômes

Signes : faiblesse irritable, physique et psychique. Amaigrissement surtout dans la partie haute du corps. Désir anormal de sel. Peau sèche, localement huileuse. Grande soif pour de petites quantités d'eau. Grand appétit souvent sans prise de poids.

Circonstances : Aggravations : par la consolation. Par la chaleur bien qu'il soit frileux. Vers 10 heures du matin. Au bord de la mer. Par le travail intellectuel.

Amélioration : par le grand air.

Indications cliniques

État général : les amaigrissements, les asthénies. Les convalescences de maladies aiguës ou très fatigantes. Les états de déshydratation. Les maladies faisant suite à un séjour à la mer.

La peau : certains eczémas localisés au bord du cuir chevelu et sur les plis de flexion des articulations. Les éruptions herpétiques survenues après des maladies aiguës. Les lésions d'urticaire chronique. Les verrues des paumes des mains et des plis des doigts. Certaines acnés juvéniles.

Système nerveux : les états dépressifs avec retentissement sur l'état général caractéristique du médicament. Les déceptions sentimentales. Les difficultés scolaires. Les maux de tête des étudiants.

Sur les muqueuses respiratoires et digestives : digestions difficiles avec constipation. Le rhume des foins. Certains asthmes. Les rhino-pharyngites récidivantes de l'enfant.

Morphologie et signes psychiques

Il s'agit souvent d'un enfant ou d'un adolescent, maigre malgré un solide appétit, pâle, frileux et très fatigable. Il pleure facilement et repousse la consolation qui aggrave sa tristesse. il fixe mal son attention, a des troubles de mémoire, des maux de tête et donc des difficultés scolaires. Il est en même temps inquiet et agité.

◇ NATRUM SULFURICUM ◇

Origine : le sulfate de sodium.

Expérimentations du produit de base

L'expérimentation montre une action d'irritation sur les muqueuses digestives et respiratoires, une action sur les articulations avec enraidissement général, une action sur la peau avec apparition d'excroissances verruqueuses, une action déprimante sur le système nerveux.

Définitions des symptômes

Signes : excrétions jaunâtres, épaisses et irritantes. Langue couverte d'un enduit brun et amer. Démangeaisons au déshabillage. Ballonnements avec coliques et diarrhées au lever et surtout après le petit déjeuner. Lors de la toux, le patient se tient la poitrine à deux mains. Grande soif de boissons très froides. Aversion pour la viande et le pain.

Circonstances : Aggravations : par toute forme d'humidité.

Améliorations : par temps sec. Après une selle abondante. En changeant de position.

Indications cliniques

Appareil digestif : les entérocolites avec selles diarrhéiques jaillissantes, aqueuses avec beaucoup de gaz. Les alternances de diarrhées et de constipation.

Appareil respiratoire : toutes les broncho-pneumopathies aggravées par l'humidité, avec sécrétion bronchique épaisse jaune verdâtre, abondante, et douleur caractéristique à la base gauche du poumon. L'asthme avec expectoration.

Appareil articulaire : toutes les douleurs articulaires aggravées par l'humidité avec localisation préférentielle au rachis lombaire, aux genoux, à la hanche droite et aux chevilles. Les suites de traumatisme du crâne et du rachis.

Symptômes cutanés : démangeaisons en se déshabillant. Altérations de la peau avec élimination de larges plaques très fines, translucides.

Système nerveux : état dépressif.

Morphologie et signes psychiques

Il s'agit d'un sujet corpulent, adipeux, infiltré de cellulite surtout au niveau de l'abdomen, des fesses, des cuisses. Il est mou et lent mais aime changer de position. Il est frileux, très sensible au froid humide. Il est triste et déprimé.

◇ *NITRICUM ACIDUM* ◇

Origine : l'acide nitrique : $H\text{-}NO_3$.

Expérimentations du produit de base

Action principale sur les muqueuses, le plus souvent au

niveau des orifices naturels, à la jonction peau-muqueuse : ulcérations, fissures, brûlures, verrues.

Définitions des symptômes

Signes : irritabilité sur fond de dépression. Douleurs à type de piqûres d'aiguille ou d'épine. Faiblesse. Frilosité et frissons. Lésions d'ulcération à la jonction peau-muqueuse. Écoulements irritants.

Circonstances : Aggravations : par le froid et le bruit.

Améliorations : par le mouvement passif (en voiture, en train).

Indications cliniques

— Fissures anales, eczéma avec fissures, verrues qui saignent facilement, verrues plantaires, affections génitales cutanéo-muqueuses, aphtoses buccales.

◊ NUPHAR LUTEUM ◊

Origine : les graines du nénuphar jaune.

Expérimentations du produit de base

Anti-aphrodisiaque.

Définitions des symptômes

Signes : diarrhée chronique matinale, abondante, jaunâtre, fétide et épuisante.

Impuissance sexuelle avec absence de désir et faiblesse générale.

Indications cliniques

Baisse de la libido (désir) avec érections faibles et impuissance chez un sujet fatigable, sans qu'il y ait eu d'abus sexuels.

◊ *NUX MOSCHATA* ◊

Origine : la noix muscade, graine de l'arbre *Myristica fragrans.*

Expérimentations du produit de base

L'expérimentation provoque d'une part une dépression du système nerveux central avec assoupissement et hébétude presque semblables à ceux de l'opium, une tendance aux évanouissements et, d'autre part, une extrême sécheresse des muqueuses.

Définitions des symptômes

Signes : assoupissement et somnolence avec brutales sautes d'humeur, tendance aux syncopes et ballonnement abdominal considérable. Sécheresse de la peau et des muqueuses. Grande frilosité.

Circonstances : Aggravations : par le froid humide. Par tout effort. Par les émotions.

Amélioration : par le chaud.

Indications cliniques

Les états de faiblesse avec tendance à l'évanouissement surtout chez des sujets présentant des troubles de la digestion avec constipation et ballonnement.

Morphologie et signes psychiques

Femme ou enfant hypersensible, à la peau très sèche, qui ne transpire jamais, enclin aux évanouissements.

◊ *NUX VOMICA* ◊

Origine : le médicament est préparé à partir de la noix vomique, semence d'un petit arbre de la famille des Loganiacées. Cette noix contient de la strychnine et de la brucine.

Expérimentations du produit de base

Toxicologie : hypersensibilité sensorielle suivie rapidement de convulsions et de mort.

Expérimentation humaine : hyperexcitabilité très forte avec tendance spasmodique, concernant surtout le système nerveux et l'appareil digestif.

Définitions des symptômes

Signes : système nerveux : hypersensibilité physique et psychique. Sujet irascible, impulsif, querelleur, toujours impatient, de mauvaise humeur le matin. Somnolence après le repas améliorée par un court somme. Insomnies la nuit vers 3 ou 4 heures. Migraines suite à des excès de table.

Symptômes digestifs : langue chargée. Désirs d'alcool, de mets épicés, de condiments, de café. Aversion fréquente pour le pain et la viande. Troubles hépatiques dus aux excès. Constipation. Hémorroïdes. Somnolence après le repas.

Autres signes : éternuements spasmodiques le matin. Grande sensibilité aux odeurs. Écoulement du nez le jour, arrêt la nuit. Fièvre avec frissons.

Circonstances : Aggravations : le matin au réveil. Après les repas. Par la colère et l'effort intellectuel. Par le café, le vin, l'alcool, le tabac.

Améliorations : par le sommeil ininterrompu. Par la chaleur et le temps humide. Par la sieste.

Indications cliniques

Système nerveux : hypersensibilité générale. Insomnies et troubles de mémoire des surmenés. Migraines des sédentaires. Hypertension artérielle chez les sujets du type NUX (cf. page 362). Crampes et convulsions.

Appareil digestif : troubles de la digestion et du transit chez des gens habitués à des excès de table. Constipation. Hémorroïdes. Alcoolisme.

Autres indications : rhinites. Grippes avec accès fébriles variables.

Morphologie et signes psychiques

Personne hypersensible, nerveuse, sujette aux troubles de digestion. Il s'agit d'un sujet à la fois actif et sédentaire, irritable et intolérant, coléreux et parfois très violent.

O

◊ ONOSMODIUM ◊

Origine : la borraginée, plante de Virginie (États-Unis) dont on utilise la racine et les fruits.

Expérimentations du produit de base

Congestions et spasmes de l'utérus et des ovaires, congestion des seins.

Douleurs oculaires et maux de tête. Atteinte des centres cérébraux avec troubles moteurs surtout au niveau des yeux et des membres inférieurs et troubles de la coordination des mouvements.

Impuissance avec perte de la libido (désir) et frigidité.

Définitions des symptômes

Signes : maux de têtes de la région occipitale et frontale suite à un effort oculaire ou à une presbytie ignorée. Sensation de pesanteur des yeux avec douleur aux mouvements du globe.

Baisse voire perte du désir sexuel chez un homme ou une femme présentant fréquemment des vertiges.

Circonstances : Aggravations : par le surmenage oculaire, en lisant. Dans l'obscurité.

Améliorations : par le repos et le sommeil.

Indications cliniques

Douleurs lors de la mobilisation oculaire. Remède d'appoint dans certains glaucomes.

Perte du désir sexuel, impuissance et frigidité chez un sujet déprimé et manquant de coordination dans ses mouvements.

◊ ORIGANUM ◊

Origine : la marjolaine à coquilles dont on utilise la totalité de la plante avec les fleurs.

Expérimentations du produit de base
Excitation sexuelle chez la femme, nymphomanie, démangeaison des mamelons.

Définitions des symptômes
Signes : désir sexuel exacerbé chez la femme, avec rêves et fantasmes érotiques. Pratique fréquente de la masturbation.

Indications cliniques
Remède d'indication limité à la jeune fille et à la femme jeune qui présentent de fréquents désirs de relations sexuelles avec excitation et rêves érotiques.

◇ *OSCILLOCOCCINUM 200* ◇

Origine : il s'agit d'un autolysat filtré de foie et de cœur d'*Anas boschas* (canard) dynamisé à la 200ᵉ dilution korsakovienne, mis au point par le Dr Roy.

Indications cliniques
Ce médicament, spécialité des laboratoires Boiron, semble d'une réelle efficacité dans le traitement de la grippe au début.

P

◊ PARATHYPHOIDINUM B ◊

Origine : lysat de culture de *Salmonella paratyphi B*, sans addition d'antiseptique.

Indications cliniques
Ce biothérapique est indiqué dans le traitement des intoxications alimentaires avec diarrhées profuses (abondantes), surtout s'il s'agit d'intoxications par les coquillages.

◊ PAREIRA BRAVA ◊

Origine : Chondrodendron tomentosum, liane d'Amérique du Sud qui entre comme constituant principal dans les curares. En homéopathie, on utilise la racine sèche.

Expérimentations du produit de base
Colique néphrétique, lithiase rénale et infection urinaire.

Définitions des symptômes
Signes : douleur au niveau des reins, de l'uretère, de la vessie avec irradiation aux cuisses et parfois jusqu'aux pieds.
Infections urinaires chez les sujets en rétention d'urine (patients atteints de troubles de la prostate, présentant un rétrécissement urétral ou une lithiase). Gros efforts nécessaires pour uriner malgré des besoins fréquents.
Circonstances : Amélioration : en chien de fusil (les genoux contre la poitrine).

Indications cliniques
La colique néphrétique. L'infection urinaire chez un patient sujet aux rétentions vésicales.

◊ PERTUSSINUM ◊

Origine : ce remède est un biothérapique préparé à partir de l'expectoration de coquelucheux prélevée sur un malade qui n'a pas encore été traité.

Expérimentations du produit de base
N'existent pas.

Définitions des symptômes
Signes : toux en quintes comme celles observées dans la coqueluche.

Indications cliniques
Coqueluche et toux coqueluchoïdes. Toux persistantes après une coqueluche. Ce biothéropique est également utile après une vaccination anticoquelucheuse.

◊ PETROLEUM ◊

Origine : le pétrole blanc.

Expérimentations du produit de base
Toxicologie : les ouvriers exposés longtemps aux vapeurs de pétrole présentent une sécheresse de la peau avec couche épaisse de kératine (matière qui durcit la peau) et eczémas fissuraires. Ils ont des troubles digestifs avec nausées et diarrhées, des troubles respiratoires avec toux, trachéo-bronchites et des troubles visuels.
Expérimentation humaine : l'expérimentation provoque une irritation de la peau avec éruptions vésiculeuses et croûteuses qui laissent place à des fissures profondes. On observe également une irritation avec sécrétions des muqueuses digestives et diarrhée.

Définitions des symptômes
Signes : alternance des troubles cutanées et digestifs. Frilosité et sensation de froid par endroits localisés. Faim dévorante aggravée la nuit. Sueurs fétides des aisselles, des organes géni-

taux et des pieds. Vertiges et nausées durant les transports, améliorés en fermant les yeux.

Circonstances : Aggravations : par le froid, en hiver surtout. Par le chou et la choucroute.

Améliorations : en mangeant. Par la chaleur, en été.

Indications cliniques

La peau : crevasses, fissures des doigts, eczémas des mécaniciens, maladies de la peau dues aux hydrocarbures.

Appareil digestif : diarrhées dues au chou ou survenant uniquement le jour. Mal des transports.

◇ *PHLEUM PRATENSE* ◇

Origine : la fléole des prés dont on utilise la plante entière.

Expérimentations du produit de base

Rhume des foins.

Définitions des symptômes

Signes : rhume des foins avec démangeaisons au niveau des narines et des yeux, éternuements fréquents et tendance à faire des crises d'asthme.

Indications cliniques

Action plus nette sur les rhumes des foins qui débutent tardivement en juillet. Utiliser les basses dilutions au moment des crises et les hautes dilutions à titre préventif de mars à juillet.

◇ *PHOSPHORIC ACID* ◇

Origine : l'acide phosphorique concentré.

Expérimentations du produit de base

Dépression du système nerveux avec asthénie et sueurs nocturnes. Faiblesse sexuelle. Troubles digestifs par atonie avec diarrhées sans douleur. Décalcification osseuse.

Définitions des symptômes

Signes : asthénie neuro-psychique avec tendance à la désinsertion du milieu social. Refus de communiquer. Indifférence vis-à-vis des études en cours, des examens.

Maux de tête à la nuque et au sommet du crâne. Somnolence pendant la journée et insomnie nocturne malgré un grand désir de sommeil.

Impuissance survenant après excès sexuels, surtout chez les jeunes.

Diarrhées contenant des aliments non digérés avec gaz.

Circonstances : Aggravations : par les contrariétés, les excès, le bruit. Pour la diarrhée, par les fruits et aliments acides.

Amélioration : par le sommeil.

Indications cliniques

Dépression avec coupure vis-à-vis du monde extérieur survenant dans les suites de contrariétés ou de grand chagrin.

Diarrhée chronique, indolore et sans épuisement.

Troubles osseux de la croissance.

Morphologie et signes psychiques

Grand adolescent maigre, fatigable, avec tendance à l'indifférence, souffrant fréquemment du dos et de diarrhées chroniques.

◊ PHOSPHORUS ◊

Origine : le phosphore blanc.

Expérimentations du produit de base

Toxicologie : le phosphore atteint, par voie sanguine, tous les tissus nobles de l'organisme, avec une prédilection pour le foie, les poumons et le rein.

Expérimentations humaine :

— Système gastro-intestinal : perte de l'appétit, douleurs d'estomac, diarrhée, coliques intestinales.

— Système nerveux : anxiété, agitation, hypersensibilité générale, douleurs brûlantes.

— Au niveau hépatique et rénal : gros foie et albumine dans les urines.

Définitions des symptômes

Signes : hypersensibilité générale. Sensations de brûlures. Tendance hémorragique. Sensation de congestion de la tête et de vertiges. Désir de sel et d'aliments salés. Désir de boissons et d'aliments froids. Besoin de manger la nuit.

Circonstances : Aggravations : par tout exercice mental ou physique. Pendant l'orage. Au crépuscule. Par le froid.

Amélioration : après avoir dormi.

Indications cliniques

— Les états hémorragiques de toutes origines (avec, évidemment, traitement de la cause s'il y a lieu).

— Les états de dégénérescence hépatique et notamment l'hépatite virale et les cirrhoses, les pancréatites aiguës.

— Les polynévrites éthyliques.

— Les congestions pulmonaires (notamment virales).

— Les néphrites aiguës.

— Les vertiges du vieillard.

— Les insuffisances cardiaques droites (en complément du traitement classique).

Nota : Ne pas utiliser PHOSPHORUS au cours d'une tuberculose évolutive.

Morphologie et signes psychiques

Il s'agit d'un sujet longiligne, grand, mince, élancé, à poitrine étroite. Sujet à l'aspect souvent maladif, il est hypersensible, anxieux, paniqué par l'orage, très sentimental et volontiers loquace. Il présente, en alternance, des périodes d'excitation et de dépression.

◊ *PHYTOLACCA DECANDRA* ◊

Origine : la phytolaque, de la famille des Phytolaccacées, dont on utilise la plante entière y compris les fruits mûrs.

Expérimentations du produit de base

Au cours de l'expérimentation, PHYTOLACCA agit sur :

— la muqueuse du pharynx : inflammation ;

— les glandes mammaires : nodules douloureux ;

— les tissus osseux et fibreux : douleurs.

Définitions des symptômes

Signes : sensation de meurtrissure. Douleurs des seins avec engorgement et nodosités. Douleurs des os et rhumatismes. Douleurs de la gorge irradiant vers les oreilles.

Circonstances : Aggravations : la nuit. Par le mouvement (mais a cependant besoin de bouger). Par le froid humide.

Amélioration : couché.

Indications cliniques

— Angines, pharyngites des chanteurs.

— Inflammations des seins et mastose (nodules dans les seins, variables selon le cycle). Douleurs avant les règles.

— Rhumatismes avec douleurs névralgiques.

◊ PICRIC ACIDUM ◊

Origine : l'acide picrique.

Expérimentations du produit de base

Excitation génitale et sexuelle sans désirs, suivie de dépression nerveuse (cette manifestation est appelée priapisme).

Furoncles.

Définitions des symptômes

Signes : érection violente, douloureuse et prolongée sans désirs sexuels. Furoncles généralement de petite taille.

Circonstances : Aggravation : par l'effort intellectuel.

Améliorations : par l'eau froide et le froid en général.

Indications cliniques

Le médicament est le plus fidèle dans les petits furoncles et notamment ceux du conduit auditif qui surviennent sur un eczéma.

Priapisme.

◊ *PODOPHYLLUM PELTATUM* ◊

Origine : la podophylle, plante de la famille des Berbéridacées, dont on utilise le rhizome frais.

Expérimentations du produit de base
Action sur le foie et l'intestin avec congestion, irritation et hypersécrétion.
Action sur l'ovaire droit avec congestion, inflammation et gonflement.

Définitions des symptômes
Signes : sensation de grande faiblesse dans l'abdomen après les selles. Alternance entre maux de tête et diarrhée, et entre constipation et diarrhée. Latéralité droite. Soif de grandes quantités d'eau froide.
Circonstances : Aggravations : par le temps chaud. Le matin. Pendant la dentition.
Amélioration : couché sur l'abdomen.

Indications cliniques
Appareil digestif : diarrhées estivales et diarrhées de la dentition, abondantes, aqueuses ou muqueuses, souvent fétides, suivies d'une grande faiblesse. Migraines alternant avec de la diarrhée qui, généralement, soulage. Congestion hépatique.
Appareil génital féminin : ovarite droite avec diarrhée et coliques.

◊ *PRUNUS SPINOSA* ◊

Origine : le prunellier arbuste de la famille des Rosacées.

Expérimentations du produit de base
Névralgies ou spasmes localisés de préférence à l'appareil oculaire, à la vessie et au cœur.

Définitions des symptômes
Signes : douleurs du globe oculaire avec sensation d'éclatement. Douleur au-dessus de l'orbite. Névralgie de la face et des

dents. Toutes ces douleurs déclenchent une difficulté respiratoire.

Troubles urinaires douloureux avec besoin pressant d'uriner.

Circonstances : Aggravations : par le toucher, par les secousses.

Amélioration : la nuit.

Indications cliniques

Le zona ophtalmique. Le glaucome. Les névralgies faciales. Troubles urinaires avec spasmes qui empêchent d'uriner.

◊ PSORINUM ◊

Origine : PSORINUM est un biothérapique préparé à partir du contenu des légions de gale prélevée sur des malades non traités.

Expérimentations du produit de base

On observe :

— baisse de l'état général avec amaigrissement et faiblesse générale des réactions ;

— action sur le système nerveux avec forte tendance dépressive ;

— action sur les muqueuses avec irritation et écoulement chronique ;

— action sur la peau avec éruptions de différents types.

Définitions des symptômes

Signes : faiblesse générale aussi bien physique que psychique. Extrême frilosité même en été. Mauvaise odeur de toutes les sécrétions, notamment au niveau des muqueuses. Sensation de très grand bien-être la veille d'une manifestation maladive comme d'une migraine, par exemple. Fringale surtout très forte la nuit. Fringale pendant les migraines. Alternance de différentes maladies qui durent chacune de longues périodes. La peau est d'aspect sale, grasse, parfois rugueuse. Les sueurs sont abondantes au moindre effort et malodorantes au niveau des pieds. Les éruptions provoquent des démangeaisons intenses aggravées par la chaleur du lit et par le lavage.

Circonstances : Aggravations : par le froid. En hiver. Par le contact de la laine.

Améliorations : par la chaleur. En mangeant. L'été. En s'enveloppant chaudement.

Indications cliniques

— PSORINUM est indiqué dans les maladies qui reviennent à intervalles réguliers et qui alternent les unes avec les autres, lorsque certains symptômes sont ceux exposés précédemment. De même au cours des convalescences qui traînent, et lorsqu'un malade réagit mal à un traitement cependant bien conduit.

— PSORINUM est indiqué dans les migraines périodiques avec euphorie la veille, faim pendant la migraine, et amélioration par la chaleur.

— PSORINUM est un médicament de fond des tendances aux rhino-pharyngites, otites, bronchites à répétition, à recrudescence hivernale, des asthmes périodiques, de certains rhumes des foins.

— PSORINUM au niveau cutané est un médicament des éruptions périodiques à recrudescence hivernale et notamment des eczémas, des mycoses cutanées ou unguéales.

Morphologie et signes psychiques

— PSORINUM développe ses effets au maximum sur un individu très maigre, extraordinairement frileux, dont le corps dégage une mauvaise odeur de transpiration, dont la peau est d'apparence sale, rugueuse ou grasse. Ces sujets ne supportent pas le contact de la laine et leurs démangeaisons sont aggravées par la chaleur du lit. Leur visage est pâle et maladif. Ils sont pessimistes et introvertis. Souvent déprimés, ils ont peur de l'avenir et, lorsqu'ils sont malades, ont la certitude d'être incurables.

◊ PULSATILLA ◊

Origine : il s'agit de l'anémone pulsatille ou coquelourde, de la famille des Renonculacées, dont on utilise la plante entière fleurie.

Expérimentations du produit de base

L'expérimentation produit une inflammation avec écoulement jaune, épais, non irritant des muqueuses, et des phénomènes de congestion veineuse surtout aux extrémités.

Définitions des symptômes

Signes :

— Excrétions : jaunes, bien liées, non irritantes.

— Douleurs changeantes : « tout est variable chez PULSATILLA ».

— Désirs et aversions : désir de fraîcheur et de grand air. Désir d'aliments frais. Aversion pour les aliments chauds et gras.

Symptômes digestifs : perte du goût et de l'odorat. Digestion lente et difficile. Ballonnements, renvois avec goût des aliments dans la bouche. Diarrhées avec selles extrêmement variables (jamais deux selles semblables).

Symptômes respiratoires : rhumes fréquents avec perte du goût et de l'odorat. Enrouements capricieux. Toux sèche la nuit, grasse le jour.

Symptômes génitaux : règles en retard, peu abondantes, de sang noir. Écoulement plus abondant le jour que la nuit. Arrêt des règles après avoir eu les pieds mouillés. Douleurs dans les reins au moment des règles. Leucorrhées épaisses, jaunâtres.

Symptômes veineux : varices avec petites douleurs lancinantes. Extrémités rouge violacé.

Symptômes cutanés : éruption du type de la rougeole. Aspects marbré, cyanosé et violacé des engelures et de certains ulcères.

Circonstances : Aggravations : par la chaleur, dans une chambre chaude. Par le repos. Pas les aliments gras.

Améliorations : par le grand air et les applications froides.

Indications cliniques

Appareil digestif : troubles de la digestion. Ballonnements.

Appareil respiratoire : rhino-pharyngites à répétition. Bronchites à phase d'expectoration. Bronchites itératives. Otites purulentes.

Appareil génital : troubles des règles de la puberté. Leucorrhée correspondant au type de l'écoulement. Ovarites.

Appareil circulatoire : varices et mauvaise circulation des extrémités. Varicosités.

Peau : engelures, ulcères variqueux.

Système nerveux : certains phénomènes dépressifs.

Morphologie et signes psychiques
Sujets tristes, facilement larmoyants, d'humeur changeante, timides, recherchant la consolation, de caractère doux et résigné.

◊ PYROGENIUM ◊

Origine : biothérapique préparé à partir d'une putréfaction de viande de bœuf. Ce médicament contient donc des produits de dégradation des viandes et des fragments de bactéries.

Expérimentations du produit de base
L'expérimentation animale provoque un état fébrile avec septicémie.
Mais l'expérimentation clinique a permis de définir les signes d'appel caractéristiques.

Définitions des symptômes
Signes :
— discordance entre la température et le pouls ;
— état infectieux graves avec grande agitation.
Pas de circonstances particulières.

Indications cliniques
L'étude clinique, au cours de cent années de pratique, a permis d'étendre l'utilisation de PYROGENIUM à tous les états inflammatoires avec tendance à la suppuration et même à la prévention de ces états.

Q

◊ QUEBRACHO ◊

Origine : plante de la famille des Aspidospermées qui pousse au Brésil.

Expérimentations du produit de base
Encombrement bronchique avec oppression et troubles respiratoires.

Définitions des symptômes
Signes : les sécrétions bronchiques sont épaisses. Difficultés à l'expectoration.
Circonstances : Aggravation : par le moindre mouvement. Améliorations : assis et immobile.

Indications cliniques
Bronchites et surtout bronchites chroniques. Asthme avec expectoration. Emphysème.
QUÉBRACHO est un excellent petit remède pour fluidifier les expectorations.

R

◊ RADIUM BROMATUM ◊

Origine : le bromure de radium.

Expérimentations du produit de base

Irritation cutanée avec démangeaisons et brûlures qui évoluent vers l'ulcération avec, parfois, apparition de tumeurs dures.

Irritation de la trachée, du tube digestif.

Chute de la tension artérielle. Diminution des globules blancs.

Douleurs articulaires et osseuses surtout au niveau de la colonne vertébrale.

Définitions des symptômes

Signes : maladies de la peau avec ulcères. Atrophie cutanée. Cicatrices chéloïdes, épaisses, indurées. Cors. Durillons. Verrues plantaires.

Circonstances : Aggravation : au début du mouvement.

Indications cliniques

Démangeaisons violentes sans causes. Cicatrices chéloïdes.

Toutes les indurations et les excroissances de la peau.

Douleurs matinales de la région lombaire.

◊ RANA BUFO ◊

Origine : le liquide venimeux contenu dans les glandes situées sur les parties latérales du dos du crapaud.

Expérimentations du produit de base

Suppurations cutanées. Spasmes et crampes suivis de convulsions. Excitation sexuelle puis obnubilation cérébrale avec abrutissement.

Définitions des symptômes

Signes : inflammations localisées avec douleurs brûlantes et suppuration. Manque de contrôle vis-à-vis des désirs sexuels. Infantilisme psychique.

Circonstances : Aggravations : à la chaleur. Par le bruit.

Amélioration : air frais.

Indications cliniques

L'arriération mentale. Les lymphangites. Les panaris. L'excitation sexuelle violente.

◇ *RANONCULUS BULBOSUS* ◇

Origine : la renoncule bulbeuse ou bouton d'or, plante de la famille des Renonculacées. La plante entière fleurie est utilisée.

Expérimentations du produit de base

Éruption de vésicules ressemblant à l'herpès sur la peau.

Douleurs musculaires au niveau du thorax.

Définitions des symptômes

Signes : les vésicules contiennent un liquide mélangé au sang, de couleur bleuâtre. Démangeaisons intenses, brûlantes.

Douleurs intercostales aiguës, élançantes.

Circonstances : Aggravations : aux changements de temps et de température. Par le mouvement. Au toucher même léger.

Indications cliniques

Névralgies intercostales du zona. Névralgies intercostales. Douleurs séquellaires suite au zona. Douleurs de la plèvre après épanchement.

◇ *RAPHANUS SATIVUS NIGER* ◇

Origine : c'est le radis noir, plante de la famille des Crucifères, dont on utilise la racine.

Expérimentations du produit de base

L'expérimentation montre une action sur l'appareil gastro-intestinal avec accumulation de gaz, et sur l'appareil génital féminin avec excitation sexuelle.

Définitions des symptômes

Signes : distension de l'abdomen avec gaz mais impossibilité d'émettre ces gaz.

Pas de circonstances particulières.

Indications cliniques

Petit médicament très utile pour traiter la crise de gaz après intervention sur l'abdomen.

Tous les troubles intestinaux avec rétention de matières et de gaz.

◊ RATANHIA ◊

Origine : la racine de Krameria triandra, petit arbre de la famille des Légumineuses.

Expérimentations du produit de base

Action sur la région de l'anus et du rectum avec irritation douloureuse.

Définitions des symptômes

Signes : douleurs aiguës et brûlantes comme des coups d'aiguilles pendant et après la selle. Hémorroïdes apparentes, douloureuses et brûlantes.

Circonstances : Aggravations : par l'effort physique. Par la défécation.

Améliorations : par l'eau froide (temporairement).

Indications cliniques

Constipation avec douleur et brûlure anale après la selle. Hémorroïdes. Fissure anale. Inflammation de l'anus et du rectum.

◊ RHUS TOXICODENDRON ◊

Origine : le sumac vénéneux, arbuste de la famille des Anacardiacées.

Expérimentations du produit de base
Sur la peau : apparition d'œdèmes et de vésicules. Sur les muqueuses : irritation. Sur les tissus autour des articulations : raideurs douloureuses améliorées par le mouvement. Sur le système nerveux : dépression.

Définitions des symptômes
Signes : sensations de raideurs, de courbatures, d'engourdissement. Grande sensibilité à l'air froid. Agitation avec changement constant de position. Langue chargée, douloureuse, avec triangle rouge à la pointe. Éruptions de petites vésicules.
Circonstances : Aggravations : au repos. Par temps froid, humide et pluvieux. La nuit. Couché du côté douloureux.
Améliorations : par le mouvement, en changeant de position. Par temps chaud et sec.

Indications cliniques
Affections articulaires : rhumatismes provoqués par le froid, entorses, luxations, excès musculaires.
Affections cutanéo-muqueuses : herpès, zona, eczémas.
Certains états fébriles : la grippe et toutes affections microbiennes dont les symptômes correspondent au remède.

◊ RICINUS COMMUNIS ◊

Origine : le ricin, plante de la famille des Euphorbiacées dont on utilise la graine.

Expérimentations du produit de base
Le ricin agit comme une purge : diarrhée très abondante comme celle du choléra.
A faible dose, stimule la sécrétion de lait chez la femme.

Définitions des symptômes
Signes : diarrhée très abondante sans douleurs avec parfois barre au niveau de l'estomac et du foie, nausées et vomissements.

Indications cliniques
Inflammations de l'estomac et de l'intestin. Diarrhées avec douleur en ceinture.
Engorgement des seins dans les suites de couches.

◊ ROBINIA ◊

Origine : c'est le faux acacia, plante de la famille des Légumineuses dont on utilise l'écorce.

Expérimentations du produit de base
L'expérimentation montre une action sur l'estomac avec hyperacidité : douleurs de l'estomac avec acidités, régurgitations acides et même vomissements acides.

Définitions des symptômes
Rien à signaler.

Indications cliniques
Petit remède très utile dans les cas de troubles de la digestion avec hyperacidité et notamment dans les douleurs d'ulcères.

◊ RUMEX CRISPUS ◊

Origine : le Rumex crépu, plante de la famille des Polygonacées dont on utilise la racine.

Expérimentations du produit de base
Irritation des muqueuses respiratoires. Irritation des muqueuses intestinales. Démangeaisons.

Définitions des symptômes

Signes : toux sèche, continuelle, fatigante, déclenchée par l'inspiration d'air froid. Diarrhée impérieuse le matin, indolore. Démangeaisons en se déshabillant. Hypersensibilité au froid.

Circonstances : Aggravations : en respirant de l'air froid. Le soir. En se découvrant. Vers 5 h du matin.

Amélioration : par la chaleur.

Indications cliniques

Laryngites et trachéites. Bronchites aiguës ou chroniques.

◊ *RUTA GRAVEOLENS* ◊

Origine : la rue, plante de la famille des Rutacées dont on utilise la partie aérienne, dépourvue des parties ligneuses, récoltée avant le début de la floraison.

Expérimentations du produit de base

Action sur les tissus fibreux : tendons, aponévroses, périoste avec sensations de meurtrissures, de courbatures surtout au niveau des articulations.

Définitions des symptômes

Signes : sensations de meurtrissures, de courbatures. Douleurs aux endroits où le corps repose sur le lit. Sensation de fatigue oculaire après surmenage.

Circonstances : Aggravations : par le froid humide. Par le repos couché.

Amélioration : par le mouvement.

Indications cliniques

Fatigue, traumatisme des ligaments, entorses, lumbago après efforts répétés. Surmenage oculaire.

S

◊ SABADILLA ◊

Origine : Veratrum sabadilla, plante de la famille des Liliacées dont on utilise la semence.

Expérimentations du produit de base
Troubles du système nerveux avec exagération des sensations perçues. Irritation et écoulement des muqueuses du nez et de la gorge.

Définitions des symptômes
Signes : troubles imaginaires : la moindre affection devient une maladie incurable. Angine évoluant de gauche à droite. Écoulement abondant du nez avec sensation de brûlures, d'obstruction des narines et larmoiement associé. Démangeaison du voile du palais. Hypersensibilité aux parfums des fleurs.
Circonstances : Aggravations : par le froid. A la pleine lune.
Améliorations : par la chaleur, les boissons chaudes, les aliments chauds.

Indications cliniques
Rhume des foins. Asthme à la saison des pollens.

◊ SABINA ◊

Origine : le remède est fabriqué à partir d'un arbrisseau touffu de la famille des conifères *Juniperus sabina* dont on utilise la tige feuillée, fraîche.

Expérimentations du produit de base
On observe une action :
— sur les organes génitaux féminins avec irritation inflammatoire et tendance hémorragique ;

— sur la peau avec production de verrues au niveau des parties génitales.

Définitions des symptômes

Signes : Règles hémorragiques et prolongées, survenant souvent en avance, avec douleurs qui traversent tout le bassin. Le sang est rouge, brillant, mélangé de caillots. Les verrues des régions génitales saignent facilement et entraînent des démangeaisons intenses avec sensation de brûlures.

Circonstances : Aggravations : par la chaleur. Par le moindre mouvement qui augmente le flux de sang. Par le toucher.

Amélioration : par le grand air frais.

Indications cliniques

Règles prolongées et saignements en dehors des règles. Règles douloureuses et abondantes.

Verrues qui saignent et qui démangent dans la région ano-génitale.

◊ SAMBUCUS NIGRA ◊

Origine : le sureau noir, arbre de la famille des Caprifoliacées dont on utilise les sommités fleuries.

Expérimentations du produit de base

Irritation avec écoulement des muqueuses respiratoires.

Transpiration abondante.

Définitions des symptômes

Signes : rhumes secs avec obstruction complète du nez. Laryngite avec toux brusque, quinteuse et suffocation intense par difficulté à expirer. L'enfant devient bleu (cyanosé).

Enrouement avec glaires épais. Transpiration très abondante surtout au réveil.

Circonstances : Aggravations : la nuit. La tête basse. Après une émotion.

Indications cliniques

Laryngite. Coqueluche. Certains asthmes avec suffocation. Rhumes secs.

◇ *SANGUINARIA CANADENSIS* ◇

Origine : la sanguinaire du Canada, plante de la famille des Papavéracées dont on utilise le rhizome.

Expérimentations du produit de base

— Action sur le système circulatoire avec congestion de la tête et sensation de chaleur, de brûlure.

— Action sur toutes les muqueuses qui deviennent sèches, irritées et brûlantes.

Définitions des symptômes

Signes : rougeur des joues, bouffées de chaleur. Migraine vraie, surtout à droite, avec sensation de battements. Migraine périodique avec parfois vomissements bilieux.

Rhinite avec nez sec et brûlant. Hypersensibilité aux odeurs, aux fleurs. Polypes dans le nez. Sensation de soif.

Diarrhée avec gaz.

Circonstances : Aggravations : par le bruit et la lumière. Tous les sept jours, périodiquement.

Améliorations : par le sommeil. Par l'obscurité. Par évacuation de gaz.

Indications cliniques

Migraines périodiques. Bouffées de chaleur de la ménopause. Rhume des foins.

◇ *SECALE CORNUTUM* ◇

Origine : l'ergot de seigle, champignon qui se développe surtout dans les années pluvieuses sur les épis de seigle.

Expérimentations du produit de base

L'expérimentation provoque des spasmes et des contractures des parois artérielles et de l'utérus. Ces spasmes peuvent, en empêchant le sang de circuler, provoquer une gangrène et des hémorragies par blocage veineux.

Définitions des symptômes

Signes : crampes violentes dans les membres inférieurs. Refroidissement et pâleur des extrémités avec sensation de brûlures très intenses. La peau est très sensible au toucher. Tendance aux hémorragies de sang noir. Toute la surface du corps est froide mais le malade ne supporte pas d'être couvert et recherche le froid. Grangrène sèche se développant lentement. Règles irrégulières de sang noir. Écoulements de sang noir entre les règles aggravés par le moindre mouvement.

Circonstances : Aggravations : par la chaleur. En étant couvert.

Améliorations : par le froid. En se découvrant.

Indications cliniques

Les artérites. Certaines migraines. Le syndrome des doigts morts. Les règles perturbées de la ménopause avec sang noir.

◇ SELENIUM ◇

Origine : le sélénium métallique

Expérimentations du produit de base

Asthénie très forte. Dépression générale avec impuissance. Action sur la peau avec eczéma et boutons de type acné.

Définitions des symptômes

Signes : épuisement physique et intellectuel après surmenage, avec désir de rester couché. Asthénie sexuelle avec désir conservé. Grand désir de rester couché. Désir de stimulant (thé, café, alcool). Chute des poils. Acné sur le visage. Eczéma sur la paume des mains.

Circonstances : Aggravations : par le temps chaud et le soleil. Par les veilles, les excès sexuels et l'alcoolisme. Par le surmenage intellectuel.

Amélioration : le soir.

Indications cliniques

Acné juvénile. Eczéma des mains. Chute des cheveux.

Asthénie par excès de travail chez les étudiants.

Impuissance avec désirs conservés.

◇ SENNA ◇

Origine : le séné, plante de la famille des Légumineuses dont on utilise les folioles sèches.

Expérimentations du produit de base
Troubles digestifs avec nausées, vomissements qui épuisent et odeur caractéristique de l'haleine qui rappelle la crise d'acétonémie de l'enfant.

Définitions des symptômes
Les signes précédemment décrits de la crise d'acétone.

Indications cliniques
Crise d'acétone de l'enfance. Ces crises surviennent fréquemment après une consommation excessive de chocolat, de confiserie, de sucre ou de matières grasses.

◇ SEPIA ◇

Origine : ce médicament est fabriqué à partir de l'encre de seiche. Il s'agit d'une substance brune sécrétée par le mollusque marin.

Expérimentations du produit de base
L'expérimentation montre une action :
— sur le système veineux avec ralentissement de la circulation et particulièrement dans le secteur du petit bassin et du foie ;
— sur le tissu conjonctif de soutien : affaiblissement des muscles lisses, des ligaments, des parois veineuses, ce qui entraîne une tendance aux varices et aux descentes d'organes.

Définitions des symptômes
Signes : sensation de vide à l'estomac avec troubles de la digestion, sensation de pesanteur du bas-ventre, de bouffées de chaleur. Constipation avec sensation de boule rectale. Hémorroïdes aggravées par la marche. Écoulements mucopurulents, vert jaunâtre, souvent irritants (dans le cas des pertes vaginales

et de l'expectoration). Désir de vinaigre, de cornichons et de mets acides. Aversion pour le lait et les odeurs de cuisine.

Circonstances : Aggravations : par le repos. Par la station debout qui favorise le ralentissement de la circulation veineuse. Avant l'orage. Par le froid. Par l'air confiné. Par la consolation.

Améliorations : par l'exercice qui favorise la circulation veineuse. Par le grand air.

Indications cliniques

— *Appareil digestif :* les troubles de la digestion avec atonie. Les descentes d'organes. La constipation. Les hémorroïdes. Les migraines.

— *Appareil génito-urinaire :* descente d'utérus. Infection de l'utérus avec écoulement. Troubles des règles. Ménopause chez les femmes du type sensible. Colibacillose urinaire.

— *Appareil cutané :* eczéma. Masque de grossesse.

— *Système nerveux :* états dépressifs suite de difficultés conjugales.

Morphologie et signes psychiques

Il s'agit le plus souvent d'une femme maigre, élancée, au teint terreux, la peau bistre. Elle est d'aspect apathique et effectivement asthénique. Elle recherche la solitude. Indifférente à l'égard de tout et de tous, elle voit tout en noir, vit dans l'angoisse et pleure souvent. Elle est rebutée par tout ce qui touche la sexualité.

◇ SERUM ANTICOLIBACILLAIRE ◇

Origine : le sérum anticolibacillaire est un biothérapique préparé à partir de sérum purifié d'origine caprine.

Définitions des symptômes

L'infection urinaire typique à colibacille.

Indications cliniques

Colibacillose urinaire en phase aiguë. Le sérum anticolibacillaire est utilement associé à d'autres remèdes homéopathiques comme FORMICA RUFA, CANTHARIS ou BELLADONNA.

◇ *SERUM DE YERSIN* ◇

Origine : le sérum de Yersin est un biothérapique préparé à partir de sérum d'animaux immunisés au moyen du bacille de Yersin (bacille de la peste).

Indications cliniques
Le sérum de Yersin est le meilleur remède homéopathique de prévention contre la grippe. A prendre dès le mois d'octobre à raison d'une dose **15 CH** tous les 15 jours.

◇ *SILICEA* ◇

Origine : c'est la silice pure extraite du cristal de roche.

Expérimentations du produit de base
L'expérimentation montre une baisse générale de l'assimilation avec ralentissement du développement, une atteinte du système nerveux avec anxiété, trac, idées fixes, maux de tête chroniques s'étendant de la nuque à l'œil et une tendance aux suppurations.

Définitions des symptômes
Signes : Hypersensibilité nerveuse et sensorielle. Sensation d'épines dans le corps. Amaigrissement et même rachitisme avec manque de réactions physiques. Tendances aux suppurations avec excrétions purulentes mal liées. Frilosité avec grande sensibilité au froid. Sueurs abondantes de la tête et des pieds. Constipation par atonie rectale. Désir d'aliments froids et aversion pour les aliments chauds, la viande et parfois le lait maternel.
Circonstances : Aggravations : par le froid. En se découvrant. Par les courants d'air. A la nouvelle et à la pleine lune. Le matin. Par les vaccinations.
Améliorations : par le chaud. En s'enveloppant chaudement.

Indications cliniques
Indications générales : rachitisme et amaigrissement chez l'enfant. Retard d'ossification. Trouble de la dentition. Hyper-

sensibilité aux coups de froid et tendance aux parasites intestinaux. Suite de vaccinations.

Déminéralisation du vieillard. Rhumatisme chronique. Sclérose artérielle.

Système nerveux : difficultés scolaires. Troubles de l'attention. Maux de tête. Idées fixes. Trac.

Les suppurations : les suppurations cutanées. Les fistules chroniques. Les otites, sinusites, bronchites chroniques.

Morphologie et signes psychiques

Individus maigres, faibles, déminéralisés, hypersensibles au froid et fatigables.

Vifs d'esprit mais timides, ils manquent de confiance en eux. Ils sont cependant nerveux, très irritables et facilement têtus.

◊ *SPIGELIA* ◊

Origine : Spigelia anthelmia, de la famille des Loganiacées dont on utilise la plante entière fleurie.

Expérimentations du produit de base

— Action sur le système nerveux avec apparition de névralgies au niveau de la tête et du thorax.

— Action sur le cœur avec apparition de violentes palpitations.

Définitions des symptômes

Signes : migraines au niveau de l'occiput et au-dessus de l'orbite gauche, du matin au soir avec une intensité maximale à midi. Névralgies faciales prédominant à la mâchoire supérieure avec douleurs violentes, piquantes ou brûlantes. Douleur dans les globes oculaires.

Violentes palpitations souvent visibles et perceptibles à travers les vêtements.

Névralgies du thorax prédominant dans la région du cœur et irradiant à gauche.

Circonstances : Aggravations : par le mouvement. Par le toucher. Par le temps froid et humide. Par la chaleur pour les douleurs de tête et par le froid pour les autres névralgies.

Améliorations : par le repos. Par le froid pour les douleurs de tête. Par la chaleur pour les autres névralgies.

Indications cliniques
Migraines gauches. Maux de têtes occipitaux. Névralgies faciales gauches. Névralgies intercostales gauches.
Palpitations et troubles du rythme cardiaque.

◊ *SPONGIA TOSTA* ◊

Origine : l'éponge torréfiée en provenance de la mer Méditerranée.

Expérimentations du produit de base
Action sur les muqueuses respiratoires principalement larynx et trachée avec irritation sèche.
Hypertrophie et induration des tissus glandulaires et lymphatiques.

Définitions des symptômes
Signes : les muqueuses du nez et du larynx sont sèches avec sensation de brûlures et de constriction. Toux sèche, sifflante. Réveil brutal vers minuit en suffocant avec toux sèche.
Circonstances : Aggravations : la nuit avant minuit. Dans une pièce chaude.
Améliorations : par les boissons chaudes. En mangeant.

Indications cliniques
Laryngites survenant après un coup de froid sec. Coqueluche. Goitre thyroïdien.

◊ *STAPHYLOCOCCINUM* ◊

Origine : Staphylococcinum est un biothérapique préparé à partir d'une culture de staphylocoques après inactivation.

Indications cliniques

Les infections à staphylocoques. Staphylococcinum est complémentaire des grands remèdes que sont : **SULFUR, ARSENICUM ALBUM, SILICEA, HÉPAR SULFUR** et **PYROGÉNIUM**.

◊ STAPHYSAGRIA ◊

Origine : c'est la staphysaigre ou herbe aux poux, plante de la famille des Renonculacées dont on utilise la graine sèche.

Expérimentations du produit de base

L'expérimentation montre une action sur le psychisme avec hypersensibilité aux contrariétés et aux vexations, sur les organes génitaux-urinaires avec excitation sexuelle et irritation des muqueuses correspondantes, sur la peau avec irritation et lésions croûteuses qui démangent.

Définitions des symptômes

Signes : brûlures entre les mictions et cessant pendant. Obsession sexuelle. Grande faim même quand l'estomac est plein.

Circonstances : Aggravations : par la colère. Par la vexation. Par les excès sexuels. Par le moindre contact. Par la viande.

Améliorations : par la chaleur. Par le repos.

Indications cliniques

Système nerveux : toutes les manifestations psychiques et psychosomatiques après colères ou indignations refoulées.

Appareil génito-urinaire : les idées sexuelles obsédantes. La cystite des jeunes mariés. Les troubles prostatiques.

Peau et muqueuses : les eczémas du cuir chevelu et de la face avec croûtes épaisses, suintement irritant et démangeaisons violentes. Les orgelets, surtout de la paupière supérieure.

Morphologie et signes psychiques

Individu au système nerveux fatigué soit par excès sexuels soit par indignations refoulées.

◊ *STICTA PULMONARIA* ◊

Origine : lichen appartenant au groupe des Tallophytes. On le trouve au pied des vieux troncs d'arbre.

Expérimentations du produit de base
Irritation de la muqueuse respiratoire. Sensation de malaise général avec excitation et courbature.

Définitions des symptômes
Signes : rhumes au début, avant l'écoulement, avec lourdeurs à la racine du nez qui est bouché. Besoins de se moucher sans résultats. Toux sèche, irritante, incessante, épuisante, nocturne.

Indications cliniques
Trachéite avec sa toux sèche à recrudescence nocturne. Sinusites frontales. Rhume des foins si le nez reste bouché malgré les éternuements.

◊ *STRAMONIUM* ◊

Origine : Datura stramonium, plante herbacée de la famille des Solanées dont on utilise la partie aérienne en cours de floraison.

Expérimentations du produit de base
Action sur le système nerveux avec délire furieux.

Définitions des symptômes
Signes : délire violent avec hallucinations et convulsions. Face rouge congestionnée. Propos incohérents. Agressivité. Terreurs nocturnes avec crainte de l'obscurité.
Circonstances : Aggravations : par l'obscurité. Par la solitude.
Améliorations : par la lumière douce. Par la présence d'une personne.

Indications cliniques

Les délires au cours des fièvres intenses. Les insomnies par terreurs nocturnes chez les enfants et les vieillards.

◊ SULFUR ◊

Origine : c'est le soufre.

Expérimentations du produit de base

L'expérimentation montre une irritation de la peau avec éruptions qui démangent, sèches ou purulentes, une irritation chronique des muqueuses, sèche ou avec sécrétion, une congestion veineuse surtout du foie et du système porte, des congestions artérielles localisées, un trouble général du métabolisme avec mauvaise assimilation.

Il faut par ailleurs remarquer que le soufre est partout présent dans l'organisme. La biochimie du soufre explique donc le rôle que peut jouer ce remède qui agit à tous les niveaux du corps humain.

Définitions des symptômes

Signes : c'est le remède de ce que Hahnemann appelait la psore, c'est-à-dire une façon de réagir aux maladies définie par :

1. La périodicité des manifestations.
2. L'alternance des manifestations entre elles.
3. La tendance aux parasitoses.
4. Des convalescences longues après les maladies.
5. Le manque de réactions favorables à un remède homéopathique bien indiqué.

Circonstances : Aggravations : debout. En se lavant. Par la chaleur du lit. Au lever, à 11 heures du matin et à 17 heures.

Améliorations : par les éliminations. Par le grand air.

Indications cliniques

Indications générales : toutes les affections psoriques répondant à la définition précédente et notamment les allergies cutanées ou autres, les affections cutanées quel que soit leur aspect pourvu qu'elles soient aggravées par l'eau et améliorées par le froid, les furoncles, anthrax, orgelets à tendance récidivante, les convalescences traînantes.

Indications circulatoires : bouffées de chaleur de la ménopause, hypertension artérielle, les congestions localisées, l'artériosclérose, les varices des membres inférieurs, les hémorroïdes.

La désintoxication générale : les accidents de la sédentarité ou l'obésité. Les insuffisances hépatiques. Les migraines.

Morphologie et signes psychiques

On décrit classiquement deux types « Sulfur », un type maigre représenté par le célèbre Don Quichotte et un type gras représenté par son valet Sancho. Ces deux personnages discutent sans cesse sur la vie tout en sachant en apprécier les charmes. Il en est ainsi de « Sulfur » qui est un bon vivant, actif et intelligent, optimiste mais facilement abattu par la maladie.

◊ SULFUR IODATUM ◊

Origine : c'est l'iodure de soufre.

Expérimentations du produit de base

L'action du produit est conditionné par la présence de soufre qui nous renvoie à SULFUR et par la présence d'iode qui entraîne un gonflement des ganglions et des tissus lymphatiques.

Définitions des symptômes

Signes : signes généraux de la psore (cf. SULFUR p. 342). Hypertrophie chronique des amygdales. Toux violentes avec mucosités abondantes et épaisses.

Circonstances : Aggravations : par les efforts même minimes. Par la chaleur.

Améliorations : par l'air frais.

Indications cliniques

Appareil respiratoire : les rhino-pharyngites à répétition. Les angines.

Indications cutanées : l'acné juvénile. Les eczémas chroniques.

Indications générales : les amaigrissements avec augmentation des ganglions. Les rhumatismes chroniques.

Nota : On utilisera SULFUR IODATUM de préférence à SULFUR chez des sujets présentant un état général déficient.

Morphologie et signes psychiques

Individus affaiblis, maigres, avec des ganglions fermes, petits, qui roulent sous les doigts, souvent pressés, impatients, agités, facilement irritables.

◇ *SULFURICUM ACIDUM* ◇

Origine : c'est l'acide sulfurique.

Expérimentations du produit de base

L'expérimentation montre une action sur l'état général qui se traduit par une grande faiblesse et une irritation des muqueuses avec tendance aux aphtes et aux hémorragies de sang noir.

Définitions des symptômes

Signes : faiblesse extrême avec tremblements intérieurs. Hémorragies de sang noir. Bouffées de chaleur à la ménopause. Brûlures de la bouche, de l'œsophage et de l'estomac. Renvois acides. Désir de boissons fortes, de fruits frais. Aversion pour l'odeur de café.

Circonstances : Aggravations : par le froid. Par l'odeur forte du café.

Amélioration : par une chaleur modérée.

Indications cliniques

Indications générales : les affections fébriles avec grande faiblesse chez les alcooliques ou à la ménopause. Les bouffées de chaleur de la ménopause.

Peau et muqueuses : les aphtoses buccales. Les brûlures d'estomac. Les vieux ulcères cutanés.

T

◊ *TABACUM* ◊

Origine : c'est le tabac, plante de la famille des Solanées dont on utilise la feuille non fermentée récoltée en fin de floraison.

Expérimentations du produit de base

Intoxication aiguë : c'est l'intoxication bien connue de la première cigarette avec vertiges, vomissements, hypotension, sueurs froides.

L'expérimentation montre une action sur le système circulatoire avec hypertension et tendance à l'obstruction des artères. On observe également une hypersécrétion avec spasmes des muqueuses digestives et respiratoires.

Définitions des symptômes

Signes : vertiges et nausées avec impression de défaillance. Diarrhées avec nausées, vomissements et sueurs froides.

Circonstances : Aggravations : au moindre mouvement. Par la chaleur.

Améliorations : en fermant les yeux. Au grand air. En étant éventé.

Indications cliniques

Le mal des transports (auto, bateau, avion, etc.). Les vomissements de la grossesse. Les vertiges de Ménière. Les vertiges des artérioscléreux.

◊ *TARENTULA HISPANICA* ◊

Origine : la Lycosa tarentula, araignée de la famille des Lycosidées. On utilise l'animal entier.

Expérimentations du produit de base

Action sur le système nerveux avec grande excitation motrice et psychique, exacerbation des sensations et hyperexcitabilité sexuelle.

Définitions des symptômes

Signes : comportements extrêmement changeants passant de la forte gaîté à la tristesse profonde. Délire incohérent et violent. Agitation permanente. Maux de tête intenses.

Désir sexuel violent chez l'homme et chez la femme.

Circonstances : Aggravations : par le chagrin. Par le temps humide et froid. Par toute stimulation sensorielle.

Améliorations : par la musique. Par le grand air doux.

Indications cliniques

Les comportements paradoxaux et hystériques avec agitation et spasmes surtout chez les enfants. L'instabilité scolaire. L'excitation sexuelle.

◊ THUYA OCCIDENTALIS ◊

Origine : le thuya est un arbre de la famille des Conifères dont on utilise les rameaux feuillés récoltés de préférence au printemps.

Expérimentations du produit de base

L'expérimentation montre une action :

— sur la peau avec éruptions sous formes de papules, de vésicules, de pustules et production de verrues et de végétations ;

— sur le système lymphatique avec hypertrophie des organes lymphoïdes : ganglions, amygdales, rate ;

— sur les organes génito-urinaires avec état inflammatoire et production d'ulcères et de végétations ;

— sur le système nerveux avec phénomènes névralgiques et, sur le plan psychique, nervosité, indolence, anxiété et tendance aux idées fixes.

Définitions des symptômes

Signes : c'est le grand remède de ce que Hahnemann appelait la sycose c'est-à-dire un mode réactionnel aux maladies défini par :

1. Une imbibition générale des tissus.
2. Un écoulement chronique des muqueuses.
3. La production de petites tumeurs cutanées.
4. Un développement lent, insidieux et progressif.

Cet état de « sycose » s'observe partiellement actuellement après toutes les vaccinations, après toutes les sérothérapies, après les traitements longs par antibiotiques, par corticoïdes, par neuroleptiques et hypnotiques et après des infections chroniques.

Circonstances : Aggravations : par le froid humide. A 3 heures du matin et à 15 heures. Par les oignons et le thé.

Améliorations : par la chaleur. Par la sueur. Par la pression.

Indications cliniques

Indications générales : toutes les affections répondant à la définition précédente et notamment les suites de vaccinations, de traitements allopathiques, les obésités, les rhumatismes chroniques, etc.

Indications cutanées : les verrues. Toutes les proliférations cutanées. Les défauts des ongles. Les pertes de cheveux.

Indications neuro-psychiques : les névralgies. Les idées fixes.

Indications génitales : les écoulements traînant après urétrites. Les hypertrophies prostatiques. Les polypes vésicaux. Les colibacilloses urinaires. Les fibromes.

Morphologie et signes psychiques

Sujet assez corpulent, frileux, sensible à la fois au froid et à l'humidité.

Il est indolent et, en même temps d'une fébrilité impatiente. Sensible et impressionnable, il pleure en écoutant de la musique. Il est enclin aux idées fixes, aux illusions, aux hallucinations.

◇ *TRICOPHYTON RUBRUM* ◇

Origine : le champignon microscopique Tricophyton rubrum.

Indications cliniques

Les mycoses des ongles et de la peau en association avec Psorinum.

◇ TRILLIUM PENDULUM ◇

Origine : la trillie, plante de la famille des Liliacées dont on utilise le rhizome.

Expérimentations du produit de base

Hémorragies surtout utérines.

Définitions des symptômes

Signes : hémorragies de sang rouge vif avec tendances à l'évanouissement. Règles douloureuses, très abondantes, toutes les deux semaines.

Circonstances : Aggravation : par le moindre mouvement (pour l'écoulement).

Indications cliniques

Hémorragies utérines sur fibromes. Troubles de la ménopause. Troubles des règles avec tendance à l'évanouissement.

◇ TUBERCULINUM K ◇

Origine : TUBERCULINUM K est un biothérapique préparé à partir de la tuberculine brute qui sert à tester la réactivité d'un organisme vis-à-vis du bacille tuberculeux.

Expérimentations du produit de base

On observe :

— une diminution rapide des forces avec amaigrissement notable et hypersensibilité nerveuse ;

— une extrême sensibilité au froid avec sécrétion de tout l'arbre respiratoire ;

— une action sur la digestion et la peau.

Définitions des symptômes

Signes : fatigue et amaigrissement malgré appétit conservé. Très grande sensibilité au froid avec rhumes fréquents. Rechutes fréquentes au cours des maladies infectieuses, avec symptômes changeants. Transpiration excessive au moindre exercice. Retour périodique des symptômes comme les migraines, les orgelets. Hypertrophie des amygdales et des végétations avec écoulements à répétition. Toux nocturne qui ne réveille pas le malade. Apparition d'une diarrhée impérieuse qui réveille vers 5 heures du matin. Aversion pour la viande et désir de lait froid. Au niveau de la peau, eczémas secs ou suintants avec démangeaisons intenses aggravées par la chaleur du lit et améliorées par l'eau froide.

Circonstances : Aggravations : par le moindre exercice. Dans une chambre fermée sans agir. Par la station debout. Par le changement de temps. Par la chaleur du lit.

Améliorations : au grand air frais. Par le repos. Par le mouvement.

Indications cliniques

— Amaigrissement avec appétit conservé.

— Rachitisme.

— Rhino-pharyngites, otites, pneumopathies à répétition.

— Troubles digestifs avec entéro-colites, recto-colites et atteinte de l'état général.

— Affections périodiques à rechutes : migraines, cystites, furoncles, orgelets.

Morphologie et signes psychiques

Les personnes particulièrement sensibles au remède sont des sujets maigres malgré un bon appétit, irritables, prompts à se mettre en colère mais vite épuisés. Elles sont facilement dégoûtées par la vie. Elles sont très sensibles aux affections rhino-pharyngées d'autant plus qu'elles ont besoin d'air frais.

◇ *TUBERCULINUM RESIDUUM* ◇

Origine : TUBERCULINUM RÉSIDUUM est un biothérapique préparé à partir des principes insolubles dans l'eau du bacille tuberculeux.

Définitions des symptômes

Signes : arthrose avec tendance marquée à l'enraidissement. Manifestations chroniques de fibroses et de sclérose au niveau des articulations et de la peau. Douleurs et raideurs.

Circonstances : Aggravations : par le repos prolongé. Au début du mouvement.

Amélioration : par le mouvement continu.

Indications cliniques

Arthrose avec tendance marquée à l'ankylose et aux déformations articulaires. Maladie de Dupuytren de la main. Tumeur bénigne de la prostate (adénome). Acné importante du dos et des épaules. Cicatrices chéloïdes.

Morphologie et signes psychiques

Les sujets âgés et arthrosiques.

U

◊ URIC ACIDUM ◊

Origine : l'acide urique.

Indications cliniques
Les eczémas des malades présentant un taux élevé d'acide urique (hyperuricémie).
Les calculs à base d'acide urique et les hyperuricémies en général.

◊ URTICA URENS ◊

Origine : l'ortie brûlante ou petite ortie, de la famille des Urticées dont on utilise la totalité de la plante.

Expérimentations du produit de base
Œdème piquant et brûlant avec démangeaison intolérable.

Définitions des symptômes
Signes : urticaire avec démangeaisons à type de piqûre ou de brûlure avec œdème.
Circonstances : Aggravation : par l'eau froide.

Indications cliniques
Les urticaires suite à une consommation de coquillages. La crise de goutte.

V

◊ VACCINOTOXINUM ◊

Origine : Vaccinotoxinum est un biothérapique préparé à partir de la vaccine brute.

Définitions des symptômes
Signes : vésicules répétées de type herpès, varicelle ou zona.

Indications cliniques
Excellent remède de la crise d'herpès et du terrain herpétique. Les douleurs séquellaires après un zona.

◊ VERATRUM ALBUM ◊

Origine : l'hellébore blanc, plante de la famille des Colchicacées dont on utilise le rhizome.

Expérimentations du produit de base
L'expérimentation agit sur le tube digestif avec apparition d'un syndrome de type choléra et sur le système nerveux avec prostration et crampes des viscères.

Définitions des symptômes
Signes : faiblesse générale jusqu'à l'épuisement. Prostration avec sueurs froides abondantes. Froid général de tout le corps. Sensation de brûlure intérieure. Éliminations extrêmement abondantes : vomissements, diarrhées et sueurs.
Circonstances : Aggravation : par le temps froid humide.
Amélioration : par la chaleur.

Indications cliniques
Les diarrhées de type choléra, très abondantes, avec douleurs à type de crampes, grande prostration et sueurs abondantes.

◇ VERATRUM VIRIDE ◇

Origine : plante vivace de la famille des Liliacées dont on utilise le rhizome.

Expérimentations du produit de base
Action sur le système circulatoire avec phénomènes congestifs.

Définitions des symptômes
Signes : congestion cérébrale brusque et délire agité. Maux de tête avec face rouge. Battements des artères du cou.

Indications cliniques
Congestion chez les hypertendus souvent obèses et gros mangeurs.
Insolations.

◇ VIBURNUM OPULUS ◇

Origine : le sureau d'eau, petit arbre de la famille des Caprifoliacées dont on utilise l'écorce de la tige.

Expérimentations du produit de base
Action sur les organes génitaux féminins avec congestion intense et spasmes douloureux.

Définitions des symptômes
Signes : règles en retard, peu abondantes et de courte durée. Douleur à type de crampes brutales, irradiant dans les cuisses, le sacrum et la région lombaire.
Circonstances : Aggravation : par les secousses.
Améliorations : par le repos et la pression.

Indications cliniques
Troubles des règles qui sont de faible intensité avec crampes et tendance à l'évanouissement.

◊ VIPERA REDI ◊

Origine : c'est le venin de *Vipera aspis*.

Expérimentations du produit de base

L'expérimentation révèle, comme pour tout venin, une action sur le système nerveux avec phénomènes de paralysie ascendante et sur le sang avec phénomènes de destruction des globules rouges, d'hémorragie et d'ecchymoses.

Mais c'est l'action sur les veines avec œdème inflammatoire et lymphangite qui rappelle les signes de la périphlébite.

Définitions des symptômes

Signes : inflammation et dilatation des veines avec douleurs d'éclatement.

Circonstances : Aggravation : en laissant pendre les membres verticalement.

Amélioration : en maintenant les membres élevés.

Indications cliniques

Les périphlébites.

Les varices et varicosités.

Z

◊ *ZINCUM METALLICUM* ◊

Origine : c'est le zinc métallique.

Expérimentations du produit de base

L'expérimentation montre une action sur le système nerveux avec épuisement et agitation.

Définitions des symptômes

Signes : mouvements nerveux continuels des jambes et des pieds. Épuisement cérébral et nerveux. Lenteur de réflexion et d'idéation.

Circonstances : Aggravations : par le vin et les alcools. Par tout exercice.

Améliorations : par les éliminations.

Indications cliniques

Les « jambes sans repos ».

Les fatigues intellectuelles et les surmenages scolaires. Les intolérances au vin et à l'alcool.

LES TYPOLOGIES

Les descriptions des 19 « types humains » qui suivent sont autant de petits tableaux où j'ai tenté, en quelques lignes, de brosser une esquisse générale. Chaque type est en relation avec un médicament homéopathique particulièrement important qui sera le médicament de terrain de ce sujet-là.

Tout n'est pas dit, bien évidemment, dans ces petits textes. mais en les utilisant, vous pourrez retrouver certains grands caractères, certaines grandes tendances et commencer à vous orienter pour déterminer le remède de terrain le mieux adapté. Il est bien clair cependant que le choix définitif de ce médicament implique l'intervention d'un médecin homéopathe sérieux. Les connaissances acquises dans cet ouvrage permettront alors un meilleur dialogue avec le praticien et une meilleure observation des effets du traitement proposé.

Dans la pratique, les lecteurs les plus avertis en homéopathie pourront prendre le médicament de terrain qu'ils jugeront le plus proche de leur comportement et de leurs symptômes, à raison d'une dose en **15 CH** chaque semaine. Et ils pourront observer que l'association du remède de terrain et des remèdes des symptômes potentialise ces derniers.

Pour chacune de ces descriptions, nous présenterons **« le sujet »** qui pourra être soit une femme, soit un homme. Pour les types où l'un des deux sexes est plus fréquemment associé au remède correspondant, nous le signalerons.

◊ LE SUJET ARSENICUM ALBUM ◊

Comment se présente-t-il ?

Précis, méticuleux, économe, minutieux parfois jusqu'à la maniaquerie, « Arsenicum album » vit toute son existence sur le mode rituel : il aime être à l'heure, il aime rythmer sa journée selon des horaires précis, il est pointilleux concernant son habillement, il est scrupuleux dans l'organisation et la réalisation de son travail et, même dans la façon de se nourrir, il respecte des règles bien établies.

Pour le présenter d'un trait, on peut dire qu'il est « tiré à quatre épingles » au moral comme au physique.

Que fait-il ?

Ce tempérament le rend mal à l'aise dans le désordre ou dans les situations inorganisées et fait de lui un remarquable technicien, ou un gestionnaire avisé pilier d'une entreprise.

Physique

« Arsenicum album » est souvent maigre, longiligne. Son teint est pâle mais son regard perçant.

Psychisme

« Arsenicum album » est véritablement possédé par une anxiété permanente qui atteint son paroxysme dans une peur irraisonnée de mourir.

Déséquilibre et maladies

Un tel état de fond n'est possible que grâce à un bon équilibre de santé. Lorsque « Arsenicum album » tombe malade, la maniaquerie permanente s'installe, la précision devient tatillonne, l'économie avarice et le scrupule scepticisme permanent. Un véritable état obsessionnel d'intolérance au désordre s'installe : il remarque et fait remarquer que les objets familiers ont été déplacés de quelques centimètres, que le tableau penche un peu vers la droite ou que la salière est encore sur la table au moment du dessert…

« Arsenicum album » est un allergique : l'asthme et l'eczéma lui sont tristement familiers et la crise d'asthme est cause de bien des terreurs.

Règles d'utilisation

Chez le sujet de ce type, en cas de déséquilibre, une prise de ARSENICUM ALBUM 15 CH, une dose chaque semaine, le dimanche matin, et une prise du même médicament ARSENICUM ALBUM 9 CH, 3 granules chaque soir avant le repas ou avant de se coucher. Des cures de 2 à 3 mois sont conseillées durant les périodes de stress notamment. Les cures peuvent durer plus longtemps en cas de stress permanent.

◇ LE SUJET SULFUR ◇

Comment se présente-t-il ?

Le sujet Sulfur est un actif et même un hyperactif. Il aime la vie, il aime l'action, il est gai, le plus souvent optimiste et généreux. Volontiers joyeux drille, se liant facilement, prêt à partager la fête avec autrui, il dirige avec fermeté mais souvent avec bonhomie, son équipe, son usine, ses collaborateurs.

Que fait-il ?

Sulfur est un organisateur, un responsable, un cadre de haut niveau, un chef d'entreprise. S'il est plus spéculatif, on le retrouve professeur de philosophie mais alors, il dirige une collection chez un éditeur, il anime un groupe de recherche, il organise colloques et congrès.

Physique

On distingue, sur le plan physique, deux types de sujet Sulfur : l'un est plutôt gras, pléthorique, congestif, bouche dilatée, lèvres charnues, narines ouvertes, peau chaude en permanence ; l'autre plutôt maigre, à la bouche mince, lèvres étroites, narines fermées. On utilise fréquemment pour se souvenir de ces deux tableaux extrêmes, l'image de Don Quichotte et de Sancho Pança.

Psychisme

Ce sujet est le prototype du sujet équilibré et optimiste. « Sulfur gras » est expansif, extraverti, volontaire, hardi dans la défense de ses points de vue mais sans agressivité, sans méchanceté, animé par un esprit de conciliation et de bienveillance. « Sulfur maigre » présente les mêmes qualités avec un peu plus de réserve et une certaine propension aux activités spéculatives. Il aime parler philosophie, métaphysique mais son goût pour l'action le pousse à réaliser concrètement et fera souvent de lui un inventeur ou un écrivain très fécond.

Déséquilibre et maladies

Après une telle description du sujet Sulfur, on imagine assez bien qu'il s'agit là, a priori, de la personnalité la moins stressée que l'on puisse rencontrer. Pour Sulfur, le stress est plutôt le moteur de sa vie quotidienne, l'aiguillon qui le propulse, de nouveau, vers l'avant lorsqu'il s'assoupit un peu dans la facilité d'une existence bien réglée voire trop bien organisée. Cependant Sulfur est, d'une certaine façon fragile. Sa sociabilité superficielle et un peu facile peuvent le conduire à des excès qu'il vit mal. Fragile au niveau cardio-vasculaire, les stress éventuellement répétés peuvent provoquer des accidents coronariens ou cérébraux de gravité variable. De plus, habitué à vivre dans la plénitude de la santé, il supporte mal de devoir interrompre son activité pour se soigner et sombre alors facilement dans la dépression. On peut dire qu'il vit très mal le stress de la maladie, même la plus anodine. C'est cette étonnante caractéristique qui a fait dire de lui qu'il était « un colosse aux pieds d'argile ».

Règles d'utilisation

Chez le sujet de ce type, en cas de déséquilibre, une prise de **SULFUR 15 CH**, une dose chaque semaine, le dimanche matin, et une prise du même médicament **SULFUR 9 CH**, 3 granules chaque soir avant le repas ou avant de se coucher. Des cures de 2 à 3 mois sont conseillées durant les périodes de stress notamment. Les cures peuvent durer plus longtemps en cas de stress permanent.

◇ LE SUJET NUX VOMICA ◇

Comment se présente-t-il ?

Dominateur et hyperactif, querelleur et tatillon, excessif en tout jusqu'à la voracité, agressif, le sujet Nux vomica conserve cependant, tant qu'il est équilibré, un excellent pouvoir d'adaptation. Sédentaire, il abuse volontiers et régulièrement du café, du vin, des alcools et du tabac.

Que fait-il ?

Le prototype en est le chef d'entreprise toujours débordé. Ambitieux, il rêve toujours de responsabilités plus importantes, de réussites plus prestigieuses et met son intelligence au service de son ascension socioprofessionnelle. Président d'un groupe, il est célèbre pour ses coups de colère au cours desquels son visage s'empourpre, violemment, témoignant de son caractère sanguin et de son état congestif. Lorsqu'il débute sa vie en bas de l'échelle sociale, il n'a de cesse de gravir tous les échelons de la hiérarchie et l'on trouve, sous ce type humain, de nombreux responsables sans diplômes, qui « se sont faits tout seuls ».

Physique

Il s'agit d'un sujet souvent un peu trop gros, empâté par les excès de nourriture et la sédentarité. Souvent de type sanguin, il se présente cependant parfois sous l'aspect d'une personne de morphologie moyenne lorsqu'il garde un bon contrôle de ses pulsions boulimiques. Nux vomica est plus souvent un homme qu'une femme, bien que nombre de nos compagnes qui dirigent leurs entreprises correspondent très exactement à cette typologie.

Psychisme

Nux vomica est dominé par son autoritarisme qui peut confiner à la tyranie. Impatient et irritable, d'autant plus qu'il abuse d'excitants, il harcèle ses subordonnées, son personnel, ses collaborateurs. Stimulé par le succès, il trouve là son meilleur facteur d'équilibre, mais, insatiable, il en veut toujours plus et risque ainsi sans cesse de sombrer dans la décompensation.

Déséquilibres et maladies

Malgré ses excès, Nux vomica reste longtemps apte à s'adapter à la situation qu'il vit. A l'instar de Sulfur (cf. page 361), les stress représentent pour lui un stimulant. Mais il est plus excessif que ce dernier et se rapproche ainsi d'Aurum metallicum (cf. page 266) : ainsi sous le stress représenté par un échec professionnel ou une blessure de son orgueil, il peut décompenser. Il perd alors confiance en lui et s'installe la dépression avec hyperanxiété et, parfois, notamment sur les terrains alcooliques fréquemment rencontrés chez ce type de personne, des phases d'excitation euphoriques et agressives.

Fragile sur le plan cardio-vasculaire, c'est souvent par l'hypertension qu'il somatise son angoisse. Mais il est aussi familier des crampes de tous ordres, gastriques ou musculaires, ainsi que des spasmes de son gros intestin.

Règles d'utilisation

Chez le sujet de ce type, une prise de **NUX VOMICA 15 CH**, une dose chaque semaine, le dimanche matin, et une prise du même médicament **NUX VOMICA 9 CH**, 3 granules chaque soir avant le repas ou avant de se coucher. Des cures de 2 à 3 mois sont conseillées durant les périodes de stress notamment. Les cures peuvent durer plus longtemps en cas de stress permanent.

Notons enfin que, du fait de sa proximité avec le type Sufur, on peut, en cas d'hésitation, prendre une dose de **NUX VOMICA 15 CH**, une semaine et une dose de **SULFUR 15 CH** l'autre semaine et, quotidiennement, à la dilution **9 CH** celui des deux remèdes qui paraît le plus proche de la situation.

◇ LE SUJET IGNATIA ◇

Comment se présente-t-il ?

Le sujet purement « Ignatia » est un anxieux paradoxal. La disproportion est permanente entre l'intensité des réactions qu'il manifeste et la cause réelle qui les provoquent : ainsi, une contrariété insignifiante déclenche chez lui une crise de nerf cataclysmique, alors qu'un choc émotionnel dramatique, comme la mort d'un être cher, ne suscitera que des réactions minimes parfois même un peu contradictoires avec la situation réelle.

Que fait-il ?

Du fait de la variabilité paradoxale de son humeur et de ses comportements, « Ignatia » est rarement un haut responsable. On le rencontre fréquemment dans des emplois stables de fonctionnaires qui représentent, alors, pour lui un repère de sécurité et une possibilité de public. En effet, s'il a besoin, par moment, de s'enfouir dans sa solitude pour y remâcher sa tristesse et pleurer tout son soûl, il lui faut aussi pouvoir « faire son numéro » à grands renforts de pleurs et d'explosions verbales incontrôlées, devant des spectateurs complaisants.

Physique

Il n'y a pas un physique particulier pour le sujet Ignatia. Cette variabilité paradoxale de l'humeur peut se voir chez de très nombreux types morphologiques.

Psychisme

Le type Ignatia est un instable pulsionnel. Sans relâche, il cherche un équilibre introuvable entre ses débordements (pleurs, cris, provocations, exhibitionnisme plus ou moins appuyé), et ses refoulements (phase de mutisme, d'isolement, de solitude). Un sentiment de malaise existentiel s'empare de lui sans raison, à tous moments et dévie son attention. Sans cesse agressé par cette anxiété, il ne peut pas entrer dans l'action, vivre dans la réalité.

Déséquilibres et maladies

Tous les stress de la vie sont reçus par le sujet Ignatia comme un ennui immérité et imprévu dirigé spécifiquement contre lui. « On » lui en veut, il n'avait pas mérité cela. Du fait de sa médiocre adaptabilité, il va facilement décompenser, d'abord en présentant des troubles très variés où les spasmes de l'appareil digestif prédominent mais qui peuvent prendre tous les aspects de ce que l'on appelle la spasmophilie (boule au creux épigastrique, boule au niveau de la gorge, tête vide, jambes « en flanelle », sensations de picotements désagréables, brusques accès de faiblesse, crises de tétanie avec détresse respiratoire), puis en s'enfonçant, progressivement, dans une vraie dépression, masquée, au début, par les symptômes précédents.

Ignatia et les problèmes d'adaptation

Les sujets du type qui vient d'être décrit se rencontrent assez fréquemment. Mais il est encore beaucoup plus fréquent de rencontrer des sujets d'un autre type qui, à un moment donné de leur vie, présentent un comportement similaire sans pour autant justifier l'utilisation permanente de ce remède. Cela est vraisemblablement dû à la dureté et l'immoralité des relations socioprofessionnelles de notre époque. Lors des phases difficiles d'adaptation, nombreuses sont les personnes qui décompensent et manifestent leurs difficultés par des symptômes hystériformes du type qui vient d'être décrit. Il en découle que le remède Ignatia est d'une utilisation extrêmement fréquente même chez des sujets qui, en d'autres circonstances, auraient été justiciables d'un autre remède de terrain. Il faut alors donner les deux remèdes ensemble.

Règles d'utilisation

Chez le sujet de ce type, une prise de **IGNATIA 15 CH**, une dose chaque semaine, le dimanche matin, et une prise du même médicament **IGNATIA 9 CH**, 3 granules chaque matin avant le repas sauf le jour de la prise de la dose précédente. Des cures de 2 à 3 mois sont conseillées durant les périodes de stress notamment. Les cures peuvent durer plus longtemps en cas de stress permanent.

Lorsque le remède est justifié chez une personne d'un autre type (Nux vomica, Lycopodium, Arsenicum album, Chamomilla…), on le donnera, en plus du premier médicament de terrain, à raison de 3 granules chaque matin en dilution **9 CH**.

◇ LE SUJET AURUM METALLICUM ◇

Comment se présente-t-il ?

Comme l'or qui lui sert de médicament de terrain, le sujet « Aurum » est brillant, expansif, chaleureux, bourreau de travail, dominateur par le geste ou de la voix. Cette force qui l'anime le rend parfois violent, dur jusqu'à la tyrannie. La mort qui souvent l'obsède le pousse parfois à des comportements autodestructeurs. Soucieux de son apparence, Aurum est un hypersensible qui doute, sans cesse, du sens de ses entreprises.

Que fait-il ?

Meneur d'hommes, bâtisseur, avide de connaissances et d'action, ambitieux, en quête permanente de réussite, on le retrouve comme ingénieur de réalisation de grands projets dans le bâtiment, comme responsable de région, de villes ou de communes, en charge de vastes programmes de recherche.

Physique

Il s'agit le plus souvent d'un sujet musclé, pléthorique et sanguin. Vif, remuant, voire agité, il a besoin de se dépenser physiquement.

Psychisme

Aurum est un orgueilleux qui, sans relâche, doute de lui-même. Sa persévérance ne l'empêche pas de se lancer dans des reconversions parfois hasardeuses. Son grand pouvoir d'adaptation lui permet de s'intégrer facilement dans des situations nouvelles qui, d'ailleurs, stimulent son énergie.

Déséquilibres et maladies

Le psychisme très contrasté d'Aurum, avec ses contradictions, en fait une cible privilégiée pour les stress qui l'assaillent sans cesse surtout lorsque, grisé par ses réussites, il contrôle mal ses imprudences et les contraintes de la réalité.

Les organes les plus souvent touchés seront alors : le système nerveux avec une tendance dépressive nette qui succède à la tendance euphorique et qu'il combat en s'investissant dans ses réalisations, le système cardiovasculaire avec apparition d'une hypertension artérielle parfois sévère, et l'appareil articulaire et osseux avec douleurs d'arthrose.

Règles d'utilisation

Chez le sujet de ce type, une prise de **AURUM METALLICUM 15 CH**, une dose chaque semaine, le dimanche matin, et une prise du même médicament **AURUM METALLICUM 9 CH**, 3 granules chaque soir avant le repas ou avant de se coucher. Des cures de 2 à 3 mois sont conseillées durant les périodes de stress notamment. Les cures peuvent durer plus longtemps en cas de stress permanent.

◇ LE SUJET LACHESIS ◇

Comment se présente-t-il ?

Le sujet Lachesis est un instable, excessif, susceptible et méfiant. Hyper-réactif, il considère que tout est dirigé contre lui de façon intentionnelle. Il parle, parle énormément, laissant échapper, dans un discours hyperbolique, des torrents de paroles. Il se complaît dans l'utilisation des superlatifs pour décrire ses maux qui sont « terribles », « épouvantables », « terrifiants », « hyper-douloureux » (selon le néologisme à la mode !), pour parler de ses insomnies qui le laissent « complètement » éveillé, durant toute la nuit, depuis des mois. Bref, il décrit des désastres, évidemment imaginaires, mais auxquels il croit et dont il cherche à persuader son interlocuteur.

Cependant, ce type humain existe sous un aspect beaucoup plus discret, qu'il faut savoir reconnaître. Il s'agit alors de personnes actives mais agitées, hâtives et inquiètes. Volontiers taciturnes, elles s'énervent de ne pouvoir mener à bien une tâche dont elles ont mal mesuré l'ampleur. Et elles explosent en imprécations lorsque la participation d'autrui, qu'elles ont requises de façon véhémente, vient à leur être refusée.

Que fait-il ?

On rencontre des types Lachesis dans des situations professionnelles très diverses selon leur niveau d'intelligence. Cependant, leurs difficultés d'insertion sociale leur interdisent les postes qui nécessitent de la diplomatie, du doigté, de la mesure. S'ils atteignent, par malheur pour leurs subordonnés, des postes de responsabilités, ils sont vite rejetés, voire détestés par tous, leur position étant encore fréquemment aggravée par l'alcoolisme. Dans les professions libérales, l'artisanat ou le commerce, ils sont plus à l'aise car en relations avec un public plus nombreux et plus varié, pour projeter leur angoisse.

Physique

Il s'agit le plus souvent d'une femme, un peu enveloppée, d'âge mûr, au visage trop plein, couperosé s'il y a alcoolisme surajouté. Cependant, le type Lachesis peut se rencontrer à tous âges, chez des personnes de morphotypes très différents et chez l'homme également.

Psychisme

Le sujet Lachesis vit psychiquement une telle intensité de ses fantasmes qu'il ne peut que très difficilement l'insérer dans la réalité et se voir contraint de la vivre dans une relation à autrui dramatisée à l'excès. Une telle situation est génératrice d'angoisse qui se manifeste très intensément au réveil, et de phases dépressives qui alternent avec les phases d'excitation au cours desquelles la personne peut manifester des bouffées de jalousie et de haine confinant au délire.

Déséquilibres et maladies

Les stress de la vie courante sont mal vécus et l'occasion, dans un premier temps, de petites décompensations : sensations d'étouffement, de suffocation, intolérance vis-à-vis des vêtements serrés au niveau du cou, de la poitrine ou de la taille, besoin impérieux d'air, désir pulsionnel violent de fuite. Mais l'accumulation de ces situations peut entraîner de véritables dépression avec, en toile de fond, une angoisse latente toujours prête à ressurgir sous forme de violence à la moindre incitation.

Règles d'utilisation

Chez le sujet de ce type, une prise de **LACHESIS 15 CH**, une dose chaque semaine, le dimanche matin, et une prise du même médicament **LACHESIS 9 CH**, 3 granules chaque soir avant le repas ou avant de se coucher. Des cures de 2 à 3 mois sont conseillées durant les périodes de stress notamment. Les cures peuvent durer plus longtemps en cas de stress permanent.

Dans certains cas, l'association à **NUX VOMICA 15 CH**, une dose par semaine, peut être intéressante si les deux typologies semblent intriquées.

◊ LE SUJET CHAMOMILLA ◊

Comment se présente-t-il ?

Ce type de remède que l'on croit trop souvent réservé à l'enfant convient parfaitement à ces personnages insupportables, exigeants, hargneux et rancuniers, dépendants d'autrui, qui exigent d'être portés à bout de bras. Hyper-réactif, hypersensible, il accuse sans relâche autrui d'être méchant vis-à-vis de lui et rentre dans des colères d'une extrême violence.

Que fait-il ?

Grand immature, le sujet Chamomilla ne peut occuper que des postes sans grandes responsabilités. En présence d'un environnement maternant, il pourra peut-être trouver un certain équilibre professionnel.

Physique

Il n'y a pas de morphotype particulier et la seule caractéristique physique est celle d'un ventre fréquemment proéminent du fait de la présence de gaz due à une colite chronique.

Psychisme

Très impressionnable du fait de son hypersensibilité, exaspéré par la plus petite douleur, « Chamomilla » est le type même du sujet caractériel.

Déséquilibres et maladies

Tous les stress sont reçus comme autant d'attaques personnelles et perfides à lui seul destinées. Il vit donc dans un état permanent de colère vis-à-vis d'autrui qu'il invective plus ou moins violemment selon les rapports de force qui s'exercent et selon le degré de contrôle de ses pulsions émotionnelles. Ses colères peuvent être génératrices de nombreux troubles digestifs (crampes d'estomac, ballonnements abdominaux, crises de diarrhées), de troubles cardio-vasculaires (palpitations, sensations de poids dans la poitrine) ou de dérèglement menstruel chez la femme.

Règles d'utilisation

Chez le sujet de ce type, une prise de CHAMOMILLA 15 CH, une dose chaque semaine, le dimanche matin, et une prise du même médicament CHAMOMILLA 9 CH, 3 granules chaque soir avant le repas ou avant de se coucher. Des cures de 2 à 3 mois sont conseillées durant les périodes de stress notamment. Les cures peuvent durer plus longtemps en cas de stress permanent.

◊ LE SUJET PLATINA ◊

Bien que des hommes puissent répondre à cette typologie, le sujet Platina est préférentiellement une femme. Nous le décrirons donc au féminin.

Comment se présente-t-elle ?

« Vous savez, je ne suis pas femme à me laisser raconter n'importe quoi... ». Cette phrase dépeint bien la personnalité égocentrique, à la féminité provocante, de cette personne aux tenues voyantes et clinquantes, ou à la sobriété vestimentaire étudiée, très bon chic bon genre. Toute tournée vers elle-même, elle exprime, vis-à-vis des autres, des sentiments peu profonds qui viennent se briser dès les premières contrariétés ou humiliations.

Que fait-elle ?

Continuellement préoccupée d'elle-même, « Platina » ne peut exercer une profession que si elle lui permet d'être remarquée, voire adulée. Elle sera « artiste » ou styliste ou publicitaire, ou même journaliste, ou encore rédactrice, « en chef », bien sûr, mais il n'est pas certain qu'elle réussira car, dans ces milieux où l'apparence et la forme l'emportent fréquemment sur le fond, elle sera en butte à la jalousie et à la mesquinerie, autant de stress qui peuvent la faire facilement décompenser.

Physique

Il s'agit toujours d'une femme qui soigne sa présentation donc son corps, n'accepte pas le gramme de graisse en trop, passe du temps à se maquiller et à rechercher vêtements et bijoux qui la mettent en valeur. Platina, s'il lui arrive, en période de difficultés, de ne plus être conforme au canon de beauté qu'elle s'est fixée, fera tout pour que personne ne s'en aperçoive.

Psychisme
Terriblement narcissique, « Platina » met tout en œuvre pour provoquer le désir et séduire. Mais ses sentiments superficiels montrent bien qu'elle investit tout pour son plaisir au détriment de la réalité qui va revenir en force sur elle comme un boomerang trop facilement rejeté. Son humeur très variable est une preuve supplémentaire de cette ambiguïté psychique.

Déséquilibres et maladies
Toute agression, donc chaque stress de la vie, est perçue comme une offense personnelle d'autant plus intolérable qu'elle atteint l'image d'un moi cultivé, peaufiné, et présenté comme infaillible. Que vienne l'échec, qu'il s'agisse d'un échec amoureux ou d'un échec professionnel, et la blessure d'amour-propre est véritablement intolérable. Dans un premier temps, Platina fait face et tente de colmater les brèches de son ego, devient agressive et provocante, accentue le jeu de la séduction. Puis, lorsque tout lui semble irrémédiablement perdu, elle s'effondre dans la grande dépression avec quelques tendances suicidaires.

Règles d'utilisation
Chez le sujet de ce type, une prise de **PLATINA 15 CH**, une dose chaque semaine, le dimanche matin, et une prise du même médicament **PLATINA 9 CH**, 3 granules chaque soir avant le repas ou avant de se coucher. Des cures de 2 à 3 mois sont conseillées durant les périodes de stress notamment. Les cures peuvent durer plus longtemps en cas de stress permanent.

◇ LE SUJET STAPHYSAGRIA ◇

Comment se présente-t-il ?
Très susceptible, facilement blessé au profond de lui-même, le sujet Staphysagria se trouve dans l'incapacité d'exprimer son désarroi soit parce que trop fortement influencé par les pressions de l'environnement, soit parce que trop inhibé intérieurement. Il se présente donc comme un refoulé qui vit une tension

intérieure permanente, luttant, non contre les autres, mais contre lui-même.

Que fait-il ?

Le sujet Staphysagria vit malheureux. Il ne peut donc nourrir de grandes ambitions professionnelles. Il ressasse, dans tous les compartiments de sa vie, sa profonde inhibition.

Physique

Il n'y a pas de physique très caractéristique de Staphysagria. Tout au plus peut-on dire qu'il n'aura jamais l'allure d'un bon vivant, épanoui et communicatif. Au contraire, il se présentera plutôt comme une personne introvertie, au visage fermé, aux sentiments contenus, à l'exaspération à fleur de peau.

Psychisme

Coléreux rentré (avec toutefois quelques explosions qui peuvent être d'une rare violence), ce sujet vit comme une véritable injustice le fait que sa vérité ne puisse pas être dite haut et clair. Il s'en veut de cet échec de la communication mais ne trouve pas, généralement, de solutions et s'installe donc dans cette frustration.

Déséquilibres et maladies

On a donc affaire, avec Staphysagria, à un sujet profondément indigné au fond de lui-même mais qui refoule, réprime cette indignation qu'il ne sait pas verbaliser. Il choisit d'exprimer par des symptômes ses stress angoissants qui l'assaillent. Il va ainsi se manifester par des troubles de la peau avec, notamment, des démangeaisons sur tout le corps, par des spasmes en tous lieux (estomac, intestin), par des troubles génito-urinaires, le tout sur un fond de dépression.

Règles d'utilisation

Chez le sujet de ce type, une prise de STAPHYSAGRIA **15** CH, une dose chaque semaine, le dimanche matin, et une prise du même médicament STAPHYSAGRIA **9** CH, 3 granules chaque soir avant le repas ou avant de se coucher. Des cures de 2 à 3 mois sont conseillées durant les périodes de stress notamment. Les cures peuvent durer plus longtemps en cas de stress permanent. L'association de GELSÉMIUM **7** CH, 3 granules 2 ou 3 fois par jour, est souvent indiquée surtout lorsque l'émotion du sujet est très évidente.

Il faut ajouter que ce remède présente un effet désinhibiteur très spectaculaire dans les suites de stress émotionnels qu'un sujet n'est pas capable d'extérioriser ou de verbaliser. C'est dire que son utilisation va déborder le cadre étroit du type Staphysagria. On doit donc l'utiliser chez des personnalités d'un autre type qui se trouvent, momentanément, dans cette situation psychique très inconfortable. On emploiera alors **STAPHYSAGRIA 15 CH**, 3 granules tous les soirs en association avec le remède de fond, par exemple, **LYCOPODIUM 15 CH**, une fois par semaine.

◊ LE SUJET SÉPIA ◊

Comment se présente-t-il ?
Le sujet Sépia est le prototype parfait du fataliste, triste et pessimiste. Inhibé dans ses sentiments, dans toutes ses pulsions affectives, il s'est, depuis longtemps, interdit désir et plaisir auxquels il n'est cependant pas indifférent. Rude, voire bourru, il cache, sous cette apparence, une vraie tendresse et des sentiments profonds et stables. Mais lorsqu'il vit mal son introversion, il peut manifester de la violence et de la haine surtout s'il perd confiance en une personne aimée.

Que fait-il ?
Sans joie mais dévoué, fidèle mais exclusif, serviable mais grognon, rationnel dans ses comportements professionnels, souvent passionnément attaché à un être ou à une cause mais sans jamais le montrer, il est un employé modèle, un collaborateur efficace, ou un intellectuel reconnu tant qu'il ne décompense pas.

Physique
Son pessimisme et son inhibition vont retentir sur son physique. Cette personne, homme ou femme, aura un aspect introverti, sombre plutôt maigre. Cependant, lorsqu'il va mal, il gonfle, se congestionne.

Psychisme
Dans sa tête, Sépia est obnubilé par la réalité du monde qui lui empêche l'accès au plaisir et à laquelle il se cramponne. Il ou elle aura une sexualité refoulée. L'amour est là, cependant,

qui demande à se réaliser. Lorsqu'il s'agit d'une femme, elle désire avoir des enfants mais elle vivra ses maternités dans une profonde anxiété. D'une façon générale, le sujet Sépia ne s'aime pas et manifeste, à son propre égard, des tendances sadomasochistes.

Déséquilibres et maladies

Les stress de la vie qui ne peuvent s'exprimer par aucune manifestation de joie ou de crainte vont donc provoquer une réponse somatique avec la sphère digestive comme première cible et la dépression grave comme aboutissement. Sépia pleure seul, en se cachant, en se culpabilisant, parfois en se révoltant. Quant il se résigne, il s'installe dans une tristesse maladive, mais il peut, pour tenter de se sortir de sa solitude, se lancer dans des investissements spirituels excessifs : abus de l'ascèse et fanatisme, pratique des sectes, seront pour lui un refuge où il approchera, dans une certaine excitation, le plaisir.

Règles d'utilisation

Chez le sujet de ce type, une prise de **SÉPIA 15 CH**, une dose chaque semaine, le dimanche matin, et une prise du même médicament **SÉPIA 9 CH**, 3 granules chaque soir avant le repas ou avant de se coucher. Des cures de 2 à 3 mois sont conseillées durant les périodes de stress notamment. Les cures peuvent durer plus longtemps en cas de stress permanent.

◇ LE SUJET ARGENTUM ◇ NITRICUM

Comment se présente-t-il ?

Le sujet Argentum nitricum est un inquiet, angoissé chronique, impatient, hâtif et agité. Malgré une intelligence et une lucidité de bon niveau, il doute de tout, de lui-même d'abord et des autres ensuite. Il se lance à corps perdu dans des activités de tous ordres qu'il encombre de rituels conjuratoires et de vérifications tatillonnes et qu'il voudrait voir terminées avant de les avoir commencer.

Que fait-il ?

Scrupuleux et, généralement, d'un bon niveau intellectuel et culturel, il peut occuper des fonctions très diverses lorsqu'il est à peu près équilibré. Mais dans ses phases de décompensation, la qualité de son travail tombera en chute libre et la relation à autrui deviendra très difficile car il fatigue son entourage par son incessante agitation.

Physique

Un sujet qui court sans cesse, y compris après le temps, ne peut pas être pléthorique ! Argentum nitricum est donc plutôt maigre et son visage reflète cette angoisse.

Psychisme

Le sujet Argentum nitricum est, avant tout, un obsessionnel, culpabilisé et profondément humilié au fond de lui. Mal adapté à la réalité, mal adapté au temps, il se vit faible et ulcéré de sa faiblesse. Pour compenser, il va se précipiter pour tenter de tout faire, de tout avoir, de tout savoir. Avide de connaissances, il va accumuler les diplômes de façon désordonnée ; avide de reconnaissance sociale, il va multiplier les contacts, se faire des relations, solliciter des protections, des interventions souvent maladroitement ; avide de réussites professionnelles, il va en faire trop, multiplier ses activités en des lieux différents, en s'imposant parce que mal organisé, des itinéraires compliqués qu'il parcourt à toute allure !

La confusion fondamentale, chez le sujet Argentum nitricum, est entre « l'être » et l'« avoir ».

Déséquilibres et maladies

On comprend que tout est stress chez ce sujet et que cela puisse déclencher une anxiété d'anticipation pour le moindre événement, qui peut se transformer en paniques incontrôlables.

Aborder la réalité est toujours pour lui un problème qui se traduit par de véritables phobies contradictoires : ainsi, il a peur de la foule mais il redoute d'être seul entre quatre murs !

Plus graves sont les manifestations organiques de ces paniques.

Lorsque les angoisses se manifestent trop violemment, ce sujet va se fabriquer des ulcères : ulcères de la bouche, ulcères de l'estomac, ulcères du duodenum, ulcères du colon, du rectum, ulcère du pharynx, ulcères de l'urètre.

Règles d'utilisation

Chez le sujet de ce type, une prise d'ARGENTUM NITRICUM 15 CH, une dose chaque semaine, le dimanche matin, et une prise du même médicament ARGENTUM NITRICUM 9 CH, 3 granules chaque soir avant le repas ou avant de se coucher. Des cures de 2 à 3 mois sont conseillées durant les périodes de stress notamment. Les cures peuvent durer plus longtemps en cas de stress permanent.

Notons que ce remède est également utilisable, comme nous l'avons vu plus haut, dans la phase aiguë de certains stress chez des sujets qui ne correspondent pas au type décrit. On utilisera alors ARGENTUM NITRICUM 7 CH.

◇ LE SUJET LYCOPODIUM ◇

Comment se présente-t-il ?

Anxieux mais ambitieux et tenace, le sujet Lycopodium se domine suffisamment pour donner l'illusion d'un contrôle sur lui-même d'excellente qualité. Réservé, apparemment impassible, par orgueil il refuse de laisser percevoir son hypersensibilité.

Que fait-il ?

Si son niveau d'activité est élevé, il exercera, de façon passionnée, de hautes responsabilités où son autorité calme et sa distance vis-à-vis d'autrui feront merveille. Patient parce qu'il sait se maîtriser, il est cependant facilement condescendant voire méprisant pour qui conteste son opinion et il lui arrive de défouler ses indignations rentrées dans des colères courtes mais violentes où il devient blême.

Si son niveau d'activité est bas, il verse dans le sentimentalisme. Son horreur de contraindre l'autre, son dégoût des bilans chiffrés le poussent à des activités plus intellectuelles, philosophiques voire métaphysiques. Il fait alors un bon professeur qui sait intéresser ses élèves mais supporte mal le chahut et la contradiction.

Physique

Le sujet Lycopodium est généralement assez maigre. Ses muscles sont peu ou moyennement développés, son thorax étroit mais son abdomen est fréquemment proéminent, distendu, témoin de ses troubles digestifs. Une dernière chose frappe chez ce personnage étrange : son regard vif, perçant, inquisiteur même, qu'il présente dès la naissance et le fait toujours prendre pour plus âgé qu'il n'est, durant l'enfance.

Psychisme

Le sujet Lycopodium vit dans l'idéal et respecte la loi morale. Ces deux impératifs catégoriques expliquent sa rigidité, ses airs un peu hautains, ses expressions méprisantes parfois, son ironie cinglante. Il sait ce qu'il dit, il n'hésite pas dans l'action, n'est jamais tatillon. Mais son hypersensibilité le rend vulnérable.

Déséquilibres et maladies

Les stress de la vie sont alors reçus comme blessures douloureuses.

Mais, trop maître de lui, le sujet Lycopodium n'en laisse rien paraître et va donc laisser parler ses organes. Il s'exprime essentiellement au niveau de la sphère digestive : inflammation du duodénum qui peut aller jusqu'à l'ulcère, troubles des fonctions de la vésicule et du foie avec digestions lentes et lourdeurs de l'estomac et du ventre, colite avec spasmes, flatulences avec dilatation abdominale. Enfin, témoins d'une grande difficulté relationnelle malgré ses efforts de contrôle, les difficultés sexuelles apparaissent.

Règles d'utilisation

Chez le sujet de ce type, une prise de **LYCOPODIUM 15 CH**, une dose chaque semaine, le dimanche matin, et une prise du même médicament **LYCOPODIUM 9 CH**, 3 granules chaque soir avant le repas ou avant de se coucher. Des cures de 2 à 3 mois sont conseillées durant les périodes de stress notamment. Les cures peuvent durer plus longtemps en cas de stress permanent.

◊ LE SUJET NATRUM MURIATICUM ◊

Comment se présente-t-il ?

Le sujet Natrum muriaticum est un sujet émotif, facilement anxieux, morose plus que triste, irritable, maladroit, susceptible et agressif vis-à-vis de son entourage. Une grande difficulté de communication peut faire croire qu'il ne s'intéresse pas à la parole d'autrui. Il n'en est rien et Natrum muriaticum est particulièrement réceptif à ce qu'on lui dit.

Que fait-il ?

Un tel sujet, selon son acuité intellectuelle, peut se rencontrer plutôt dans des postes de seconds et d'exécutants que de leaders et de responsables. Son plus grand handicap étant sa détresse lorsqu'il faut communiquer, il fuira toutes les fonctions de relations avec le public.

Physique

Maigre, efflanqué malgré un solide appétit, il se présente comme une personne très mince dont l'amaigrissement est plus marqué au niveau du corps qu'au visage. La peau a tendance à être sèche et les cheveux ternes et cassants.

Psychisme

Le sujet Natrum muriaticum vit un grand désarroi affectif. Il manque de points de repère et les contours de la réalité sont, pour lui, mal définis. Il vit généralement en état de dépression larvée depuis l'enfance et cet état contribue également à le rendre très sensible aux influences de l'environnement. Il est alors susceptible de se laisser aller à toutes les déviances : fugue, toxicomanie, abandon d'un poste de travail, divorce sans raison apparente.

Déséquilibres et maladies

Le sujet Natrum muriaticum est le candidat idéal pour les trop fameuses crises de spasmophilie et de tétanie qui sont déclenchées par les stress de la vie que ce sujet est incapable d'intégrer dans son système de référence très flou. Tout ce qui lui arrive alors est de l'ordre de l'inexplicable et il va transcrire son angoisse dans les mille petits malaises de la spasmophilie : spasmes de l'estomac, boule au niveau de la gorge, contractures musculaires inattendues et de localisations variables, engourdissements persistants des mains, crises de picotements au niveau des joues, des membres, de la poitrine, sensations de pertes d'équilibre, impression qu'il va s'évanouir. Dans un autre registre, il s'exprime aussi par des migraines violentes qui l'assaillent dès le réveil, s'aggravent dans la journée, disparaissent progressivement le soir et sont aggravées par la lumière.

Enfin, en fonction des événements, son état de dépression va se stabiliser ou au contraire empirer.

Règles d'utilisation

Chez le sujet de ce type, une prise de NATRUM MURIATICUM 15 CH, une dose chaque semaine, le dimanche matin, et une prise du même médicament NATRIUM MURIATICUM 9 CH, 3 granules chaque soir avant le repas ou avant de se coucher. Des cures de 2 à 3 mois sont conseillées durant les périodes de stress notamment. Les cures peuvent durer plus longtemps en cas de stress permanent.

◊ LE SUJET PHOSPHORUS ◊

Comment se présente-t-il ?

Le sujet Phosphorus est un rêveur impénitent. Peut attentif à la réalité, il vit dans son nuage et, de ce fait, ne voit pas arriver les mauvais coups. Intuitif, imaginatif, très attaché à une certaine qualité de l'esthétique, il fonctionne plus par impulsion soudaine que par activité soutenue. Il se présente toujours habillé avec une certaine recherche.

Que fait-il ?

Phosphorus est souvent un artiste. Même s'il ne vit pas directement de l'art, il l'aime, s'y adonne en amateur, protège peintres et musiciens, joue au mécène et adore en discuter durant des heures. On le trouve responsable de maison d'édition, de maison de disques, directeur de galerie, mais aussi architecte. Et quand il n'a pu atteindre ces positions idéales pour son équilibre, on peut être sûr, qu'il soit ouvrier, employé ou cadre, qu'il utilisera tous ses loisirs à rattraper le temps perdu.

Physique

Il s'agit fréquemment, d'un sujet grand et maigre, élancé, au thorax long, mince et très développé. Son visage est souvent de forme triangulaire. Sa peau est pâle mais rougit facilement en cas d'excitation.

Psychisme

Ce sujet est un grand émotif qui réagit vivement à toutes les incitations. Hypersensible aux bruits, aux odeurs, à la lumière, à l'ambiance d'un lieu, il choisit de s'adapter en s'enfuyant, en se retranchant dans son monde imaginaire. C'est là le voyage qu'il préfère avec le risque, du fait d'un manque d'accroche dans le réel, de sombrer, parfois, dans la psychose.

Déséquilibres et maladies

Le stress est toujours une surprise pour ce sujet qui, isolé dans son monde intérieur, s'affole facilement lors d'une situation nouvelle. Il peut même aller, dans la phase aiguë réactionnelle, jusqu'à une véritable panique avec conduite de fuite et comportement désordonné. Mais par la suite, s'il ne réagit pas, s'installe une douloureuse incapacité de penser et d'agir, avec anxiété, sentiment de dépréciation et de culpabilité.

Règles d'utilisation

Chez le sujet de ce type, une prise de **PHOSPHORUS 15 CH**, une dose chaque semaine, le dimanche matin, et une prise du même médicament **PHOSPHORUS 9 CH**, 3 granules chaque soir avant le repas ou avant de se coucher. Des cures de 2 à 3 mois sont conseillées durant les périodes de stress notamment. Les cures peuvent durer plus longtemps en cas de stress permanent.

◊ LE SUJET PULSATILLA ◊

Bien que des hommes puissent répondre à cette typologie, le sujet Pulsatilla est préférentiellement une femme. Nous le décrirons donc au féminin.

Comment se présente-t-elle ?

Extrêmement émotive, timide parfois jusqu'à l'extrême, la femme Pulsatilla est sans cesse en quête de protection et d'amour. Elle ne vit que dans la dépendance d'un ou de plusieurs autres et a besoin qu'on lui dise et qu'on lui redise qu'on l'aime. Cette avidité affective la pousse, même adulte, à se laisser « dorloter » par sa mère ou son mari.

Que fait-elle ?

Selon son intelligence, elle peut occuper des positions socioprofessionnelles très différentes mais toujours avec un système de repères très organisé dont elle dépendra et qui lui permettra, en sécurité, de développer ses qualités et ses aptitudes. Ses chefs, ses collaborateurs seront investis du même rôle que ses proches, celui de référentiel bienveillant.

Physique

Plutôt d'aspect assez frêle, facilement frileuse, elle rougit à la moindre émotion. Elle aime le grand air et souffre dans une pièce surchauffée. Elle est sujette aux troubles du système veineux et présente facilement des extrémités rouges et bleutées, froides, voire glacées, et des engelures.

Psychisme

Rêveuse, silencieuse, d'humeur facilement changeante, elle promène son fond de tristesse en quête d'une compagnie aimante qui la rassure. Elle a, en effet, peur de la solitude qu'elle vit, de façon dramatique, comme un abandon. Une certaine immaturité la rend très vulnérable aux stress émotionnels auxquels elle réagit de façons variables, souvent contradictoires, ce qui explique sa difficulté à vivre bien sa sexualité, son mariage et ses maternités. Au fond d'elle-même, elle a peur de prendre et d'assumer son autonomie. Cependant, dans un environnement protecteur, elle saura exprimer ses possibilités avec courage, générosité et même obstination.

Déséquilibres et maladies

Pour Pulsatilla, le stress le plus terrible est constitué par la perte de sa dépendance qui peut la plonger dans un état de dépression réactionnelle très sévère. Plus que les agressions de la vie quotidienne qu'elle peut assumer si elle reste dans son cocon, la nécessité, qui lui est imposée par les événements, de se prendre en charge totalement, est dramatique. Ses repères s'estompent alors, et, désemparée, elle risque de se recroqueviller dans une attitude de désintérêt global de la vie.

Règles d'utilisation

Chez le sujet de ce type, une prise de **PULSATILLA 15 CH**, une dose chaque semaine, le dimanche matin, et une prise du même médicament **PULSATILLA 9 CH**, 3 granules chaque soir avant le repas ou avant de se coucher. Des cures de 2 à 3 mois sont conseillées durant les périodes de stress notamment. Les cures peuvent durer plus longtemps en cas de stress permanent.

◊ LE SUJET SILICEA ◊

Comment se présente-t-il ?

Très sentimental, le sujet Silicea se présente toute sa vie comme un faux adulte. Hypersensible à l'injustice, généralement franc et loyal, il sait être très sociable. Mais il peut aussi, par repli sur lui-même, devenir timide et présenter, comme tous les timides, des phases d'agressivité.

Que fait-il ?

Peu confiant dans ses possibilités, il se dérobe souvent devant l'action. Il est donc mal armé pour aborder l'engagement socioprofessionnel. Il n'aime pas la compétition, mais son côté imaginatif et créatif lui permettront parfois de s'exprimer dans l'art et de s'adapter, ainsi, timidement, au monde. Cependant, son activité professionnelle est irrégulière, marquée par des à-coups d'excitation suivis de périodes d'épuisement.

Physique

Plutôt de morphologie chétive, fragile depuis l'enfance notamment vis-à-vis des maladies infectieuses, il acquiert, avec l'âge, une meilleure résistance. Malgré cela, il ne développe jamais une grande énergie car il dose mal ses efforts et manque fondamentalement d'endurance.

Psychisme

Très sensible, tendre, idéaliste et généreux, vulnérable à tous les changements, à toutes les évolutions, Silicea est un anxieux de fond, doutant de tout. Il vit et fait souvent vivre les siens dans l'insécurité. Irrésolu mais parfois obstiné, de volonté assez faible, angoissé par les responsabilités, il refuse souvent l'aide d'autrui pour tenter de se persuader qu'il est autonome.

Déséquilibres et maladies

Le stress entretient, chez Silicea, une certaine désillusion de la vie qui se traduit par un état dépressif latent, avec fatigue et fatigabilité générale. Cela développe ses besoins affectifs déjà grands, ses exigences d'encadrement. Pour se prémunir contre les agressions et les violences de la vie, il se réfugie dans des groupes fraternels, milite au sein de formations qui défendent des causes généreuses et parvient ainsi, parfois, à améliorer sa créativité et sa vitalité.

Règles d'utilisation
Chez le sujet de ce type, une prise de **SILICEA 15 CH**, une dose chaque semaine, le dimanche matin, et une prise du même médicament **SILICEA 9 CH**, 3 granules chaque soir avant le repas ou avant de se coucher. Des cures de 2 à 3 mois sont conseillées durant les périodes de stress notamment. Les cures peuvent durer plus longtemps en cas de stress permanent.

◊ LE SUJET CALCAREA CARBONICA ◊

Comment se présente-t-il ?
Le sujet Calcarea carbonica se présente comme une personnalité stable, réaliste, très respectueuse de la loi sous toutes ses formes. Il est lent, mais précis et méthodique. Doté d'une grande patience, il a la régularité d'un métronome et une grande persévérance. Prudent dans ses jugements, très accroché au rationalisme, il est sociable et généralement conservateur, de tendances et de convictions.

Que fait-il ?
Organisé, parfois jusqu'à l'obsession, il sera à son aise dans toutes les structures où il ne lui sera pas demandé trop d'initiatives personnelles et où il pourra s'abriter derrière la loi et l'autorisation des supérieurs. Il sera, ainsi, un excellent fonctionnaire ou un excellent militaire, et appliquera avec rigueur tous les règlements. Selon son intelligence, qui peut être très vive, il occupera des fonctions différentes mais, dépourvu d'imagination, il inventera peu et sera donc essentiellement un bon exécutant.

Physique
Plutôt petit, trapu, bréviligne, doté d'une ossature solide et d'une musculature puissante, souvent un peu pléthorique, le sujet Calcarea carbonica dégage une impression de force physique placide.

Psychisme
Ce sujet si respectueux du droit et des systèmes institués est conscient de ses limites qu'il est capable d'évaluer en termes

d'échecs. Il sait qu'il manque d'imagination, qu'il possède un faible pouvoir d'adaptation, qu'il déteste l'imprévu. Il s'organise donc tout un système de prévoyance de tous ordres. Très accroché au réel, au rationnel, au raisonnable, il se méfie et se protège de tout ce qui est abstrait, science-fiction, surréalisme, ésotérisme.

Son émotivité faible et son affectivité introvertie font de Calcarea carbonica un sujet généralement paisible.

Déséquilibres et maladies

Le sujet Calcarea carbonica accepte assez bien le stress, non par insensibilité mais par une forme de sagesse qui lui dicte une certaine résignation. Il considère qu'il s'agit là des « choses de la vie » ! Cependant, il peut décompenser s'il est confronté trop longtemps à des situations qui l'obligent à s'éloigner de ses repères d'ordre. Il devient alors anxieux, déprimé, plein d'appréhensions pour sa santé et son avenir, et manifeste, par un grand nombre de petits troubles, son désarroi.

Règles d'utilisation

Chez le sujet de ce type, une prise de CALCAREA CARBONICA **15** CH, une dose chaque semaine, le dimanche matin, et une prise du même médicament CALCAREA CARBONICA **9** CH, 3 granules chaque soir avant le repas ou avant de se coucher. Des cures de 2 à 3 mois sont conseillées durant les périodes de stress notamment. Les cures peuvent durer plus longtemps en cas de stress permanent.

◊ LE SUJET THUYA ◊

Comment se présente-t-il ?

Le sujet Thuya est fondamentalement un pessimiste, mal dans sa peau et qui manque de confiance en lui. Malgré une bonne volonté certaine, il s'interroge sans cesse sur son manque de chance, il regrette les occasions perdues, et se ronge de remords pour des entreprises réalisées mais appréhendées comme médiocres. Jamais gai et confiant, il affiche une tristesse chronique qui est un frein considérable pour tout investissement dans la vie active.

Cet état n'est pas donné à la naissance. Il s'acquiert progressivement et se rencontre donc plus fréquemment chez les sujets d'un certain âge.

Que fait-il ?

Quelle que soit la fonction professionnelle qu'il occupe, le sujet Thuya travaille au ralenti, freiné par ses peurs. Son côté obsessionnel peut le rendre efficace, lorsqu'il est relativement équilibré, dans des tâches de précision, il aime le travail bien fait et accomplira son ouvrage avec persévérance.

En revanche, en période de difficultés psychiques, il devient tatillon, se préoccupe des détails au mépris de l'essentiel et fixe son attention sur une question qui occulte l'ensemble du problème.

Physique

Thuya est le plus souvent un personnage enveloppé, gros surtout au niveau du tronc, avec des jambes plutôt fines. Sa peau est facilement luisante et l'ensemble des tissus présente un aspect infiltré. Fréquemment ses ongles sont striés et cassants.

Parfois, Thuya est maigre. On a alors affaire à une personne plus excitée, au physique comme au mental, agressive avec ironie, qui tente de surcompenser ses peurs et ses angoisses. Cet activisme présente souvent un aspect autodestructeur et peut déboucher sur des hallucinations, des phases délirantes et, au niveau somatique, sur des tumeurs.

Psychisme

Hypersensible et impressionnable, plus anxieux le matin, au réveil, atteint d'un mal-être profond durable et obsédant, le sujet Thuya se caractérise par un véritable ralentissement du fonctionnement cérébral qui n'est cependant pas du tout un déficit intellectuel. Il a de la peine à répondre à une question ou bien ses réponses sont particulièrement lapidaires, les mots justes sont rares, des maux de têtes très inhibants viennent compléter le tableau.

Ses nuits sont encombrées de rêves malheureux durant lesquels s'expriment, inconsciemment, toutes ses peurs enkystées : cadavres, enterrements, chutes brutales, précipices menaçants font de son sommeil un temps peu réparateur.

Déséquilibres et maladies

Tous les stress de la vie sont la confirmation, pour le sujet Thuya, qu'il est né sous une mauvaise étoile. Et cette impression peut, rapidement, devenir obsédante et déclencher des mécanismes de défense justifiés par des sensations mal interprétées. C'est ainsi que Thuya, bien que supportant très mal la solitude, fuit la compagnie des autres personnes, évite la lecture, la vision ou l'audition de documents concernant les maladies, les accidents, les catastrophes, se détourne de tout ce qu'il considère comme menaçant. Il se trouve alors dans une situation particulièrement inconfortable, à la fois rejetant son environnement et rejeté par lui et il sombre facilement dans la dépression. Il pleure alors facilement, pour un rien et ne supporte plus la moindre réprimande.

Règles d'utilisation

Chez le sujet de ce type, une prise de **THUYA 15 CH**, une dose chaque semaine, le dimanche matin, et une prise du même médicament **THUYA 9 CH**, 3 granules chaque soir avant le repas ou avant de se coucher. Des cures de 2 à 3 mois sont conseillées durant les périodes de stress notamment. Les cures peuvent durer plus longtemps en cas de stress permanent.

◇ LE SUJET CAUSTICUM ◇

Comment se présente-t-il ?

Le sujet Causticum est encore plus pessimiste que le sujet Thuya. On peut dire que, par moment, il atteint au désespoir avec comme toile de fond une auto-accusation permanente concernant son passé et une grande incapacité de décision pour le présent.

Cet état n'est pas donné à la naissance mais s'acquiert au cours de la vie chez des sujets évidemment prédisposés. On voit ainsi apparaître le type Causticum à la suite d'un veuvage, d'un déménagement avec perte du voisinage, d'une hospitalisation, d'une mise à la retraite ou, fréquemment, de l'entrée dans une maison de retraite considérée comme l'antichambre de la mort.

Mais on le rencontre aussi chez des sujets de tous âges qui présente le syndrome aigu des déracinés : travailleurs migrants, délinquants incarcérés ou faux aventuriers égarés loin de leurs racines.

Que fait-il ?

La description précédente incite à penser qu'il n'y a pas de métier ou de fonction spécialement adapté au type Causticum.

Physique

Les sujets justiciables du remède Causticum sont généralement maigres, fatigables, à la démarche lente et mal assurée. Ils restent souvent immobiles, prostrés, somnolents, en attente, et leur visage exprime une forte anxiété.

Psychisme

Le sujet Causticum est donc un grand anxieux désespéré. Généralement silencieux, passif, il s'enferme dans son indifférence intérieure s'il vit seul et manifeste, au contraire, une opposition obstinée et revendicatrice vis-à-vis des structures de fonctionnement de la collectivité où il a été placé car il perçoit cette situation comme annonciatrice de sa mort imminente.

Déséquilibres et maladies

Un stress peut lui porter le coup fatal dans la mesure où tout son comportement est un renoncement, plus ou moins larvé, à vivre. En effet, un tel sujet qui vit, par inadaptation, en marge de la réalité sociale n'a que peu de possibilités de réagir à l'agression. Il faudra donc tenter de le protéger au maximum avant d'essayer de reconstruire sa personne.

Règles d'utilisation

Chez le sujet de ce type, une prise de **CAUSTICUM 15 CH**, une dose chaque semaine, le dimanche matin, et une prise du même médicament **CAUSTICUM 9 CH**, 3 granules chaque soir avant le reps ou avant de se coucher. Des cures de 2 à 3 mois sont conseillées durant les périodes de stress notamment. Les cures peuvent durer plus longtemps en cas de stress permanent.

LA TROUSSE D'URGENCE

L'automédication n'est possible, en homéopathie, que si l'on a les remèdes immédiatement disponibles. En effet, il faut dire et redire l'intérêt de traiter précocement toute affection dès les premiers symptômes. Cela n'est évidemment réalisable que si chacun s'est constitué une petite pharmacie. Car il est d'observation courante que les problèmes de santé à résoudre surviennent plus fréquemment lorsque les pharmacies sont fermées, les médecins sur répondeur téléphonique ou que l'on se trouve loin de tout, isolé au fond de la campagne !

Ce dernier chapitre a donc pour objectif de vous aider à constituer une ou des trousses indispensables pour parer au plus pressé. Vous pourrez utiliser ces remèdes en vous servant des indications données dans l'ouvrage afin de pouvoir attendre sans angoisse de rencontrer votre médecin homéopathe.

LA TROUSSE MINIMUM

Elle comprend les 20 remèdes suivants :

ACONIT NAPELLUS 7 CH : états fébriles, rhumes, rhinopharyngites, toux, sinusites, palpitations, surmenage.

APIS MELLIFICA 7 CH et 15 CH : brûlures, coup de soleil, conjonctivite, engelures, herpès, piqûres d'insectes, insolation, maux de gorge, angine, épanchement de synovie, urticaire, zona.

ARNICA MONTANA 7 CH : courbatures, crampes, suites de tous traumatismes, hémorroïdes, laryngite, suites d'opérations chirurgicales et d'extraction dentaire, surmenage, tendinites, épanchement de synovie, brûlures.

ARSENICUM ALBUM 7 CH : indigestion, diarrhée, zona, otite.

BELLADONNA 5 CH : états fébriles, angines, maux de gorge, abcès, brûlures, insolation, oreillons, rougeole, rubéole, otite, scarlatine, conjonctivite, kératite, bouchons de cérumen.

CALENDULA 5 CH : abcès, acné, aphtes, bouchon de cérumen, brûlures, eczémas, engelures, érythème fessier, piqûres d'insectes, plaies.

CHINA 5 CH : hémorragies, saignements de nez, ballonnements digestifs, diarrhée.

COLOCYNTHIS 7 CH : crampes, spasmes, colites, irritabilité, troubles des règles.

EUPATORIUM PERFORLIATIUM 5 CH : états grippaux.

FERRUM PHOSPHORICUM 7 CH : états fébriles, maux de gorge, angines, orgelet, otite, abcès, rougeole, rubéole.

HYPERICUM 5 CH : plaie, névralgie, douleurs dentaires, sciatique.

IGNATIA AMARA 7 CH : irritabilité, trac, émotivité, surmenage, crise de foie, nausées de la grossesse, ballonnements digestifs, lithiase vésiculaire.

MERCURIUS SOLUBILIS 7 CH : états fébriles, maux de gorge, angines, oreillons, varicelle.

MILLEFOLIUM 5 CH : saignements de nez.

OSCILLOCOCCINUM 200 : états grippaux au début.

SYMPHYTUM 5 CH : calcification des fractures.

TABACUM 5 CH (ou COCCULINE) : mal des transports.
MOSCHUS 7 CH : trac, vertiges, palpitations.
PULSATILLA 7 CH : rhinopharyngites, crise de foie, chalazion, fourmillement des extrémités, oreillons, orgelet.
STAPHYSAGRIA 15 CH : Chalazion, irritabilité, plaie.

LA TROUSSE NÉCESSAIRE

Elle comprend la trousse précédente plus les 16 remèdes suivantes. En tout : 36 remèdes.

ALLIUM CEPA 7 CH : rhumes, rhinopharyngites, sinusites.

ANTIMOMIUM CRUDUM 5 CH : indigestion, varicelle, verrues, diarrhée.

AMBRA GRISEA 7 CH : trac, émotivité, palpitations.

BRYONIA 7 CH : états grippaux, crise de foie, asthme, toux, épanchement de synovie, rougeole.

CUPRUM MÉTALLICUM 7 CH : crampes, toux, surmenage, asthme, aigreurs d'estomac.

GELSEMIUM SEMPERVIRENS 7 CH : états grippaux, trac, émotion, surmenage, vertiges, troubles de la vision, palpitations.

CHAMOMILLA 15 CH : douleurs dentaires, irritabilité, surmenage, troubles des règles.

LEDUM PALUSTRE 5 CH : piqûres d'insectes, traumatismes, plaies.

LYCOPODIUM 7 CH : troubles hépatiques et vésiculaires, crises d'acétone.

NUX VOMICA 7 CH : constipation, courbatures, crise de foie, suite d'intoxication, hémorroïdes, indigestion, troubles du sommeil, surmenage, vertige.

OPIUM 5 CH : constipation.

RUTA GRAVEOLENS 7 CH : traumatismes articulaires.

RHUS TOXICODENDRON 7 CH : douleurs articulaires, courbatures, états grippaux, herpès, laryngite, kératite, tendinites, torticolis, traumatismes articulaires, varicelle, zona.

SERUM DE VERSIN 15 CH : prévention des états grippaux.

STRAMONIUM 9 CH : vers (oxyures), états d'agitation et de colère.

VERATRUM ALBUM 7 CH : indigestion, diarrhée, mal des transports, troubles des règles.

GLOSSAIRE

Acétone : dénomination chimique d'un produit d'oxydation des sucres. Ce produit a une odeur très particulière qu'on peut déceler quelquefois dans l'haleine d'enfants qui présentent des troubles liés au métabolisme du foie.

Adénite : inflammation d'un ganglion lymphatique qui apparaît sous la forme d'une petite masse plus ou moins ovalaire en différents lieux du corps (cou, creux des bras, aine, derrière l'oreille, etc.). Le ganglion peut être douloureux ou indolore. Il témoigne d'une agression par un microbe, ou d'une réponse à un corps reconnu comme étranger. Dans un premier temps, il s'agit toujours d'une réaction favorable de l'organisme.

Adénome : tumeur bénigne développée aux dépens d'une glande.

Albuminurie : présence d'albumine (qui est l'une des protéines majeures du sang) dans les urines. Cette présence témoigne d'un trouble de fonctionnement du rein.

Alopécie : perte locale des cheveux, transitoire ou définitive sous l'action de différentes causes qui peuvent être infectieuses (ex. : les teignes).

Anévrisme : sorte de poche développée aux dépens de la

paroi d'une artère et communiquant avec cette dernière. Le risque est la rupture de cette poche, ce qui entraîne une hémorragie. Cet accident peut se produire en n'importe quel endroit du corps.

Anticoagulant (traitement) : traitement qui a pour but d'empêcher la coagulation du sang qui intervient de façon physiologique à l'occasion d'une plaie du corps, ou de façon pathologique, par exemple dans des artères ou des veines en mauvais état. Un tel traitement peut favoriser les saignements et les hémorragies.

Atonie : diminution importante ou absence du tonus d'un organe qui, normalement, se contracte. On parle ainsi d'une atonie de l'estomac, d'une atonie de l'intestin.

Bactérie (bactérien) : micro-organisme constitué d'une seule cellule dont la taille moyenne est le millième de millimètre. Les bactéries ont une vie totalement autonome. Un petit nombre d'entre elles ont la propriété d'être pathogènes pour l'humain, c'est-à-dire de déclencher une maladie lorsqu'elles pénètrent dans l'organisme. Il en est ainsi pour le staphylocoque, le streptocoque, les salmonella…

Bronche : conduit aérien qui amène l'air de la trachée jusqu'aux alvéoles pulmonaires.

Bulle : les bulles sont des surélévations importantes sur la peau, bien circonscrites, de forme sphérique et remplies d'un liquide clair, transparent (sérosité). Le type en est « l'ampoule au pied » qui survient suite à un frottement.

Chancre : ulcères de nature infectieuse, ayant tendance à s'étendre si la maladie n'est pas soignée. On utilisait ce mot fréquemment pour désigner la lésion de la syphilis.

Chromosomes : petits organites situés à l'intérieur du noyau, composés essentiellement d'A.D.N. (acide désoxyribonucléique) support de l'hérédité du sujet. Les chromosomes sont constitués de séquences appelées « gènes » qui codent pour la synthèse de protéines enzymatiques.

Colique : terme ordinairement utilisé pour désigner les douleurs du côlon dues à des spasmes. Par extension de sens, on appelle aussi coliques les douleurs abdominales originaires de la vésicule biliaire ou de l'urètre. On parle alors de coliques hépatiques et de coliques néphrétiques.

Colite : inflammation du côlon dont les causes sont très variées.

Côlon : partie terminale de l'intestin dans laquelle s'accumulent les résidus de la digestion avant d'être éliminés par l'anus.

Comédon : vulgairement appelé « point noir », le comédon est un amas de débris cellulaires et de sébum dans une glande sébacée, qui se trouve ainsi bouchée et grossit.

Conduit auditif : petit passage dont l'entrée est située au centre du pavillon de l'oreille, et qui va du tympan à l'air libre.

Conjonctivite : inflammation de la conjonctive qui est la muqueuse recouvrant la face interne des paupières et le globe oculaire. Les conjonctivites sont d'origine infectieuse (bactérie ou virus) ou allergique.

Constipation : rétention des matières fécales dans l'intestin caractérisée par l'émission de selles dures, de faible volume (moins de 50 g par jour) ou de fréquence supérieure à deux jours.

Dermite : inflammation du tissu sous-cutané.

Déshydratation : diminution de la proportion d'eau contenue dans l'organisme. Les enfants sont particulièrement sensibles à une perte d'eau qui, à partir d'une certaine limite, peut être mortelle. Les diarrhées aiguës sont causes de déshydratation.

Diarrhée : on parle de diarrhée lorsqu'il y a, à la fois, augmentation de la fréquence et changement de la consistance des selles qui deviennent plus liquides.

Dyspepsie : trouble de la digestion qui devient difficile.

Écoulement aqueux : écoulement, en un endroit du corps, d'un liquide qui ressemble à de l'eau.

Écoulement muqueux : écoulement, en un endroit du corps, d'un liquide légèrement épais, blanchâtre, parfois adhérent.

Écoulement purulent : écoulement, en un endroit du corps, d'un liquide épais, jaunâtre ou verdâtre, parfois adhérent et visqueux, qui est constitué par du pus.

Encoprésie : incapacité de retenir ses selles pendant la nuit chez un enfant. On commence à parler d'encoprésie après trois ans. L'encoprésie est pratiquement toujours d'origine psychologique. Chez un adulte, ce même symptôme s'appelle incontinence des matières.

Énurésie : incapacité de retenir ses urines pendant la nuit chez un enfant. On commence à parler d'énurésie après trois ans. L'énurésie est pratiquement toujours d'origine psychologique. Chez un adulte, ce même symptôme s'appelle incontinence.

Épistaxis : saignements de nez. Ils surviennent fréquemment, chez l'enfant, au cours de certains épisodes infectieux.

Fistule : trajet qui fait correspondre de façon anormale deux compartiments du corps ou l'intérieur et l'extérieur du corps avec écoulement liquidien.

Follicule pileux : petite cavité de la peau, contenant la racine d'un poil.

Furoncle : infection (généralement due à une bactérie appelée staphylocoque) avec collection purulente au niveau d'un follicule pileux.

Ganglion : petite masse plus ou moins ovale qui apparaît sous la peau en différents endroits du corps comme manifestation de la réaction de l'organisme à une maladie. (*Cf.* Adénite.)

Génétique : en relation avec les gènes, c'est-à-dire les morceaux de chromosomes qui contiennent l'information nécessaire au bon fonctionnement de la cellule et à la reproduction de l'organisme.

Gingivites : les gingivites sont des inflammations des gencives.

Glande sébacée : petit organe situé dans la peau, près des poils, et constitué de cellules qui sécrètent le sébum, produit gras qui enduit et protège la peau.

Hématome : épanchement de sang en un lieu quelconque du corps.

Hyperesthésie : augmentation anormale de la sensibilité.

Hypnotique : drogue capable d'induire le sommeil. Synonyme de somnifère.

Hormones : molécules chimiques qui appartiennent à différentes familles et sont fabriquées dans des organes spécialisés (pancréas, glande thyroïde, glandes surrénales, etc.) dont le rôle est la transmission d'informations entre les cellules de l'organisme.

Idéation : formation et enchaînement des idées.

Inflammation : ensemble des phénomènes réactionnels d'un organisme agressé par un agent extérieur ou intérieur, qu'il soit microbien ou autre. Il s'agit d'un mécanisme de défense de cet organisme.

Insuline : hormone fabriquée par des cellules spécialisées du pancréas, dont le rôle est de favoriser la pénétration et l'utilisation du glucose (sucre) par les cellules.

Kyste : formation anormale d'une cavité dans le corps, produisant une matière liquide, molle ou solide.

Laryngite : inflammation du larynx qui peut être d'origine allergique ou infectieuse, et qui entraîne des troubles de la voix.

Larynx : partie de l'appareil respiratoire comprise entre la gorge et la trachée. Le larynx contient les cordes vocales qui sont les organes de la phonation.

Luette : petite masse de chair appendue au fond de la gorge, au sommet du voile du palais.

Méningite : inflammation des méninges qui sont les tissus enveloppant le cerveau et la moelle épinière. Cette inflammation est le plus souvent infectieuse, due à un virus (méningites lymphocytaires) ou à une bactérie (méningites purulentes à méningocoques ou pneumocoques).

Microbes : mot inventé par le chirurgien Sédillot, à la fin du XIXe siècle, pour désigner tous les petits organismes mis en cause dans les maladies infectieuses : bactéries, virus, parasites, champignons microscopiques.

Modalité : façon qu'a chaque être humain de réagir de manière personnalisée à la maladie.

Mononucléose infectieuse : maladie infectieuse due au virus d'Epstein-Barr, associant une angine avec de très gros ganglions au niveau du cou et une fatigue très importante. Cette maladie ne se manifeste qu'à partir de l'âge de 12 ans.

Mucosités : sécrétion des différentes muqueuses du corps, transparente ou blanchâtre, visqueuse et collante.

Muqueuse : terme général utilisé pour désigner le tissu de revêtement des tuyaux et des cavités du corps : on parle ainsi de la muqueuse de la bouche, de celle des sinus, de celle de l'estomac, de celle de l'intestin…

Mycose : infection due à un champignon microscopique.

Neuroleptique : drogue capable de calmer l'agitation et l'hyperactivité neuro-musculaire.

Névralgie : douleurs siégeant sur le trajet d'un nerf.

Nubile : qui a atteint l'âge du mariage du fait de sa maturité génitale.

Œdème de Quincke : réaction allergique du fond de la gorge caractérisée par un gonflement brutal des muqueuses qui obstruent alors les voies aériennes. La mort peut survenir par asphyxie si un traitement d'urgence n'est pas appliqué.

ORL : sigle utilisé pour désigner l'oto-rhino-laryngologie, science médicale qui s'occupe, comme son nom l'indique, du nez, de la gorge et des oreilles. Le même sigle désigne le praticien de cette spécialité : l'oto-rhino-laryngologiste.

Otite : inflammation des cavités de l'oreille et du tympan, souvent due à une infection, mais qui peut être d'origine purement allergique. Une otite se manifeste par des douleurs dans l'oreille, souvent aiguës, fréquemment nocturnes, et parfois par un écoulement.

Pancréas : organe situé en haut et à gauche de la cavité abdominale, spécialisé dans la fabrication des sucs pancréatiques qui contribuent aux mécanismes de la digestion (notamment des graisses) et dans la synthèse de l'insuline, hormone spécialisée dans la pénétration et l'utilisation du glucose par la cellule.

Papule : une papule est une lésion superficielle en relief sur la peau. Elle ne contient ni liquide, ni pus, ni sérosité.

Péritoine : membrane à double feuillet tapissant la paroi abdominale.

Pharynx : organe situé entre la bouche et l'œsophage d'une part, les fosses nasales et le larynx d'autre part, qui constitue le carrefour des voies digestives et respiratoires.

Phlegmon : inflammation du tissu d'emballage et de soutien (tissu conjonctif) d'un organe.

Phobie : angoisse qui apparaît en présence d'un objet ou d'une situation qui ne présente pas, objectivement, de danger.

Plèvre : tissu à double feuillet qui enveloppe les poumons.

Poliomyélite : maladie infectieuse due à un virus, qui se manifeste le plus souvent par une affection banale avec fièvre, douleurs musculaires, maux de tête et vomissements. Parfois, dans 1 à 2 % des cas, des paralysies surviennent brutalement. N'importe quel muscle du corps peut être touché, et la situation est dramatique lorsqu'il s'agit des muscles respiratoires. La vaccination est aujourd'hui le seul moyen de lutter contre la poliomyélite.

Polype : tumeur généralement bénigne attachée par une sorte de pied à la muqueuse d'un organe creux (intestin par exemple).

Poussées dentaires : à la naissance, dans l'immense majorité des cas, le nourrisson ne possède pas de dents. L'apparition des dents se fait en deux « poussées », l'une qui démarre vers 6 mois et correspond à la mise en place de dents temporaires dites « de lait », et l'autre qui commence vers 4 à 5 ans et correspond à la mise en place des dents définitives.

Primo-infection : se dit de toute infection qui se produit pour la première fois dans un organisme humain. On parle ainsi de primo-infection rubéolique, herpétique, tuberculeuse. Avant la découverte des antibiotiques antituberculeux, ce terme était quasiment synonyme de primo-infection tuberculeuse.

Prodrome : signe avant-coureur de l'arrivée d'une maladie. Ainsi un larmoiement, un écoulement du nez, de la toux et des vomissements sont les prodromes de la rougeole.

Prolapsus : chute partielle ou totale d'un organe, consécutive au relâchement de ses moyens de fixation. On parle ainsi de prolapsus utérin pour dire que l'utérus est situé plus bas qu'il est normal, dans le petit bassin. On parle également de prolapsus de l'estomac ou de prolapsus du rectum.

Prurit : démangeaison de la peau.

Purpura : apparition de plaques rouge violacé sous la peau, dans le derme, du fait de troubles de la coagulation. Ces rougeurs, contrairement aux érythèmes, ne disparaissent pas si on étire la peau entre les doigts.

Pustule : les pustules sont des vésicules avec un contenu liquidien trouble.

Quinte : toux saccadée, qui se produit par secousses tellement rapprochées qu'elles ne permettent pas la respiration entre elles, et qui peut alors conduire à un début d'asphyxie. Le mot quinte est utilisé parce que les anciens médecins avaient remarqué que cette toux comptait généralement cinq secousses.

Radicaux libres : molécules très réactives, munies d'un électron libre, et qui se trouvent dans toutes les cellules. Ces radicaux libres ont, normalement, une durée de vie très courte et contribuent notamment à la respiration cellulaire. Sous l'action de médicaments allopathiques comme les antibiotiques ou certaines neuroleptiques, le nombre de ces radicaux libres peut augmenter considérablement, et ils peuvent alors endommager gravement les membranes lipidiques de la cellule.

Récurrence : réapparition, au même endroit du corps, d'un même symptôme, à différentes périodes.

Scoliose : déformation latérale de la colonne vertébrale.

Sécrétions excoriantes : sécrétions qui écorchent la peau ou la muqueuse.

Sérosité : épanchement ou collection de liquide, qui a l'aspect du sérum, en un lieu du corps.

Sinus : cavités des os de la face (os frontal et os maxillaire).

Spasme : contraction involontaire et brusque de muscles qui assurent le bon fonctionnement de certains organes du corps à notre insu. Ainsi, les coliques intestinales sont dues à des spasmes des muscles de l'intestin, et les coliques néphrétiques sont dues à des spasmes des muscles de l'uretère.

Spincters : système musculaire qui assure de façon réflexe la fermeture d'un orifice du corps. Il y a ainsi un spincter à l'anus, à l'entrée de l'estomac (appelé cardia), à la sortie de l'estomac (appelé pylore), etc.

Suppuration : production de pus.

Symptômes : signe anormal qui permet de déceler un état pathologique de l'organisme.

Syndrome : ensemble de symptômes.

Synoviale : membrane à double feuillet tapissant la face interne de l'articulation. Elle contient un liquide appelé synovie.

Système immunitaire : ensemble des moyens dont dispose l'organisme humain pour se défendre contre les infections, et plus généralement contre toute introduction de corps étrangers. Ce système comporte des cellules spécialisées (les lymphocytes, macrophages, plasmocytes...) et des molécules spécifiques des molécules étrangères, appelées anticorps.

Température en clocher : température faisant un pic brutal avec rapide retour à un chiffre beaucoup plus bas et dessinant comme un clocher d'église.

Toux : acte réflexe de rejet violent d'air pulmonaire, suite à une irritation de l'arbre respiratoire (trachée, bronche de bronchiole). Le but de la toux est de rejeter vers l'extérieur des produits qui encombrent l'appareil respiratoire. Une toux expectorante, c'est-à-dire qui ramène des crachats, est donc à respecter et à faciliter. En revanche, une toux sèche purement irritative, qui fatigue le malade par des efforts incessants et improductifs, doit être combattue.

Toux spasmodique : toux survenant par accès, par petites séries, et qui entraîne parfois une difficulté de reprise de la respiration normale par contraction de la trachée.

Trachée : tuyau de l'arbre respiratoire qui conduit l'air du larynx aux grosses bronches vers les poumons.

Ulcère : érosion de la peau ou d'une muqueuse avec faible tendance à l'amélioration.

Vaccination : procédé médical qui consiste à injecter à un enfant des microbes (virus ou bactéries) atténués ou tués, ou des fragments de ces microbes, afin de forcer l'organisme à développer ses défenses contre le microbe virulent.

Vertige de Ménière : le vertige est un accès de trouble cérébral durant lequel la personne croit que les objets ou sa personne sont animés de mouvements rotatoires. Le vertige dit de Ménière s'accompagne de bourdonnements d'oreille et de surdité. Il se manifeste par accès de durée variable.

Vésicule : les vésicules sont de petites surélévations sur la peau, bien circonscrites et remplies d'un liquide clair, transparent (sérosité).

Virus (viral) : les virus sont les plus petits agents infectieux connus. Ils sont responsables de nombreuses maladies comme la poliomyélite, la grippe, l'herpès, l'hépatite, le rhume de cerveau, etc. Ils ont un mode de vie très particulier, car ils doivent obligatoirement parasiter une cellule pour se multiplier.

INDEX

A

B

C

TABLE DES MATIÈRES

IMPRESSION : BUSSIÈRE S.A., SAINT-AMAND (CHER). – N° 740.
D.L. MARS 1997/0099/167

ISBN 2-501-02645-4

Imprimé en France